MMT・針筋電図
ガイドブック

園生雅弘——著
帝京大学医学部神経内科主任教授

中外医学社

序

神経診察は，他の器官系の診察とは本質的に異なっており，診察（と病歴聴取）のみから診断を7割方下すことができる．これは神経系が外界と関わるために発生した器官系であるという事実に直接関係するということを筆者はこれまでも強調してきた［1］［2］．

その診察において，徒手筋力テスト（manual muscle testing; MMT）は，運動系の出力という神経系に不可欠な側面を評価するもので，運動麻痺をきたす多くの疾患の診断において，威力を発揮する．そのMMTの評価法としては既にいくつかの有名な成書があり，特にDanielsの教科書がdefact standardとして広く用いられている［3］．しかしこの本はリハビリテーション領域や作業療法士が障害を評価して，経過を追うには向いているかもしれないが，特に神経内科医，あるいは脊椎・末梢神経外科医が，神経疾患・脊椎脊髄疾患の診断に用いるという観点からは必ずしも最適とは言えない面があると感じている．

本書では，筆者が常々MMTを神経筋疾患を始めとする筋力低下を呈する疾患の診断に用いてきた中で体得した（あるいは独自のものかもしれないが）数々のノウハウ，また実際にその筋の評価がどのように臨床に役立つかを各筋ごとに述べることを，第一の目的とした．

そして，おそらく本書が初めての試みと思われるが，それを針筋電図の各筋ごとの施行のガイドブックと兼ねることを目指した．MMT検査と針筋電図検査とには以下のような非常に深い関わりがある．即ち，①MMTの手技は，針筋電図の随意収縮時検査で力を入れさせる手技と共通する．②針筋電図では筋腹の同定が必須だが，これはMMTでも必要な知識となる．③針筋電図検査は，筋力低下を認める筋において，まず行われるべきである．④針筋電図検査の結果は，その筋の筋力と対比して解釈される必要がある．⑤筋力低下が明らかでない筋でも針筋電図が障害を示す場合があるなど，針筋電図がMMTを補完する役割を有する場合がある．⑥MMTないし針筋電図で障害が示された場合の臨床的意義は，多くの場合共通する．そして，最も大事なこととして，⑦針筋電図などの神経生理検査の前には必ず神経診察を行って診断の推測をし，検査計画を立てるべきだが，その神経診察においてもMMTが中核となる．

以上より，MMTと針筋電図を別々の本とするのではなく，同じ本で論じることで，実際の筋電図室での診察-検査の流れにも一冊の本で役立つと考えたものである．

この本の内容を難しいと感じる神経内科などの医師，電気診断医もいるかもしれない．しかし，筆者がMMTを臨床診断に今ほど使い出したのは，ほんの10年少し前である．10数年前の検査報告を見ると，カルテも含めてMMTの記載が全く不十分で，過去の自分にダメ出しをすることもしばしばある．針筋電図施行筋のvarietyも同時期から増えたもので，今回記載した筋のかなりはそれ以後の経験に基づいて書いている．逆に言えば若者でも数年間の経験を積むことで，これらのMMTや針筋電図検査に習熟できると考えている．

MMT検査と針筋電図を含む神経筋電気診断検査は，正しくそれを評価することで，神経筋疾患の診断に大きく貢献できる．逆にそれが不十分だとどんなに画像や遺伝子診断を行っても診断に至らない疾患も多い．そしてこれらの手技は専門医の身に付いた技能であり，どんな器械でもAIでも代替不可能なものである．そのような医師はこれからの時代にこそますます重宝され，重みを増す．そのような意義深い道を志す若者が増えると嬉しいし，本書が少しでもその助けになるなら，望外の喜びである．

2018年4月

園生雅弘

目次

コラム

第1部

総論

1-1

MMT

MMT の評価は卒前教育にも含まれ，MMT の 0～5 の各グレードの意味は，医師国家試験必修問題としても出題されるほどである．なので，今さら論じる必要もない基本的手技と思っている人もいるかもしれない．しかし，それは大きな間違いである．MMT の診察手技には多くの基本的前提や pitfall があり，それらは MMT の教科書においても，しばしば最初の総論部分で論じられている [3][4]．しかし，MMT 評価を専門とするリハビリテーション科医はいざ知らず，神経内科医，整形外科医の多くは教科書のそのような部分は読んだこともなく，これらの重要な前提を理解せずに漫然と，しばしば間違った方法で MMT を評価しているのではと推測される（筆者自身もかつてそうであった）．なのでまず最初に，そのような MMT 評価の原理について説明する．筆者は以前にもこの点を総説で論じたことがある [5]．

1-1-1 MMT についての教科書とその間の相違

MMT は有用な手技ではあるが，以下でも論じるようにやり方によって結果が異なる可能性がある．従って手技の標準化が課題となるが，MMT 手技に関しての重要な教科書として 3 つを挙げることができる．

まずリハビリテーション領域を中心としてデファクトスタンダードとして広く用いられているのは，Daniels の教科書である．これは 1946 年が初版で，現在の最新版は第 9 版となる [3]．これは各関節運動すべてについて，MMT のグレードを細かく定義してあり，標準として使うのに適していることは確かである．

もうひとつリハビリテーション科医によるものとして Kendall の教科書があり（1949 年初版）[4]，こちらは Daniels とは異なり，関節運動ではなく筋単位で記載していることが特徴である．また，前文での MMT の原理についての記載も優れており，筆者もそこから多くの示唆を受けた．ただ，詳細なグレードが呈示されていない点で，普及については Daniels に一歩譲っているかもしれない．

以上 2 つは米国からだが，もうひとつ，後述する MMT の grading の最も有名な源流である英国の Medical Research Council（MRC）が出版してきた MMT のハンドブックがある（MMT のことを別名 MRC scale というのはこの本に由来する）．これは，元は戦傷による末梢神経外傷の評価のために作られたもので，初版は 1942 年であり，現在第 5 版が最新版となっている [6]．こちらも記載は筋単位で，主要筋が簡潔に書かれており，神経内科医には使いやすく，また後述のように，手技としても理に適っていると筆者が感じるものが比較的多い．ただし，MMT の原理についての記述は多くない，末梢神経障害に関係しない筋は神経内科医に重要であっても記述がない（頸部前屈など）などの欠点もある．最新版は発行元が変わったが，本書では便宜上 MRC の教科書と呼ぶこととする．

1-1-2　近位身体部分の固定（fixation）

MMTの検査においては「1関節のみを調べる」という原則を意識することが非常に重要である．これは，より近位の身体部分を固定（fixation）することによって実現される［2］．Fixationは，被検者の体重や固い診察台によって，特に検者が意識しないでも実現されている場合もあるが（下肢筋に多い．例えば仰臥位での腸腰筋のMMT），被検筋の筋力を調べている方と反対側の検者の上肢を用いて，意識してfixationを行うことが必要な場合が多い．

例として，図1に示した上腕二頭筋のMMTを例に説明する．肘関節を例えば90度に曲げた位置で，肘より遠位の前腕屈側に検者が手をあてて，被検者が上腕二頭筋に力を入れて肘関節を屈曲しようという力に対抗して，検者が肘関節を伸展させる力を入れて，被検者が90度屈曲位を保持できるか（図1A），それとも検者の力に負けて（breakされて）肘関節が伸びてしまうかどうか（図1B）を見るのが，上腕二頭筋の徒手筋力テストである．

しかしここで，上腕二頭筋の筋力は正常であっても，三角筋前部筋束の筋力低下があれば，近位身体部分の固定を行っていないと，肩関節以遠の上肢全体が後方に伸展されてしまい，結果として検査肢位を保持できず，検者の力に負けてbreakされた印象を与えてしまう（図1C）．このため，上腕二頭筋の筋力低下があると誤って判断してしまうこととなりかねない．同様に，上腕二頭筋も三角筋前部筋束も正常であっても，前鋸筋が弱ければ，肩甲を前下外方に引っ張って，背部に押し付けておく力が弱くなるため，前腕に加えた力によって，肩甲の下部が背部から浮き上がって，肩甲から上肢まで一塊となって後下方に動いてしまい，やはり検者の力に負けてbreakされたと誤って判断してしまう（図1D）．これは絵空事ではなく，実際に明確な長胸神経麻痺（リュックサック麻痺）の患者で，「上腕二頭筋に筋力低下がある」と整形外科医が記載していた事例を経験している．これらのpitfallによって誤診することを防ぐためには，図1Eのように，肘関節の近位，上腕の遠位部を検者の対側の手でしっかりと保持して，肘関節を単独で評価しなければならない．実際に行うとわかるが，この方法で行うと，

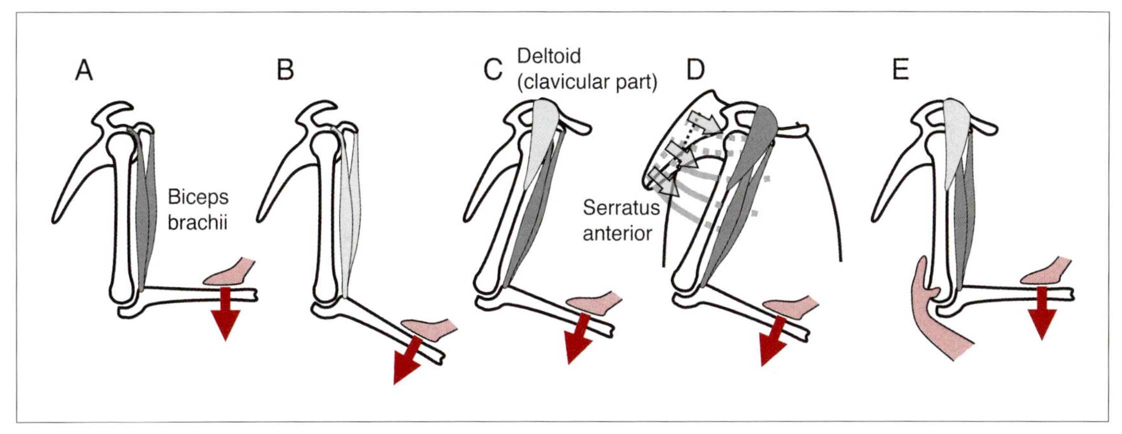

図1　上腕二頭筋のMMTと固定（fixation）

A：正常．上腕二頭筋力は正常であり，肘関節90度屈曲位を検者はbreakできない．
B：上腕二頭筋筋力低下のため，breakされて肘関節は伸展する．
C：上腕二頭筋は正常でも，三角筋前部筋束の筋力低下のために，肩関節が伸展（後方挙上）してしまい，breakされたと誤ってしまう．
D：上腕二頭筋・三角筋前部筋束とも正常でも，前鋸筋の筋力低下のために，肩甲骨が背部から浮き上がって，肩甲骨から上肢まで一塊となって後下方に回転してしまい，breakされたと誤ってしまう．
E：上腕の遠位部を検者の対側の手でしっかり固定（fixation）することで，例えば三角筋前部筋束の筋力低下があっても，肘関節でのbreakは起こらず上腕二頭筋が正常であることが確認できる．

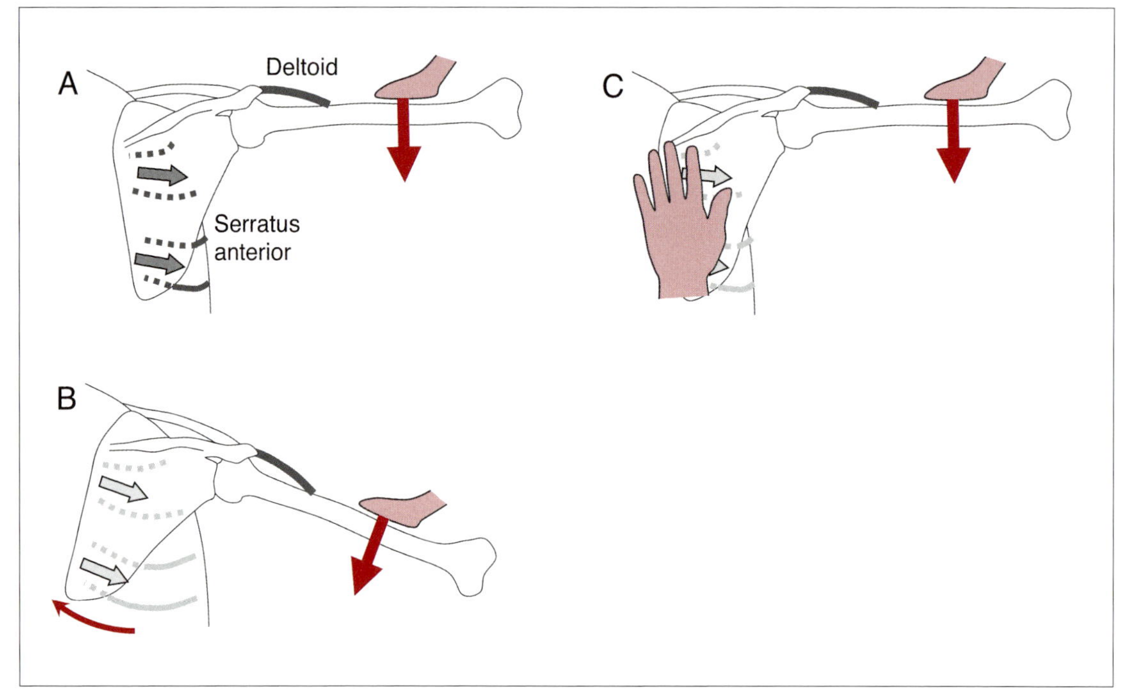

図2　三角筋のMMTと固定（fixation）

A：正常．三角筋も前鋸筋も正常であり，上肢外転水平挙上位を検者はbreakできない．
B：三角筋が正常でも，前鋸筋の筋力低下のために，肩甲と上肢が一塊となって肩甲骨が下制・下方回旋してしまい，breakされたと誤ってしまう．
C：前鋸筋の筋力低下があっても，肩甲骨部を背部からしっかり検者の対側の手で固定（fixation）することで，肩関節でのbreakは起こらず三角筋が正常であることが確認できる．

検者は，前腕遠位にかけているのと同じぐらいの強い力を，固定に用いている対側の手に感じることになる．そのようになって初めて，肘関節屈曲の関節運動単独を評価することができるのである．

もうひとつ有名なのは，顔面肩甲上腕型筋ジストロフィーや長胸神経麻痺で，前鋸筋の筋力低下がある時の，三角筋のMMTである．図2Aに示すように，被検者が肩関節を外転する力に対抗して，検者が上腕に上方から力を加えて，外転肢位をbreakできるかを見るのが三角筋のMMTの見方だが，ここで検者の力に十分対抗できるためには正常な三角筋だけでなく，肩甲を前外方に引っ張って固定している前鋸筋の筋力も保たれている必要がある．三角筋は正常であっても前鋸筋が弱いと，肩甲と上肢が一体となって，下制・下方回旋してしまい，検者の力に負けるので，三角筋が弱いと誤診してしまう（図2B）．これを防ぐためには図2Cのように，検者は対側の手で肩甲骨を背部から押さえて，下方回旋を防止した上で，上腕に上方から力を加える必要がある．やや難しい手技となるが，このように行って初めて，肩関節で上肢が内転するbreakは起こっておらず，三角筋の筋力は正常であることが確認できる．

このfixationの問題は非常に大きく，多くの筋の評価において必要な側面であり，それぞれの筋のMMT検査とは常にfixationとセットであると言ってもよいほどである．若い医師のとったMMTを訂正する機会は非常に多いが，その代表的な原因のひとつがこれである．本書の各論部分でも固定（fixation）についてそれぞれの筋で必ず言及した．

JCOPY 498-32818

1-1-3 ブレークテスト（break test）

筋力検査は，break test と active resistance test との2つに分けて考えることができる．Break test とは，各筋での検査肢位（test position；次項）を被検者に保持してもらい，それに対して検者が抵抗を加えた時に，それに逆らって肢位を保持できるか，それとも検者の力に負けて動いてしまう（break される）かによって判定する．この間被検筋は等尺性収縮を行っていることになる．これに対して active resistance test は，被検者が筋収縮によって関節を動かしている状態に対して，被検者もこれに逆らって力を入れて，被検者が検者に抵抗する力の程度を判定するもので，いわゆる「力比べ」の概念に近い．即ちこちらでは収縮は等尺性ではなく，筋長は検者と被検者の力のバランスによって様々に変わり得る．

MMT は break test で行うのが原則である［3］［4］．Active resistance test より break test が優れている理由は，前者では，検者が感じる被検者の力という，被検者の主観的な印象によって判定するのに対し，break test では break されるか，されないかという，客観的な基準で判定ができるという点にある．筋力テストを施行する時に「力比べをしましょう」と言いながら，active resistance test を行っている検者が特に神経内科医には多い．Break test の概念を知ることは，主観の入りやすい筋力テストに，なるべく客観的な証拠を与えるという意味で重要である．

また，筋力テスト時に検者がいきなり強い力，即ち jerky な力を加えてはいけないことも大事な注意点である［3］．実際には十分な力があっても，検者が急に強い力を加えると，被検者がそのスピードについていけないだけのために検者に負けてしまい，筋力が弱いと誤って判断してしまうことがしばしば起こる．検者は，被検者の力に合わせながら，徐々に抵抗を最大まで強めていくべきであり［3］，このようにすることで初めて被検者が真に出すことのできる最大の力を評価できるようになる．

1-1-4 適切な検査肢位（test position）

上記 break test において，被検者にどのような検査肢位（test position）をとってもらうかは重要なポイントであり，それぞれの筋について適切な test position が決まっている．一般原則として，適切な test position とは筋が最大力を発揮できる肢位であるとされる［4］．これは1関節筋，あるいは，複数関節があるが総体としては1関節として振舞う筋では，通常被検筋が最も収縮した，即ち筋長が最短となる肢位であると Kendall は記載している［4］．前脛骨筋での足関節背屈位，腸腰筋での股関節屈曲位，上腕三頭筋での肘関節伸展位，手関節の背屈・掌屈でのそれぞれ最大背屈・掌屈位などがこれに相当する．

2関節筋以上においては複雑となり，筋長中間位が最大筋力を発揮できる場合が生じてくる．例えば図1でも例示した上腕二頭筋は肩甲骨に起始し前腕（橈骨）に終わる，肩関節と肘関節をまたぐ2関節筋である．ここで，MMT 施行時の肢位は，座位で肩関節では上腕を普通に真下に垂らして（内転，屈曲伸展は0度），肘関節は90度屈曲で行うのが一般的だが（図3B），これは筋長としては最長（肩関節伸展45度，肘関節屈曲0度）と最短（肩関節屈曲135度，肘関節屈曲135度程度）のほぼ中間の長さとなる．

一般に筋力とは関節で回転するモーメント（トルク）で表わされる．これは，筋が生ずる収縮力と，筋力のベクトルと回転軸との距離との積になる．前者は筋長によって変化するものであり，これは長さ-張力関係（length-tension relation）として知られている［7］．上腕二頭筋について考えてみると，筋長が長い時，例えば肩関節屈曲伸展0度，肘関節伸展（屈曲0度）の時（図3A）では，筋が過伸長される（アクチンフィラメントとミオシンフィラメントのオーバーラップが減少する）ために，筋の収

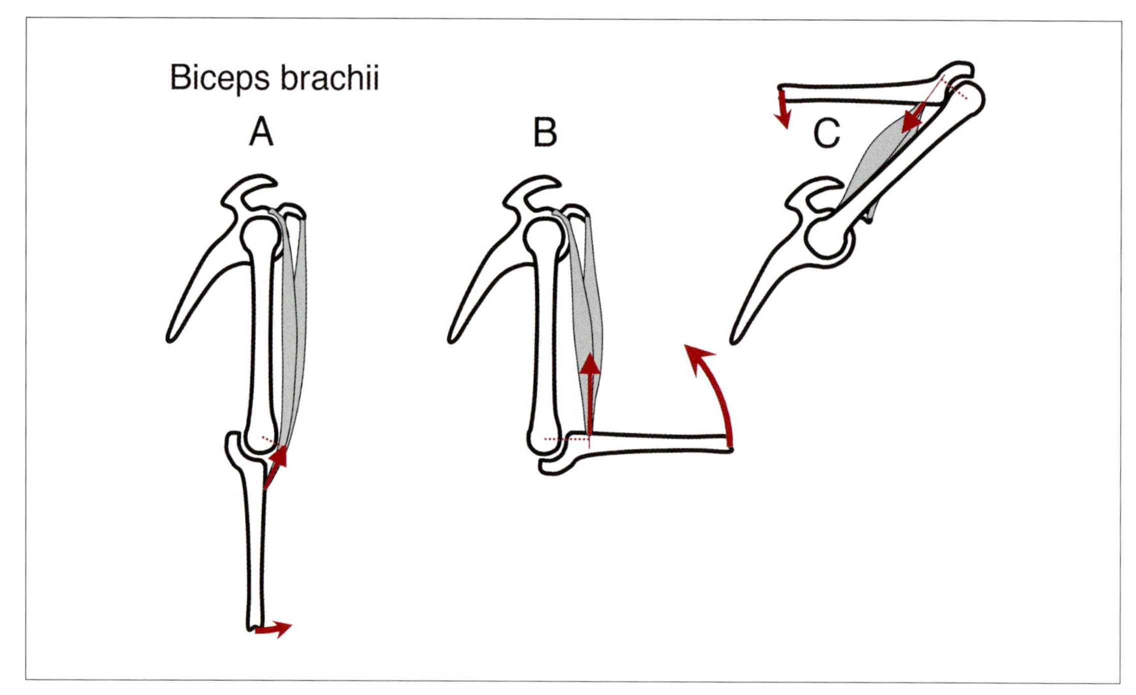

図3　上腕二頭筋の筋長とMMT

A：肩関節屈曲伸展0度，肘関節屈曲0度の筋の伸長位．筋が過伸長されて，筋の収縮力が減少すると同時に，回転軸からベクトルまでの距離も短くなる．

B：肩関節屈曲伸展0度，肘関節屈曲90度での最適の検査肢位．筋長は適切なので収縮力は大きく，回転軸からベクトルまでの距離も十分にあるので，大きなモーメントが生ずる．

C：肩関節屈曲135度，肘関節屈曲135度の過短縮位．筋の過短縮のため収縮力は大きく減少し，回転軸からベクトルまでの距離も短い．

縮力自体減少すると同時に，ベクトルの位置も肘関節の回転中心に近付くので，回転軸からベクトルまでの距離も短くなり，モーメントは大きく減少する．また，筋長が短い時，例えば肩関節屈曲135度，肘関節屈曲135度の時（図3C）は，筋の過短縮（ミオシンフィラメントの両端がZ帯に衝突して収縮に抵抗するようになる）のために筋の収縮力は大きく減少し，回転軸からベクトルまでの距離も短く，モーメントはやはり大幅に減少する．通常のMMT検査時（図3B）は収縮力も，回転軸からのベクトルの距離も最大となり，大きなモーメントが発生できる．

一般に，生理的にその筋の筋力を発揮することが最も期待される肢位で最大の筋力が得られるように，生体は作られていると考えられる．その意味で，「1関節筋では筋長最短で最大の収縮力となる」という記載［4］は必ずしも正しくない．例えば，大殿筋のMMTとして，成書の多くは，腹臥位で股関節を過伸展して上方に持ち上げる方法を記載している（図4A）［3］［4］．これはこの方法だと重力の影響を評価できるという点を重視した肢位だが，これは生理的な運動ではなく大殿筋は過収縮した状態となるので，大殿筋の収縮力は明らかに弱くなり，健常者でもしばしばこの肢位がbreakされてしまう．仰臥位で股関節軽度屈曲位から伸展させる方法（図4B）［6］の方がはるかに強い力を入れることができる．

大腿屈筋群（hamstrings）のMMTも同様であり，成書の多くは，腹臥位で膝関節を屈曲させる力を調べる方法を呈示しており（図5A）［3］［4］［6］，やはり重力の影響が評価可能である点を重視した肢位である．しかし，これは大腿屈筋の生理的な作用ではない．歩行や走行を考えても，大腿屈筋が作用するのは股関節・膝関節両者が屈曲した位置においてである．大腿屈筋群は大腿二頭筋長頭・短頭，半腱様筋，半膜様筋，薄筋の5筋からなるが，このうち1関節筋は大腿二頭筋短頭だけで，残り4筋

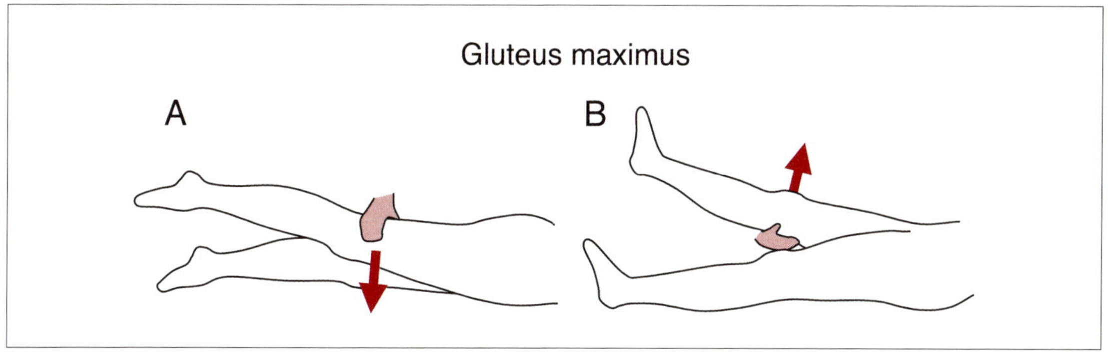

図 4 大殿筋の MMT

A: 成書の多くに記載されている，腹臥位で股関節を過伸展して上方に持ち上げる方法．生理的な運動ではなく，大殿筋は過短縮となって収縮力が弱くなり，健常者でもしばしば break される．

B: 仰臥位で股関節軽度屈曲位から伸展させる方法だと，はるかに強い力を入れることができる．

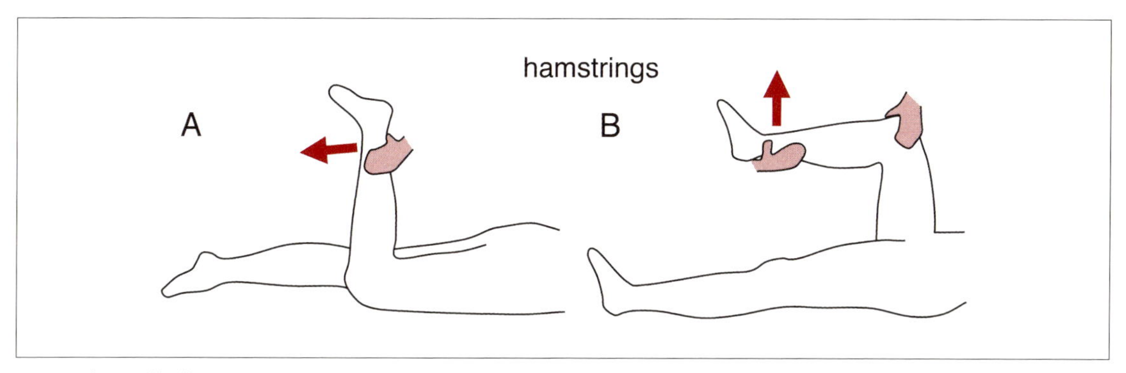

図 5 大腿屈筋群の MMT

A: 多くの成書での手法．重力に抗して運動できるかは評価できるが，2 関節筋があまり効かないため，健常者でもしばしば break される．

B: 仰臥位で，股関節・膝関節 90 度屈曲位で調べる筆者の方法．最大筋力が発揮でき，健常者では決して break されない．

が骨盤に起始し下腿に終わる 2 関節筋である．これら 2 関節筋は図 5A の肢位では過短縮となって十分な力が発揮できず，大腿二頭筋短頭のみが作用できるので，筋力としてはかなり弱くなってしまい，健常者でもしばしば容易に break されてしまう．大腿屈筋群が最大筋力を発揮できる検査肢位は，図 5B のように仰臥位で股関節・膝関節両者を屈曲した肢位である．MRC もこの方法をもうひとつのやり方として記載しており［6］，筆者もこの肢位を用いている．

以上のように，通常は被検筋が最大筋力を発揮できる肢位を標準の検査肢位とすべきだが，筋によってはこの肢位では筋の作用が強過ぎて，多少の筋力低下があっても検出できないことがある．その場合にはわざと筋の作用が弱くなる肢位を選んで評価することで軽度の筋力低下も検出することが可能である．筆者は，上腕三頭筋，手関節背屈・掌屈，大腿四頭筋などでこの手法を用いている（詳細は各論の各筋を参照）．しかしこの場合には，関節角度によって被検筋が発揮できる筋力は大きく変わってくる．従って，特に左右を同じ角度で検査して比較することが必須であり，やや熟練を要する．

1-1-5 健常者での variation（正常変異）

華奢な高齢女性と，筋骨隆々とした若年男性とでは，筋力が違うのが当たり前なので，筋力の個人差に常に留意すべきということがしばしば強調される［3］．しかし，筆者はこのような個人差を一般にあ

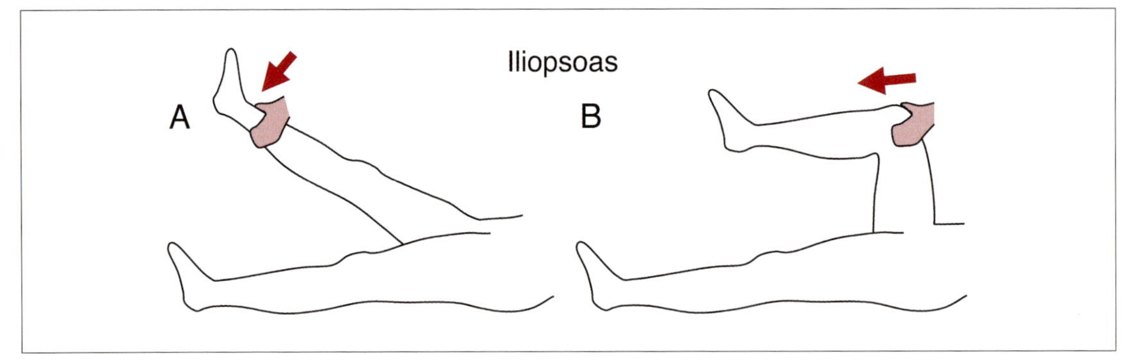

図 6　腸腰筋の MMT

A：しばしば用いられる手法だが，腸腰筋より大腿直筋の作用が優位になる，健常者でもしばしば break が起こるなどの問題点がある．

B：仰臥位で，股関節・膝関節 90 度屈曲位で調べる筆者の方法．健常者では決して break されない．

まり感じない．健常成人では決して break されない検査肢位をきちんと決めて，そこでの break の有無を筋力低下の目安とすれば，break されれば筋力低下という普遍的基準を設定することは可能と考えている．これは Kendall らも同じ見解と思われ［4］，小児では容易に break が起こる筋について解説しているが，成人間での個人差についての言及はない．また，後述のように，健常成人で break が見られ得る筋を知っておくべきだと彼らは述べているが，これは逆に言えばそれ以外の筋では健常者では決して break が見られないということであり，筆者の考えと一致する．多くのいわゆる「個人差」は，break test ではなく active resistance test で判定することによって生じているのではないかと推測している（active resistance test は「力比べ」であり，当然個人差で勝ち負けが決まる）．筆者の患者で格闘家の CIDP 患者がいるが，その患者で増悪があると，高齢女性でも break されない肢位での break がやはり起こってくる．

従って，「健常者では決して break されない検査肢位」を知ることが最も重要なポイントとなる．前述の大腿屈筋などはそのよい例で，図 5A の方法では健常者でもしばしば break されるが，図 5B の方法では，高齢女性まで含めて健常成人では break は決して起こらない．腸腰筋（股関節屈筋）も手技の variation が大きい筋で，図 6A の方法がしばしば用いられるが［4］，この手法には，①膝関節をまたいでおり 1 関節を見ていない（従って大腿四頭筋に筋力低下があると評価が困難），②この肢位では腸腰筋よりも大腿直筋の方が強く作用する，③健常者でも容易に break される，などの問題点がある．特に第 3 の問題点が大きく，病的な筋力低下があるかないかの判定が容易ではない．図 6B が筆者の方法で，MRC の教科書とほぼ同一である［6］．この方法を用いると，高齢女性まで含めた健常成人では決して break が起こらない．なお，腸腰筋については座位で大腿を持ち上げる方法も推奨されている［3］［4］．この方法は MMT 3 あるかどうかを判定するには優れているが，MMT 5 かどうかの判定には適していない．即ち，体幹以上の上半身が空中にあることになって固定（fixation）の役割を十分果たすことができないので，多少の筋力低下があっても検出は困難である．図 6B の仰臥位の方法だと，被検者の体重が十分な固定の役割を果たすので，MMT 5 かどうか，即ち break されるのかどうかの判定を高い信頼性をもって行うことができる．

「健常者では決して break されない」状況を実現するためには，検査肢位のみならず，検者の力の加え方においても考慮が必要な場合がある．例えば，頸部屈筋（neck flexor）の筋力低下の有無は，筋炎を始めとするミオパチー，筋萎縮性側索硬化症（ALS）など，多くの神経筋疾患の診断や評価に重要なパラメータであるが，手掌全体をおでこにあてて抵抗を加えるのでは，多くの健常成人で break が起こってしまう．Kendall らは手掌全体で押さえる方法を用いているがこの方法だと多くの健常成人で MMT 3＋（彼らの grade 6）までしか得られないと述べている［4］．Daniels は指 2 本で抵抗を加えることを推奨している［3］．筆者は以前から示指 1 本で抵抗を加えている．この方法だと健常成人では break は起こらないので，信頼性をもって筋力低下の判定と grading ができると考えている．固有手筋などの手先の筋も一般に弱いので，力の加え方に注意が必要である．短母指外転筋について，多くの成書は基節ないし指節間関節に示指で力を加えているが［3］［4］［6］，これは 2 関節をまたぐことになってしまう．筆者はより近位，中手指節関節（MP joint）上に示指をあてて抵抗を加えており，これで健常者では break は起こらない．特に末節に抵抗を加える方法は多くの健常者で break されるので適切ではない．第一背側骨間筋，小指外転筋なども同様で，成書はしばしば末節～中節に抵抗を加えているが［3］［4］［6］，これも 2 関節をまたがないためには，近位指節間関節（PIP joint）で抵抗を加えるべきと考えている．

この方法で第一背側骨間筋では健常者では決して break が起こらないが，小指外転筋（ADM）は特殊な筋で，健常者のほぼ半分ぐらいで break が起こってしまう．これは決して高齢者や女性だからそうなるわけではなく，様々な年齢・性で break される人，されない人がおり，まさしく正常変異であると感じている．このような場合には，記載としては MMT 4 などとしている．これは Kendall ら［4］と同じ方法であって，あらかじめ決めた方法で break されないのをあくまで 5 とし，break されるなら 4 とつけておいて，この筋では健常成人でも MMT 4 まで見られ得るということを別に知っておくべきということになる．このように健常者でも break が起こってしまう場合がある筋としては，ADM の他，短母指伸筋（EPB），長母指伸筋（EPL），円回内筋（PT），足の短趾屈筋（FDB）などが挙げられる．この場合には左右差の評価が重要となる．もちろんこれについては MMT の検査法に依存する部分があり，以上はあくまで筆者のやり方で break が起こる健常者がいるということである．

ここで，MMT 検査には調べる部位と同じ指や体部位を使うべき，即ち ADM を調べるなら検者の小指を用いて小指の外転に対抗すべきなどと主張される場合がある．筆者はこれに反対である．その理由は，①これだと力比べになり，検者と被検者の力の優劣で，break されるかされないかが決まるだけとなる．②すべての筋でこれができるわけではない．下肢筋を検者の下肢を使って調べるのは非現実的．以上より，筆者は小手筋や指の屈伸筋はほとんど検者の示指を使って調べている．それで break されるかされないかの境界が，正常/異常の境界となる方法を自分なりに確立することが重要である．

1-1-6 MMT の grading について

Dyck によれば［8］，今日使われているような MMT の grading は，米国ボストンの整形外科医 Lovett によって初めて考案された．彼はポリオの治療についての本の中で，1（正常）～6（完全麻痺）の 6 段階の grading を提案したものである．今日広く用いられている英国の Medical Research Council（MRC）の 0～5 の 6 段階の grading（1942 年発表）は，この Lovett の grading から 1 を減じて，順番を逆にしたものに他ならない．しかしそのわかりやすさから，この MRC スケールは MMT の代名詞ともなって世界で広く使われることとなった．Daniels の教科書もこれを採用している．

しかし，これ以外の grading 法も存在する．Kendall は，Zero を 0，MRC スケールでの 1 を T（Trace）として，以後 Normal の 10 までの 11 段階の grading を最新版で用いている［4］．また Mayo Clinic の Dyck らは，すべての神経所見について，正常を 0，機能喪失を 4 とする，統一的な Neuropathy Impairment Score（NIS; 元の呼び名は，Neurologic Disability Score; NDS［9］）の中で，筋力についても独自のスケールを提唱している［8］．ここで強調されている MRC スケールの問題点として，MMT 4 が非常に幅広い筋力の範囲に対応するということがあり［10］［11］，Mayo Clinic の NIS では，0 から 4 のスケールの中の 3.25 を，MRC スケールの 3 に対応させており，

表1 MMT gradingの相互比較

Lovett [8]	MRC [6]	Daniels [3]	modified MRC [12]	Kendall [4]	NIS [8]	園生 重力評価筋	園生 それ以外
6	0	0	0	0 (0)	4	0	0
5	1	1	1	T (1)	3.75	1	1
						1+	1+
		2−		1 (2−)		2−	2−
4	2	2	2	2 (2)	3.5	2	2
		(2+)**		3 (2+)		2+	2+
			3−	4 (3−)		3−	
3	3	3	3	5 (3)	3.25	3	
			3+	6 (3+)		3+	
	4−		4−	7 (4−)	3 (75% weak)	4−	4−
2	4	4	4	8 (4)	2 (50% weak)	4	4
	4+		4+	9 (4+)	1 (25% weak)	4+	4+
			5−			5−	5−
1	5	5	5	10 (5)	0	5	5

**Danielsは2+のグレードは，planter flexor（下腿三頭筋）についてのみ認めている [3].

MRCスケールの4を細かく分けていることになる．MRCスケールにおいても，このMMT 4が広過ぎるという批判に応えるものとして，慣習的に行われてきた各グレードに＋，－をつける方法が，modified MRC scaleとして正式に提案されている [12]．これらの様々なgradingの相互関係を表1に示した．

この各グレードに＋，－をつけることについては，Danielsは一般に細かいgradingには否定的である [3]．一方Kendallやmodified MRC，NISはかなり細かいgradingを容認している．このような細かいgradingについては，客観性に欠け再現性が保証されないという主張もあるが [3]，clinical trialにおいて十分なtrainingをあらかじめ行えば，良好な再現性が実現できるとする研究がある [13]．また，MMT 3以下の＋，－のgradingについては，可動範囲がROMの半分以上か以下かで分けるという評価法も用いられている [14]．表1に示したように，筆者は一般に各グレードに＋，－をつけて細かく評価を行っている．十分経験を積めばスコアは安定すると考えており，またそれに加えて，例えば大腿四頭筋や上腕三頭筋など種々の筋で，最大筋力を発揮できる肢位ではbreakできないが，前述のわざと筋の作用が弱くなる肢位ではbreakできる場合を4＋とするという基準を設けて，なるべく客観的評価となるように心掛けている（これについては各論で述べる）．

1-1-7 重力の問題

どのMMTの評価法でも，重力に逆らって動かせるかどうかは，MMT 2と3を分ける重要な基準となっている．しかし，手指・足趾など重さが極めて軽い体部位については，重力の有無はほとんど影響しない．即ち，2と3はほぼイコールになる．固有手筋を代表とするこのような遠位の筋においては，「抵抗がなければ可動域全域にわたって動かすことができる」（＝通常の2）のをMMT 3，「可動域の一部の範囲を動かすことができる」（＝通常の1＋ないし2－）のをMMT 2とするMRCの改変版が提唱されているが，広く知られてはいない [15]．実はDanielsは一部の筋において，こっそりこの重力なしの改変スケールを用いているのだが，そのことは前文にも書かれていないようである [3]．Danielsは，重力なしの改変スケールを，前脛骨筋，後脛骨筋，腓骨筋群，足趾の屈筋・伸筋，固有手筋，短母指伸筋（母指の中手指節関節伸展）で用いている．前脛骨筋などの下腿筋をここに入れているということは，足関節以遠，足部の重さもMMT評価に影響を与えないと判断しているということである．一方，長母指伸筋（母指の指節間関節伸展であって，関節より遠位の身体部分の重さは短母指伸筋より軽い），長母指屈筋，手指の屈・伸筋は，Danielsでは従来の定義のままであり，整合性がない．後者においても重力なしの定義を用いるのが本来と考えられる．さらに筆者はおそらく手関節においても重力の要素はほとんど関与しないと考えている．即ち，重力を除くと手関節を可動域全体まで伸展（屈曲）できるが，重力がかかる肢位とすると可動域全体の伸展（屈曲）ができない（＝MMT 2）例を見ることは極めて稀である．前脛骨筋などで足部の重力も無視できるとするなら，手関節以遠の重力も無視できるとする方が整合性がある．

さらにこれら以外の重力の関与はあるだろうと考えられる多くの筋においても，毎回その評価を行うかという問題がある．一般に重力の影響を正確に評価するには頻繁な姿勢変換が必要となり，特に姿勢変換自体も困難な神経疾患の患者においては，外来などでの限られた時間内でそのような評価を行うこと自体が不可能である．神経内科医・整形外科医の診断にとってより重要なのは，どの筋が弱くどの筋が正常なのかという分布をなるべく多くの筋について知ることである．この観点からは，診断のためにはzero, weak, normalだけでよいというKendallの考えも一理あるが［4］，0, 1, 2, 4, 5など，姿勢変換なしで容易に評価できるグレード付けを，MMT検査時に同時に行ってしまうことは，手間を増やすものでは全くなく，分布や重症度の評価や経過フォローにおける重要な情報となる．

神経内科医が主導で作成したNISにおいては，重力での差の有無を3.25と3.5という小さな違いに圧縮していること，あるいは，MRCにおいて，先にも触れた，腸腰筋，大殿筋，大腿屈筋，さらには内転筋群，中殿筋，下腿三頭筋，棘下筋，広背筋，上腕三頭筋など多くの筋において，重力評価に関係ない肢位を手技として推奨していることも，このような思想の現れであると推測される．むしろ，MMT 3を容易に正しく評価できるのが，頸部前屈，三角筋，上腕二頭筋，腸腰筋，大腿四頭筋などの限られた筋のみであると捉えるべきと筆者は考えている．

以上の考えに基づき，筆者は表1に示したように，これらの重力評価が可能な少数の筋についてのみ，3（3＋，3－）を含めた一般的なMRC評価を行い（ただしこれらの筋では逆にMMT 2の評価が容易でない場合がある；三角筋，大腿四頭筋など．これについては各論での個々の筋の記載を参照），それ以外の多くの筋ではMMT 3を抜いた表1の右端のgradingを行っている．即ち，改変MRC［3］［15］のように，MMT 2や3の定義を変えてしまうのではなく，2の定義は保ったままで，3を評価しない．つまり，2の次が4，2＋の次が4－というgradingを行っている．実際に治験での評価など，公式な記載を要求される場合には（固有手筋などでの改変スケールが明言されている場合以外は），2＋や4－を「推定3」として報告してよいのではと考えている．

ここでDanielsが，下腿三頭筋（足関節底屈）についてのみ，「重力に抗する」とは，「片足立ちで踵を上げることである」と定義していることは広く知られている［3］．しかし，この筋のみそのような特殊な扱いをすべきという根拠は十分とは思えない．もし「抗重力筋は実際の動作で体重をかけた状態で評価すべき」ということなら，大殿筋と大腿四頭筋も立位でsquattingをさせて評価すべきということになる．もっとも片足でのsquattingはそれこそ体操選手でもない限り難しいだろうが．確かに下腿三頭筋は非常に強い筋であって，ベッド上で検者の手で抗する方法では軽度筋力低下の検出は難しいことは確かである（しかし筆者は最近ではかなり鋭敏に筋力低下検出ができると感じている．詳細は各論を参照いただきたい）．なので補助的に立位の踵上げで軽度の筋力低下検出を試みるのはよい方法かもしれないが，少なくともDanielsが定義するように，「踵上げが連続で25回できないとMMT 5ではない」とする根拠は乏しい．しかもこの回数が，Danielsの教科書の版ごとに変動している．即ち，最新の第9版では「25回以上がMMT 5，2〜25回がMMT 4，1回がMMT 3」だが［3］，2つ前の第

7版では「20回以上がMMT 5，10〜19回がMMT 4，1〜9回がMMT 3」とされていた［16］．最新版で回数を変更する根拠とされたのは，特に高齢者，女性では多くの回数ができない健常者が多いことを示した研究であることが示唆されている［17］．この研究によれば高齢者では1回も完全な踵上げができない健常者もいたとされる．このような健常者はDanielsの基準ではMMT 2となることとなり，とても実用的とは思われない．以上の理由から，本書では下腿三頭筋についてのDanielsの基準は採用せず，他筋と同様に仰臥位で（3抜きの）評価を行っている．

本書では上肢は座位，下肢は仰臥位でほとんどの筋を診察する方法を提示している．例外は，腸腰筋のみ通常の仰臥位の評価に加えて，MMT 3があるかどうかの判断が必要な場合に座位で評価することぐらいである．また，頸部前屈は通常仰臥位で，後屈は座位で評価している．これによって，姿勢変換は最小限として，多くの筋で効率よく十分なgradingを行い，障害分布を評価することが可能となる．ちなみに腱反射も同じく上肢は座位，下肢は仰臥位で評価しているので，その流れの中で同時に診察することが可能である．

1-1-8　MMTの信頼性について

MMTの検者間，検者内での再現性は十分に高いとする多くの報告がある［15］［18］［19］［20］．しかし，検者間については，これらの研究はいずれも，異なる検者が同じMMTの評価方法を用いていることを前提としている．**1-1-6**で述べたように，MMTのgradingには様々な方法があり，Danielsの方法を用いている人のつけた0（消失)〜5（正常）のグレードと，Mayo ClinicのNISを用いている人のつけた4（消失)〜0（正常）のグレードとは比較すること自体難しい．また同じ0〜5をつけていても，DanielsとMRC，あるいは筆者の方法では検査手技が異なるため直接の比較には注意が必要である．従って，MMTの記載には常にどの手技・評価法に従ったかを明記すべきであり，異なる検者間の再現性は，同一の手技で同一の評価方法で行っている時にのみ存在するとすべきだろう．

同一検者内での再現性は，手技の統一は保証されるので，一般に極めて良好と考えられる．様々な疾患での経過フォロー，増悪・改善の検出評価においては，この方法が最も適している．経験を積んだ検者ほどこの再現性は高まるものと推測される．筆者も多くの患者でこれを行っているが，誤差はだいたい，プラスマイナスすべてを異なる段階として1段階（4と4+）程度におさまる．

しかし，MMTを過度に盲信することもまた戒めないといけない．特に初回評価における，診断のためのMMT検査においてはそれを十分に注意すべきである．即ち，MMTはやはりあくまで検者の主観が混入する検査である．特に診断がこれではないかという思い込みをMMTの診察前，あるいはMMT診察中に持ってしまうと，そのためのバイアスがかかることは確実にある．逆に最初MMTを取っている時にはMMT 5とした筋を，診察の途中である疾患の疑いを持って，その疾患でこの筋が正常というのはおかしいと思って再度戻って見返すと，実は弱かった（MMT 4とか4+とか）ということも時に起こる．MMTを根拠にある疾患を疑った場合，特に，他の検査での確実な裏付けが得られなかった場合には，MMTが本当に正しかったのかを再度虚心に評価する慎重さを常に持つべきである．

例えば，図7に示す例は80歳代男性で頸椎症術後もしびれが残り，最近症状が進行したということで受診した患者で，C5〜C8の広汎な筋力低下があるが，T1筋の筋力はすべて正常な中で，両母指球が萎縮しているように見え，短母指外転筋（APB）だけがMMT 4+/4だったので，これは母指球の萎縮をきたす重症な手根管症候群（CTS）が両側に合併しているに違いないと考えて伝導検査を施行した．その結果は，全くCTSの所見は見られず正常であった（図7)．ここで改めてAPBのMMTを見返して，今度は5/5であると最終的に結論した．

JCOPY 498-32818

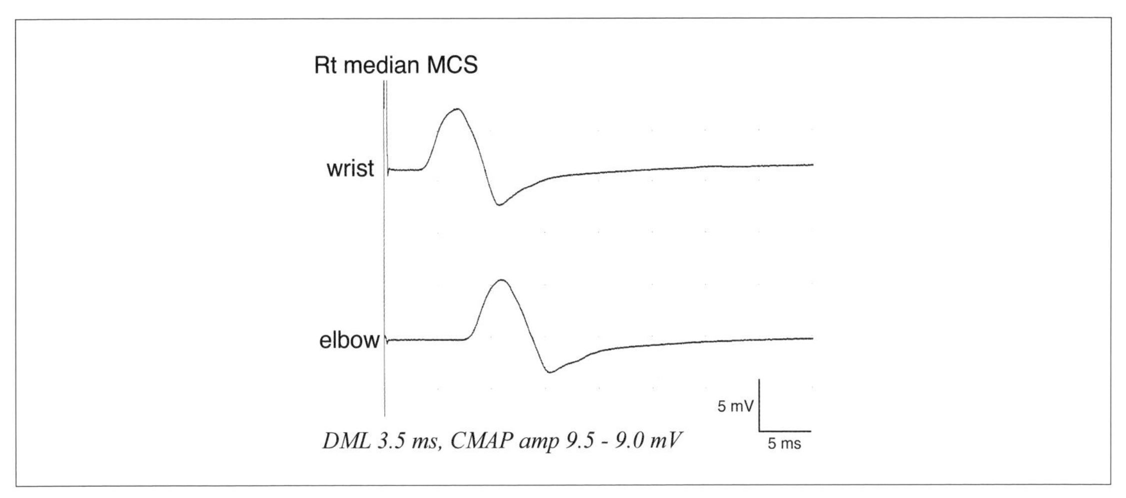

図 7　CTS ではなかった例の正中神経運動神経伝導検査

当初母指球の萎縮をきたす CTS と信じて検査を行ったが，図のように全く正常であった．
当科での正中神経での運動遠位潜時（DML）基準値 3.8 ms 以下，複合筋活動電位（CMAP）振幅基準値 7.7 mV 以上．

即ち，この例では「頸椎症術後症状進行」「他の T1 筋は正常」「両母指球萎縮に見える」の情報までで，重症の CTS が合併しているに違いないという思い込みをしたことがバイアスとなって，MMT 4+/4 という「間違い」をしてしまったわけである．このような間違いは熟練検者であっても確実に起こり得る．だから MMT や神経診察はあてにならないと結論するのではなく，それを限界として心得ておいて，それでも MMT は非常に有用な検査法であると理解するのが正しい態度と考える．なぜなら，100%間違いのない検査法というのは存在しないのだから．

1-2

針筋電図検査

針筋電図検査について，その所見の解釈や定量解析法まで論じると，たいへんな分量となってしまう．これらについては別稿に譲って［21］［22］［23］［24］［25］，本書では，実際の針筋電図検査施行における注意点や tips に絞って述べることとする．類似の事項を扱った総説も挙げておく［26］．

1-2-1　針電極の種類

日本ではほとんどの施設で同芯針電極（concentric needle electrode）が針筋電図検査に用いられている．これは図8上に示すように注射針の外筒を基準電極，中心にプラチナワイヤーを設置してこれを探査電極とし，その間を絶縁体で充填し，針先の注入面で研磨して，針先に楕円形に探査電極が露出するようにしたものである．即ち，針1本に探査電極と基準電極の両者が存在する．

これに対して米国で比較的多く使われているものに単極針電極（monopolar needle electrode）がある．これは先端の尖った普通の針を用い，その周囲をテフロンの絶縁体で覆って，先端 0.5 mm 程度のみを露出させて探査電極としたものである（図8下）．基準電極は別に必要となり，通常近傍の皮膚に表面電極を設置する．

単極針は構造が単純でやや細く，このため痛みが少ないと考えられること，針先が筋を貫く先端にあ

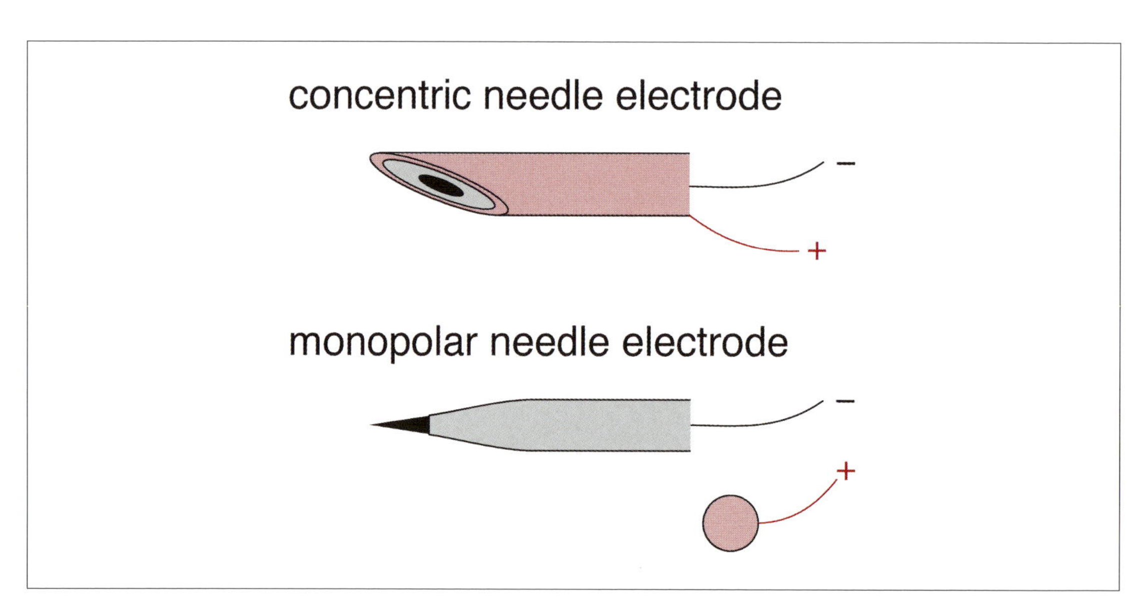

図8　針電極の種類

上：同芯針電極（concentric needle electrode）．針の先端の中心に探査電極，注射針の外筒が基準電極となる．
下：単極針電極（monopolar needle electrode）．針の先端の露出部が探査電極となり，基準電極は別に設置する．

るので，線維自発電位の検出率が高いとされること［27］などが利点として挙げられる．一方欠点として，基準電極を別に置く必要があること，またこれが遠方にあるために基線がやや安定しないことが挙げられる．記録される運動単位電位（motor unit potential; MUP）のパラメータについては，持続時間には大きな差はないが，振幅は単極針の方が大きいとするものが多い［27］［28］［29］．

単極針の方が痛みが少ないとかつてされていたのは，オートクレーブ再使用が行われていた時代の針の劣化のためかもしれない．ディスポーザブル電極を用いた痛みの比較では，単極針と同芯針とで差がないことが示されている［30］．また線維自発電位の検出率においても，むしろ同芯針電極の方が高かったとする研究もある［31］．

単極針と同芯針のどちらを用いるかは施設の慣習で決めてよいと思うが（日本では単極針をルーチンに用いている施設は少ないと推測される），上述の種々の理由，また正常値の多くが同芯針電極を用いて構築されていることを考えると，同芯針電極を用いるのがより望ましいのではと思われる．筆者もディスポーザルの同芯針電極のみを用いている．同芯針電極を用いた針筋電図検査は同芯針筋電図検査（concentric needle EMG; CNEMG）と呼ばれる．

1-2-2　器械の設定

筋電計で行う設定には，高周波フィルタ，低周波フィルタ，サンプリング周波数，アンプゲイン，掃引（スイープ）速度などがある．これらはしばしば器械に default で設定されているため，通常気にしていない検査者も多いと思うが，その意味を知り，また自分で最初から設定もできることが本来は必要である．

高周波フィルタ，低周波フィルタは，対象とする信号に含まれる周波数成分によって決定される．CNEMG の場合には，高周波フィルタは 10 kHz，低周波フィルタは通常 10～20 Hz に設定される．筆者は 10 Hz―10 kHz をルーチンに用いている．CNEMG の MUP に鋭いスパイク成分が含まれるので，高周波数側は 10 kHz は最低必要となる．サンプリング周波数は高周波フィルタの最低 2 倍は必要であり，理想はさらに 3～10 倍あるとよいとされる［32］．このために針筋電図におけるサンプリング周波数は最低でも 20 kHz は必要である．筆者もサンプリング周波数は 20 kHz（sampling time 50 μs）に設定している．

低周波フィルタについては，あまりに低くすると基線の動揺が大きくなり実用的でなく，針筋電図では一般にはそのような低周波の成分はあまり重要でないので，20 Hz あるいは 30 Hz などもしばしば用いられている．しかしひとつ問題なのは，MUP のパラメータとして，特に持続時間を測定しようとした場合，持続時間は 20～30 ms にも及び得るので，それを正確に測定するには，時定数が少なくともそれ以上，つまり，5 Hz 以下などの低周波フィルタとしないといけないということである．MUP の持続時間の正常値を多数筋で構築した Buchthal は，2 Hz の低周波フィルタを用いていた［33］．しかしこれは全く実用的ではないとのことで，筆者がスウェーデンの Erik Stålberg 先生と MUP 定量の研究を行った時には低周波フィルタを 10 Hz に設定した［34］．しかし Stålberg らはその後低周波フィルタを 5 Hz として正常値を発表している［35］［36］．筆者は基線の動揺の問題を重視して 10 Hz を用い続けているので若干の問題がこの点残っているが，問題が生ずるのは持続時間についてのみであり，筆者が有用なパラメータとして発表した Size Index はほとんど影響を受けない［34］．筆者の一貫した主張は，MUP 持続時間は非常に問題が大きいパラメータであるということであり［24］［34］［37］［38］，持続時間に重きを置かないのであれば，低周波フィルタは 10 Hz でも問題ないと考えている．

アンプゲインと掃引速度は，筆者の設定は，安静時活動では，100 μV/div，20 ms/div，随意収縮時活動では，2 mV/div，10 ms/div である（図 9）．ここには筋電計のモニター上に何 div が表示される

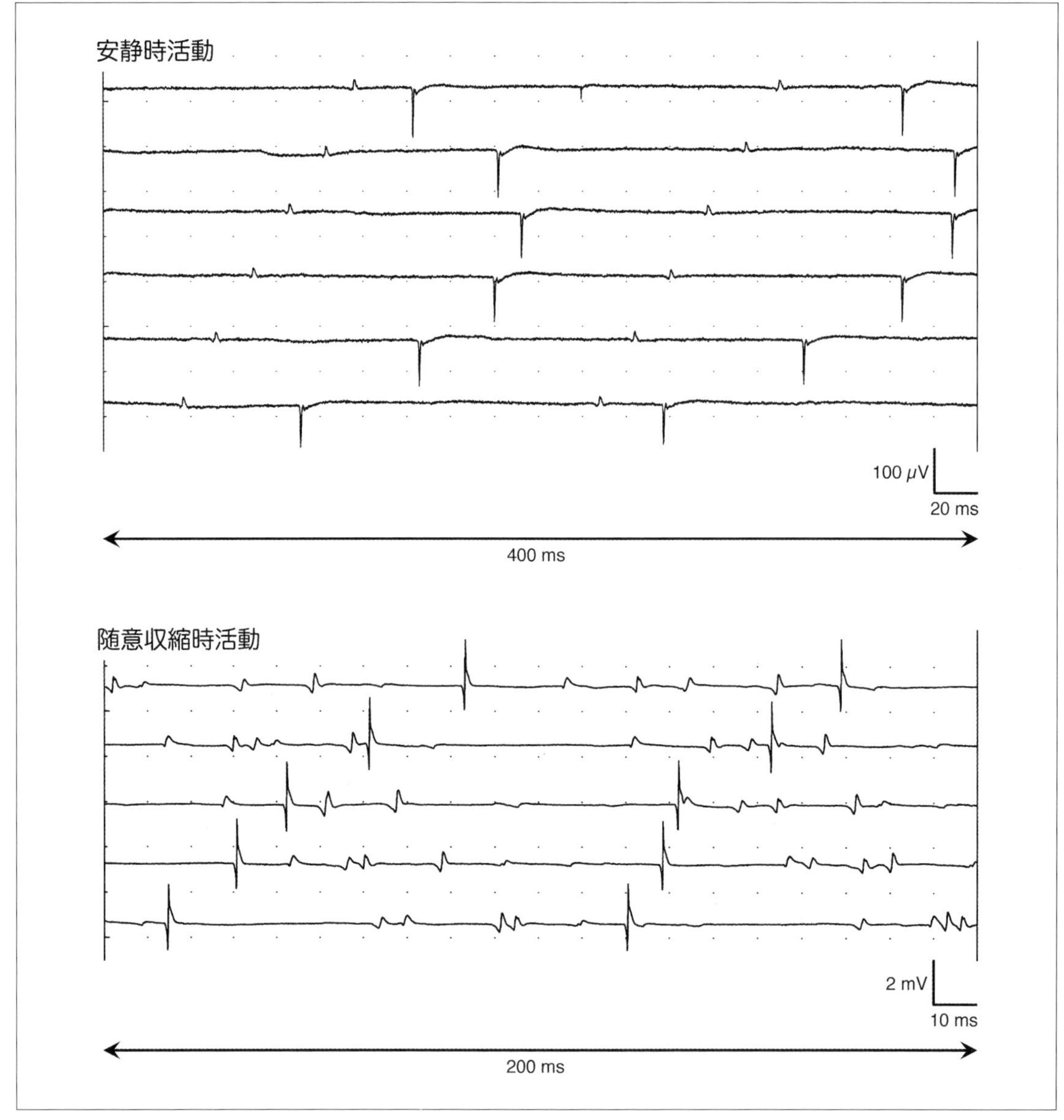

図9 筆者の標準の針筋電図のアンプゲインと掃引速度設定

上：安静時活動では，100 μV/div，20 ms/div，1 sweep は 400 ms となる．
下：随意収縮時活動では，2 mV/div，10 ms/div，1 sweep は 200 ms となる．Sweep 5 本で 1 秒となる．

かという要素もあるが，今日の多くの器械は，縦（振幅）は±5 div で合計 10 div，横（掃引）は 20 div なのではないかと思われる．安静時活動については，50 ないし 100 μV ということで検者間の差は大きくないと思われるが，随意収縮時活動のルーチンを 200 μV/div とするのが比較的広く行われているかもしれない．しかし，筆者は，①ルーチンに比較的強い focusing を行っていること，②弱収縮だけでなく，比較的強めの収縮で，多くの MUP を拾う（低閾値 MUP だけでなく，やや高い閾値の MUP も広くサンプリングして診断すること）ことも行っていること，の 2 点のために，健常者でも振幅 2 mV を越えて，5 mV 前後に達する MUP は日常的に観察している．神経原性ではもっと大きい MUP が容易に出ることになる．ゲイン変更をなるべく避けるために，最初から 2 mV/div とすることで，振幅 20 mV（正確には±10 mV）の MUP まで同一ゲインで記録を行っている．1 mV/div も比較的多く使われている設定と思われる．これについては各自やり慣れた設定で行うので構わない．なお，

JCOPY 498-32818

干渉波形を見るために，横の掃引を縮めた第三の設定で行うことも行われているが，筆者は行っていない．単に基線が消えるかどうかの干渉パターンは重要ではなく，MUP の種類とその発火頻度を評価する動員パターンの方がより重要と考えるためである［22］．

1-2-3 安全対策

上にも述べたが，筋電図針は，かつてはオートクレーブ再使用されたが，ディスポーザブル針が普及した今日では，必ずディスポ針を用いるべきである．針の刺入部の皮膚は酒精綿で消毒することが広く行われているが，これにはあまり根拠はないとして，欧米では消毒なしで針を刺入することが普通に行われている．しかし，アルコールの消毒能力は近年再評価されており，針刺入部のアルコールによる消毒は，教科書やガイドラインでも推奨されている［39］［40］［41］．ただし，かつて使われたような作りおきの酒精綿ではなく，個別包装の酒精綿を使うべきである．またアルコールアレルギーを必ず尋ねて，アレルギーのある人にはあらかじめ用意した個別包装のヒビテン（クロルヘキシジングルコン酸塩）を用いる．ここで，アルコールの液体が皮膚に多量に残ったまま針を刺入すると，強い痛みを誘発するので，アルコールが乾いてから針を刺入する．

針筋電図検査においては，検者も被検者も力を入れる場面が多いので，針刺し事故には十分注意をすべきであり，特に初心者に対しては指導者が十分な注意を払う．検者の安全のために，検者はディスポ手袋を必ず装着する．手袋を装着すると手先の感覚がわかりにくくなると嫌う人がかつていたが，あくまで装着した状態での操作感覚に慣れるべきである．また，キャップを対側の手に持ってのリキャップは行ってはいけない．どうしてもリキャップを行うなら，ベッド上に置いたキャップに針の方を入れてすくい上げる方法で行う．筋電計の電極ボックス部分にキャップホルダーを作るのもよい方法だが，ホルダーの清潔には注意を払うべきで，同じホルダーを使い回してはいけない．

検査部位に皮膚・皮下・筋の感染症がある場合は，CNEMG は禁忌となる．出血素因については特に抗血小板薬・抗凝固薬の服用者がしばしば問題となる．血小板数 5 万，INR 1.5〜2.0，aPTT 正常の 1.5〜2.0 倍が，出血リスクが高まる目安とされるが［36］，それを越えても十分な注意を払うことで検査は可能である．即ち，可能な限り筋腹が皮膚に近い浅在性の筋を検査対象とすること，針の刺入移動を最小限にすること，検査中も出血に注意を払い，針抜去後十分な時間圧迫止血することなどである．ワルファリンに比べれば，抗血小板薬，新規抗凝固薬は，出血リスクは低いと考えられる．

1-2-4 痛みとその対処

針筋電図は一般に痛い検査と考えられているが，実は皮膚を貫く時を除けば，皮下，筋内には無痛の部位も多い．痛みの程度について神経伝導検査（nerve conduction studies; NCS）と比べた報告も少数あるが，当然予測されるように針筋電図の方が NCS より痛いとするもの［42］の他に，逆に NCS の方が針筋電図よりも不快とするもの［43］，両者に差がないとするもの［44］など様々である．また，患者の検査前の予測に比べて，実際の検査はさほど痛くなかったという研究もある［44］［45］．とは言え，CNEMG は一定の侵襲と痛みがある検査であることは間違いなく，検査筋数を減らし，検査時間を短くする努力とともに，痛みを減ずるための努力をすることは重要である．

まず前提としてディスポ針を使うことは常に先が尖っていることが保証されるので，痛みの軽減に役立つ．前述のようにこの状況では単極針と同芯針に痛みの差はないと考えられる．針の太さは痛みに関係しないという研究もあるが［42］，太い針の方が痛いことは当然である［46］．従って，通常用いる外径 0.45 mm（27G）の針でなく，外径 0.30 mm（30G），長さ 25 mm 程度の針を用いることも選択肢となる．ただし，CNEMG ではこのような細い針では雑音がやや多く，また，MUP のパラメータが針が細くても同じなのかどうかについては研究がない．ちなみに，筆者は単線維筋電図（single-fiber EMG; SFEMG）ではこの細い針を使用している．

実際の検査施行時の注意点として，刺入部でのアルコール残存を避けることは既に述べた．筆者はルーチンには行っていないが，刺入部近くをつねったり，強く押す，あるいは刺入部の皮膚を母指と示指で延ばすことで，痛みを軽減できるともされている［47］．前述のように皮下・筋内は無痛の部位が多いので，被検者が痛みを訴えた場合にそれをおろそかにしてはいけない．ただ「我慢して下さい」と言うのではなく，特に強い痛みを訴えた場合には何らかの対処をすべきであり，被検者にも痛みが強い時には言って下さいとあらかじめ指示しておくべきである．最も注意すべき痛みの原因は出血であり，ちょっと目を離した隙に血腫で大きく膨らんでいるなどとなっては困るので，検査部位に継続的に注意を払う．明確な出血が確認された場合は一旦針を抜去し，十分な圧迫止血を図る．

この他筋内で痛みが強い部分として，筋内神経が想定されており［48］，また神経筋接合部にあたると終板電位（終板雑音と終板棘波）が出現するが，この場合も被検者は痛みを訴えることが多い．皮下に存在する皮神経の枝にあたることもあり得る．いずれにしても，被検者がこのような痛みを訴えた場合には，一旦針を引いて（場合によっては皮下まで），再度方向を変えて刺し直すべきである．この他，円回内筋の中を走る正中神経，長母指屈筋筋腹表面に存在する橈骨神経浅枝，尺側手根屈筋の近位寄り深部に存在する尺骨神経など，神経幹が検査部位の近辺にあることがあらかじめわかっている場合には，「指の方にひびいたら教えて下さい」などと，被検者に起こり得る放散痛について教えておいて，万一そのような痛みを訴えた時は直ちに針を引くべきである．

このような痛みに適切に対処できるためには，電気生理＝神経筋電気診断を専門としようと思う医師は，自ら針を刺される痛みを必ず経験すべきである．それによって，針筋電図がどの程度痛いのか，痛みを感じる時と感じない時があること，後述のように非等尺性収縮になってしまうとどれほど痛いかなどを身をもって知ることができ，患者さんの検査でも正しい配慮をすることができるようになる．多数筋を行われることがどれほど辛いことか，一筋の検査中に何度も針の刺入部位を変えられるのがどれほど嫌か，短母指外転筋など手掌・足底面への針の刺入がどれほど痛いかなどを知ることで，検査の strategy も変わることであろう．自分で経験していれば，患者さんの「痛い」という訴えにただ「我慢して」とは，そう軽々しくは言えなくなる．SFEMG の練習や後述の focusing の練習のために，自分で自分の筋に針を刺して，針のコントロールを練習するのもよい方法である．非利き手の上腕二頭筋，指伸筋などは容易に自分で検査をすることができる．

1-2-5　等尺性収縮

安全のために非常に重要なこととして，「針筋電図検査は等尺性収縮で行う」ということがある．針が筋腹内に刺入されたままで，随意収縮を命じたり，あるいは，入れていた力を抜いてもらった時に，筋長＝関節角度が変わると，皮膚と筋腹の相対的位置関係がずれるために，筋が断裂する危険がある（図 10）．この時に被検者は通常強い痛みを訴える．これを避けるためには，針が筋内にある間は筋長＝関節角度を変えない，つまり，必ず等尺性収縮を維持するようにすべきである．このために，被検筋の収縮で動く関節の遠位側の体部を，検者は常に針を持っていない方の手でしっかり保持し，被検者が収縮・弛緩を行っても（検者の命令でなくても自分で力を抜くこともある），関節角度が変わらないように十分気を配ることが必須である．筋長＝関節角度をどうしても変える必要がある場合には，必ず針を皮下まで抜いた状態で行う（図 10）．

これは固有手筋などの小さい筋ではそれほど神経質になる必要はないが，大きくて固い筋，例えば，

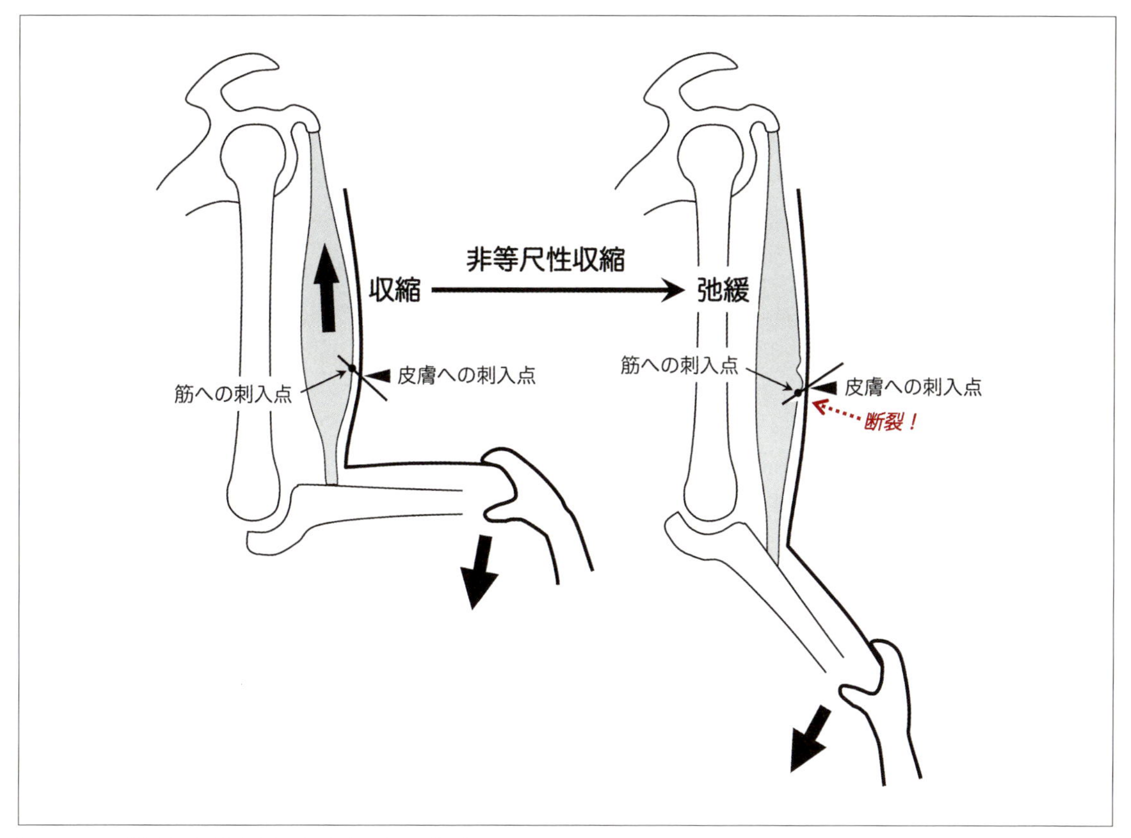

図 10　非等尺性収縮を行った場合の筋の断裂

左で筋の収縮位で検査を行ったあと，右で力を抜いた時に，針が筋内に入ったままで，筋長＝関節角度が変わってしまうと，皮膚への刺入点は変わらないために，針が筋腹とともに大きく遠位に動いてしまい，筋の断裂を招く危険がある．

前脛骨筋や上腕二頭筋などにおいては，特に注意が必要となる．上腕二頭筋では，筆者は肘関節伸展（軽度回内）位で安静時活動を，90 度屈曲位で随意収縮時活動を検査しているが，この方法だと安静時と随意収縮時とで皮膚と筋腹の相互関係が大きく変わってしまう．従って，この筋では，筆者は安静時が終わった所で，一旦針を皮膚から完全に抜き，肘関節 90 度屈曲位での最適被検部位に針を再度刺入して随意収縮時検査を行っている．同じように刺し変えをルーチンに行っている他の筋として上腕三頭筋がある．

1-2-6　検査施行の実際: 準備とノイズ対策

筋電図針を針のホルダーに差し込む部分はメーカーによって異なるが，極性があって逆に差し込んでしまうと，波形もプラスマイナスが逆（上下反転）になってしまうタイプのものもあるので注意する（図 11）．

いずれのメーカーのものも，単にホルダーに差込んで摩擦で保持しているだけなので，検査中に針が抜ける恐れがある．なので筆者は，紙テープ（プラスチックテープだと指との間ですべってしまう）で，針電極とホルダーの接続部の回りを巻いて固定している（図 12）．

雑音（ノイズ）対策は，電気生理検査に共通することとなるが，ホルダーのリード線がベッドから下，床の方に這わないように，被検者の身体〜ベッド上を走行するようにすること，ベッドからはみ出たりして，空中で長く走行するのを避けること（空中でリード線が揺れるとそれが低周波のノイズとなって

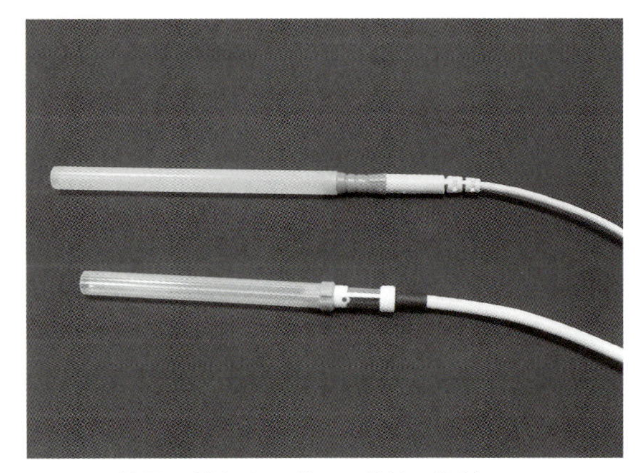

図 11 筋電図針とホルダーの接続: 極性

上のタイプのものは，接続部で探査電極と基準電極が同芯円状に配置されているので，差し込む時に向きを気にする必要がない．下のタイプでは接続部で探査電極と基準電極が２つの突起で併置されており，ホルダーと針電極の印を合わせないと，極性が逆になってしまう．

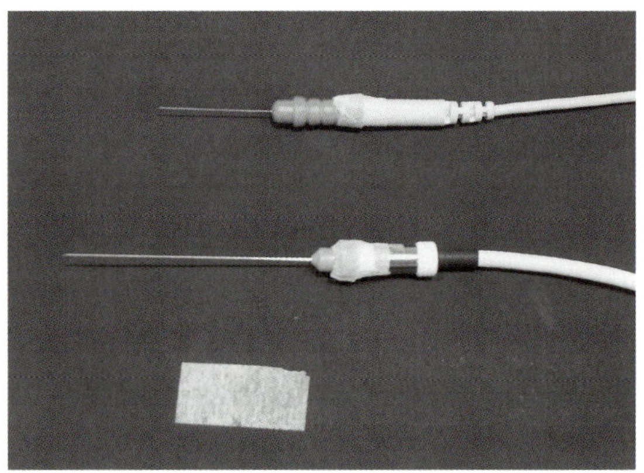

図 12 筋電図針とホルダーの接続: テープ止め

抜け落ち防止のために，上下いずれのタイプでの電極でも，1×2 cm 程度に切った紙テープ（図下）で，針電極とホルダーの接続部の回りを巻いて固定する．

混入する）などを心掛ける．高周波ノイズや交流ノイズも，混入すると特に小さい線維自発電位などの安静時活動の認識同定の障害となる．他に電源につながっている機器がないか（筆者らの検査室では，針筋電図にはあまり関係しないが，神経伝導検査での加温用のドライヤーがコンセントに繋ぎっぱなしになっていて交流混入の原因となることがしばしばある），アース（ニュートラル電極）が機能しているか（巻きアースタイプは，水気がなくなって乾くと機能しなくなる）などをチェックする．

針電極のホルダーはしばしば突然劣化（おそらくリード線の断線）することがあるので注意する．針を刺入中だと組織雑音（次述）や筋内に入った時の基線が普段と違っているのに気付く必要がある．波形に急に心電図が大きく混入するようになるのも，ホルダーのトラブルのことが多い．そのまま検査を行うと安静時活動や MUP も鈍い波形しか得られなかったりする．これに気付いたら直ちに新しいホルダーに交換する．高周波数ノイズの原因が電極ボックス（アンプ）の側にあることもあり，その場合は記録チャネルを変えると改善する．針電極が不良品でノイズが生ずることも稀にある．また何筋か検査しているうちに針が劣化して，鋭い波形が得られなくなってくることもある．これらに気付いたら針電極を交換する．

1-2-7 検査施行の実際: 安静時活動

針筋電図検査は，安静時活動，随意収縮時活動の２つの評価からなる．その評価方法の詳細は成書に譲って [21] [22]，ここでは実際の検査施行の手順についてのみ述べる．

安静時活動評価のためにはまず筋内に針を刺入しないといけない．これは通常容易だが，若干難しい場合もある．筋が皮下にあるうちは組織雑音（tissue noise）という高周波数雑音が筋電図の基線に混じるが，筋膜を貫く瞬間に（この時針を保持している検者の手にもプツッという感触をしばしば感じる）刺入時電位が出た後は，tissue noise が消失し基線はよりきれいになる．これ以後は針の移動ごとに刺入時電位が生じるので筋内に入ったことがわかる．わかりにくい場合には当該筋に軽く力を入れてもらって，大きな（100 μV/div などゲインを上げているので）MUP が鋭く発火することを確認する．これは目的の筋以外に針が刺入されていることがないかを確認するためにも役立つ手法である．目的筋以外に針が入っている場合には，目的筋の活動は遠方の鈍い MUP としてしか記録されない．

安静時活動については，一般には刺入時活動と安静時活動とに分けられることが多いが，筆者はほとんどすべての線維自発電位/陽性鋭波は，刺入に引き続く活動である（そして刺入後針を動かさないでいると，周波数を漸減して止まる）ことから，両者を区別していない［25］．線維束自発電位や一部の線維自発電位は刺入前から発火している，即ち真の安静時活動と言える．

安静時活動のサンプリングには，筋内で針を20回ほど進めて，この数の異なった部位からの記録を得る．ある方向で筋内のかなり奥まで進んだら，皮下まで一旦針を抜いて，方向を変えて筋に別の点から刺入し，そこからまた針を進める．一般に筋膜直下は線維自発電位の出現率が高い印象を持っているので，最初の針の刺入時にも十分注意を払う．また針を進める1回の距離＝ストロークとしては，数mmぐらいで勢いよく進めている人をしばしば見るが，その必要は全くない．1mm以下ぐらい，わずかに動かすだけで，筋内では全く別の筋線維を見ていることになる．そのように動きを小さくした方が，痛みも少ないという研究も出されている［49］．1回針を動かした後，刺入に引き続く安静時活動が出現するかどうかの見極めは，通常2〜3秒でできるので，それで安静時活動がないと判断すればすぐに次の針の移動を行ってよい．

針を20回程度動かして，線維自発電位などを評価した後，線維束自発電位を評価する場合には，そのまま針を止めて最低90秒程度［50］完全な安静の状態で評価する．ここでの最大の鑑別対象は随意収縮MUPの残存なので，十分に力を抜かせることが必要であり，個々の筋で完全に弛緩させるのに役立つtipsを各論部分で述べる．随意収縮MUPがわずかでも残存していると線維束自発電位の確実な評価は困難となる．筆者は線維束自発電位の有無がそれほど重要ではない症例ではしばしばこの線維束自発電位評価の時間は省略し，「評価していない」ことを明記している．

1-2-8　検査施行の実際: 随意収縮時活動

安静時活動の評価が終わると随意収縮時活動の評価に移るが，ここで筋内に針を刺したままいきなり力を入れさせると，たとえ等尺性を保っていても筋収縮で筋と皮膚の位置関係は変わり得るので，一旦皮下まで針を抜いた方がよい．安静をとるのに最適な肢位と，随意収縮検査に適した肢位とで，関節角度が変わる場合には尚更である．上述のように，上腕二頭筋などごく一部の筋では，安静時と随意収縮時とでこの位置関係が大きく変わるので，皮膚の外まで一旦抜いてしまって，別の皮膚の刺入点から指し直すことをルーチンとしている．

随意収縮時活動の評価は，個々のMUPの形態の評価と，MUPの集合としての筋電図波形の評価に分けられ，後者はさらに，個々のMUPを分離同定して，その発火頻度と発火しているMUPの種類を評価する動員パターン（recruitment pattern）の評価と，個々のMUPを分離同定せず全体的な筋電図信号の特徴（最大収縮で基線が消えるかどうかなど）を評価する干渉パターン（interference pattern）の評価とに分けられる［21］．

一般に個々のMUP形態を弱収縮で評価し，動員パターン・干渉パターンを強収縮・最大収縮で評価すると信じられているかもしれないが，これは必ずしもそうではない．CNEMG検査にもsize principle（大きさの原理）は影響を及ぼすので［51］，大きなMUPはやや強い収縮で初めて出現することがしばしばある．従って最弱収縮の最低閾値MUPのみを評価していたら，少し力を強くすると出現する巨大MUPを見逃す場合がある．また，最大収縮で基線が消えるか＝完全干渉するかということは被検者の努力など様々な要因に依存するものであまり重要ではない．より診断に役立つのは，個々のMUPの発火頻度と発火しているMUPの数の関係，即ち動員パターンであり［22］［52］，これは弱収縮〜中等度収縮までで主に評価される．

即ち，随意収縮時活動の評価においては，全体に弱収縮〜中等度収縮で一貫した観察の間に，個々の

MUP 形態と動員パターンを評価し，MUP の不安定性（instability）を正確に見たい時には，個々の MUP が十分分離される弱収縮に落とし，最大収縮での干渉パターンをどうしても見たい時（特に中枢性筋力低下による賦活不良 poor activation［19］がないかを評価する時）にのみ，最後に最大収縮の観察を加えるというぐらいのやり方で十分と考えている．弱収縮〜中等度収縮の評価が針筋電図評価において中核をなすという意見は他の expert も述べている［47］［52］.

1-2-9　Focusing のためのコツ

これについては別稿も参照していただきたい［26］．初心者の施行した随意収縮時の筋電図波形と熟練検者の施行した波形が全く違うことがしばしば経験される．これが，MUP にうまく「当たっている」，即ち，「focusing の技術」を反映していると考えられがちだが，かなりの場合は問題はそれ以前の段階にある．

初心者が行った針筋電図検査の間違いとして，まず目的の筋ではなく，別の筋を調べてしまったということが第一に（しかも頻繁に！）ある．本書の大きな目的のひとつがこのような誤りをなくすことにある．また，筋腹のうちで，良好な MUP が記録される部位は，なぜか比較的狭い範囲に限られるものであり，初心者の検査でうまく当たらない原因は，刺入点が不適切なためというのも非常に多い．このためのガイドとしても本書は作られている．その他，目的筋にうまく力を入れさせていない．最弱収縮付近の MUP だけを見ていて，閾値のやや高い所に隠れている giant MUP を見逃すなども，初心者の失敗の原因となる．

最後に純粋な focusing の技術が残り，これは確かに経験に依存する技能だが，知っておくとよい tips をいくつか挙げる．

初心者は当たらないからとどんどん針を進めて筋の奥深くに入っていきがちである．筋膜の直下から筋線維は密に詰まっているはずであり，その付近で微細に針先を動かすことで良好な focusing が得られることが多い．一般に「針の動きは小さく小さく」というのが，筆者が随意収縮時針筋電図のアドバイスを行っている時の決まり文句である．また，針を進める時だけではなく，少しずつ抜いてくる時に当たることも多い．同様に，針を進める以外に，深さは同じで，上下（＝表層側，深層側）左右に押す感じで当てていくことも多い．また，当たり始めてからは大きく動かさなくても針先に力を込めてじっと保持しているだけで，「向こうから」当たってくることもある．これは筋線維が収縮を繰り返す中で自然に異物である筋電図針となじんできて，直線に戻ろうとする筋線維が針電極の記録面とよりよく接触するようになるのではないかというイメージを持っている．

以上述べてきた中で，「なるべく筋の表層から記録する」，「針の動きを小さくする」，「針を引いてくる時にサンプリングする」，「針を進めないで横方向に圧を加える」，「そのままの位置で保持し続ける」などの手技は，いずれも被検者の痛みの軽減に役立つものとなる．熟練者の針筋電図が初心者の針筋電図よりしばしば痛くないのは，このような手技を多く用いるからであろう．

ここで，筋電図針は筋表面に垂直に刺すのか，斜めに刺してもよいのかという問題に最後に触れる．一般に針は筋表面に垂直に刺すべきということを強調する expert も多いが［29］［33］，斜めに刺した時に何が起こるかについては，MUP 振幅が小さくなるとする意見と［33］，大きくなるとする意見［29］と両方あり，一定しない．斜めに刺すと振幅が大きくなる理由として基準電極である針の外筒（カニューラ）に多くの筋線維が関与することになるためと説明されているが［29］，斜めになった場合に外筒で記録される電位は針先の記録面の電位と類似のものが増える，即ち同相信号が増えるとも推測され，それだけで振幅増大となるかは難しい．筆者の印象としては，斜めにすることで MUP 振幅が大きくなりやすいのは，針が筋線維の走行に無理なく織り込まれる形になり，筋線維と針先記録電極面（特

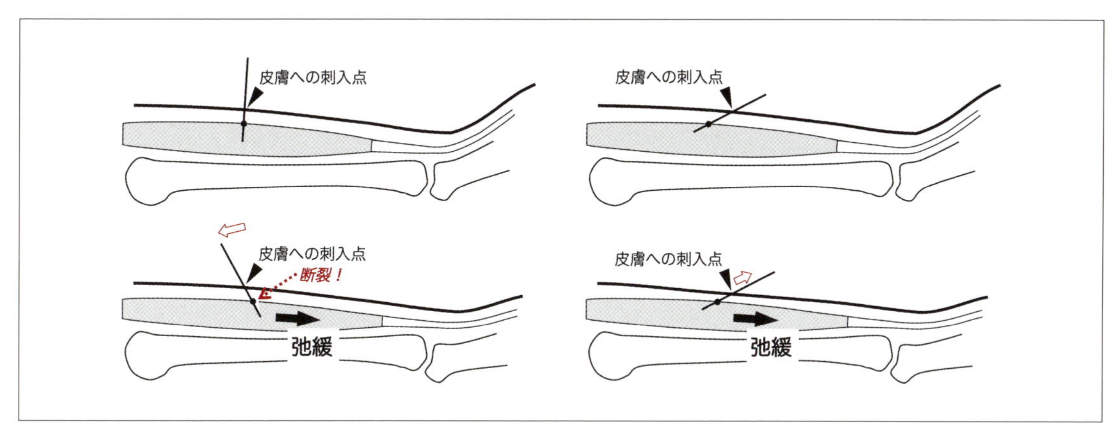

図 13　針の刺入角度と筋の断裂

左のように針を筋に垂直に刺入している場合，筋が弛緩して非等尺性となってしまうと，針が筋腹とともに遠位に引っ張られて筋の断裂を招く危険がある．

右のように，針が倒してある場合には，多少の非等尺性収縮による筋の刺入点の遠位への移動は，筋と針の相互関係は不変のままで，皮膚刺入点から針が若干抜けることで吸収でき，筋腹への負担が少ない．

に同芯針電極の場合）の接触がよくなるためではないかと感じているが，確たる証拠はない．いずれにしても筆者は針の角度を皮膚面に垂直からかなり傾けて，即ち「針を寝かせて」の操作を愛用している（当初そのように教わったからでもある）．特に筋の厚さの薄い筋では，斜めに刺さないとすぐ筋腹の奥にまで達してしまい，サンプルの範囲が限られると同時に危険であるとも感じている．また前述の等尺性が保てなくなった場合の筋の損傷も，筋表面に垂直に針が刺さっている場合の方が大きいと考えられる．斜めに刺す場合，針先を近位側（＝身体に固定されている側）に向ける斜めとすれば，筋長が多少変わっても針が筋から自然に出し入れされることで若干の調節が効き，筋損傷が起きにくいと考えている（図 13）．

1-3 筋節

筋節はMMTないし針筋電図異常の分布から局在診断を行う時の基礎的データとして最重要なものとなるはずである．筋節表としては従来より数多くのものが呈示されてきたが，これら相互の間には無視できない不一致が存在する．このことは本来大きな問題点であるはずである．

ここで，筋節決定の方法には，解剖学的追跡，単一根の電気刺激［53］［54］，単一根の神経根症［55］［56］［57］や，真の神経性胸郭出口症候群［57］［58］などの疾患からの同定などがあるが，このような実際の根拠となる生データが明示されている研究は少ない．過去のいずれかの筋節表に基づく，あるいは，複数の筋節表を総合した［47］［59］［60］［61］，「過去の筋節表に自らの経験を加えて作成した」［62］［63］［64］と明言されていればよい方で，多くの筋節表ではその根拠が示されていない．

筋節表の教科書・文献による違いの例として，表2に短母指外転筋（APB）での多くの文献間の比較を示した．これを見ると，かつては，C6/7支配とする文献が多かったが，最近はC8/T1支配とする意見が主流となっていることがわかる．長く版を重ねている教科書では，Dejong，Daniels，Grayのように，かつてはC6/7としていたが，最近はC8/T1に変更しているものも散見される（表2）．この筋についての生データからの証拠が近年出されており，いずれもT1支配が主体であることを支持するものである［57］［58］．

筆者の最新の筋節表を表3，表4に示す．これは最初上下肢それぞれ20個前後の筋節表を比較して最大公約数をとったもの［61］から，自分の経験を元に徐々に改訂してきて現在に至っているものである．その改訂の根拠となった研究は一部は出版されているが［57］，学会発表にとどまるもの［65］［66］，未発表のものも多い．これらは随時きちんと世に出したいと考えている．

筋節について個人差があるという言われ方がしばしばされるが，無意味なランダムな個人差というのはあまりないと考えられる．あるとすれば全体に半髄節上方にずれる（pre-fixed；腕神経叢にC4由来の成分が入る），あるいは半髄節下方にずれる（post-fixed；腕神経叢にT2由来の成分が入る）というようなずれ方をするだけとされ［67］，各筋の相互関係は崩れないものと思われる．

表２ 短母指外転筋（APB）についての様々な筋節表の比較

	evidence	C6	C7	C8	T1
Spalteholz, 1933 [68]					
Foerster and Bumke, 1936 [69]					
Haymaker and Woodhall, 1953 [70]					
Romanes, 1964 (Cunningham) [71]					
DeJong, 1967 [72]					
Schilack, 1969 [73]	D				
Kendall et al., 1971 [59]	C				
Goss, 1973 (Gray) [74]					
Daniels and Worthingham, 1980 [75]	D				
Eisen, 1985 [76]	D				
Medical Research Council, 1986 [77]	D				
Chu-Andrews and Johnson, 1986 [62]	B				
Wilbourn and Aminoff, 1988 [63]	B				
Haerer, 1992 (Dejong) [78]	D				
Ellenberg et al., 1994 [64]	B				
Perotto, 1997 [60]	C				
Levin et al., 1998 [58]	A				
Members of the Mayo Clinic Department of Neurology, 1998 [79]	D				
Dumitru and Zwarts, 2002 [47]	C				
Hislop and Montgomery, 2002 (Daniels) [16]	D				
園生雅弘, 2004 [61]	C				
Standring, 2008 (Gray) [80]	D				
Preston and Shapiro, 2012 [81]	C				
Kimura, 2013 [82]	D				
Chiba et al., 2015 [57]	A				

Evidence 欄の説明　A：生データからの同定
B：筆者の経験を元に作ったと記載
C：元となった筋節表を明示
D：根拠の記載なし
空欄：古い文献などで，根拠についての記載未確認

表 3　上肢筋節表

色の濃淡で主たる支配，副次的支配などを示す．

		C5	C6	C7	C8	T1
長胸神経	前鋸筋					
肩甲背神経	大菱形筋					
肩甲上神経	棘上筋					
肩甲上神経	棘下筋					
胸背神経	広背筋					
腋窩神経	三角筋					
筋皮神経	上腕二頭筋					
橈骨神経	上腕三頭筋					
橈骨神経	腕橈骨筋					
橈骨神経	長橈側手根伸筋					
橈骨神経	短橈側手根伸筋					
橈骨神経（後骨間神経）	指伸筋					
橈骨神経（後骨間神経）	尺側手根伸筋					
橈骨神経（後骨間神経）	長母指伸筋					
橈骨神経（後骨間神経）	短母指伸筋					
橈骨神経（後骨間神経）	示指伸筋					
正中神経	円回内筋					
正中神経	橈側手根屈筋					
正中神経	浅指屈筋					
正中神経（前骨間神経）	深指屈筋（第一、二）					
正中神経（前骨間神経）	長母指屈筋					
正中神経（前骨間神経）	方形回内筋					
正中神経	短母指外転筋					
尺骨神経	尺側手根屈筋					
尺骨神経	深指屈筋（第三、四）					
尺骨神経	小指外転筋					
尺骨神経	背側骨間筋					

表 4　下肢近接表

色の濃淡で主たる支配，副次的支配などを示す．

		L2	L3	L4	L5	S1	S2
腰神経叢〜大腿神経	腸腰筋（腸骨筋）						
大腿神経	縫工筋						
大腿神経	大腿直筋						
大腿神経	内側広筋						
大腿神経	外側広筋						
閉鎖神経	長内転筋						
閉鎖神経	薄筋						
上殿神経	中殿筋						
上殿神経	大腿筋膜張筋						
下殿神経	大殿筋						
脛骨神経	半腱様筋						
脛骨神経	半膜様筋						
脛骨神経	大腿二頭筋長頭						
総腓骨神経	大腿二頭筋短頭						
深腓骨神経	前脛骨筋						
深腓骨神経	長趾伸筋						
深腓骨神経	長母趾伸筋						
深腓骨神経	短趾伸筋						
浅腓骨神経	長腓骨筋						
脛骨神経	腓腹筋内側頭						
脛骨神経	腓腹筋外側頭						
脛骨神経	ヒラメ筋						
脛骨神経	後脛骨筋						
脛骨神経	長趾屈筋						
脛骨神経	長母趾屈筋						
脛骨神経（内側足底神経）	母趾外転筋						

第2部 各論

2-1

上肢・上肢帯筋

- MMT，針筋電図はほとんどの場合右側の筋の検査を示した.
- 第2部共通の凡例

⇨：被検者が当該筋を収縮させて入れる力の方向

➡：被検者の力に抗して，検者が検査手で加える力の方向
（ないしそれ以外の補助のために検者が加える力の方向）

★：被検者が非検査手で行う固定のポイント

2-1-1 三角筋：外側筋束（肩峰部）

Deltoid: Acromial part

◆筋節 ―――――― **C5**,（C6）
◆末梢神経 ―――――― 腋窩神経
◆作用 ―――――― 肩関節外転

MMT

▶検査肢位と被検者への指示

座位,「両手を横に持ち上げて下さい」と指示して，両上肢を水平まで外転挙上して保持してもらう.

▶固定

両側同時の場合，検者の両側の手の力が拮抗するので，それのみで適切な体幹の固定が得られる．片側ずつ調べる場合は，検者の非検査手を被検者の対側ないし同側の肩にあてて押さえて固定する．前鋸筋の筋力低下がある場合は後述.

▶検者の手技

被検者の前方に立ち，被検者の両上腕遠位部に検者の検査手をあてて上肢を下方に押し下げて，break されるかを見る．肘は伸ばしたままでよい.

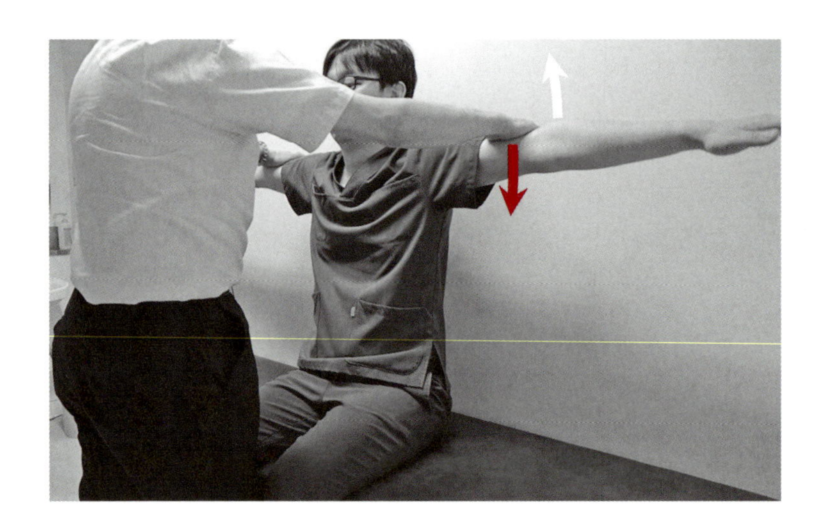

▶Grading

通常の方法で 5, 4, 3 が評価できる．3 については，完全に上肢を頭上まで挙上できるかどうかは，肩甲の回転ができるかに依存するので，水平位まで挙上できればほぼ 3 あるとして差し支えない．2 あるかどうかの完全な評価は座位のままでは困難．仰臥位での評価が必要だが面倒である．座位では 1＋と 3－の間で適宜 grading する（これらをおよそ 2 とする）ことになる．座位で自力で外転でき

JCOPY 498-32818

る最大の角度（肩甲の回転による挙上と区別し，肩関節のみにおける外転が何度かを記載する）を記録しておくと，経過フォローなどによい．筋腹を容易に触れるので0と1の区別も可能．

▶ **注意点**

①両上肢を同時に調べる方法で通常十分でだが，片側ずつ調べでも構わない．

② Pitfall：前鋸筋（Serratus anterior）の筋力低下があると，肩甲が下方回旋するために，上記検査肢位がbreakされてしまい，見かけ上三角筋が弱いように見える（1-1-2）．この場合は，検者の非検査手で，肩甲を背部体表から押さえて回旋しないように固定して，三角筋のみを検査する必要がある．これは手技としてもやや難しく，また検者の力も十分に入れられないために，前鋸筋の筋力低下がある場合に，三角筋に軽度の筋力低下があるか否かの判定は難しい．

③座位または立位で，伸展位の上肢を体幹にくっつけた状態から約15度までの外転，いわゆるinitial abductionには，棘上筋（Supraspinatus）が主に作用すると言われている．

針筋電図

▶ **検査肢位**

仰臥位，上肢軽度外転位．

▶ **針の刺入**

肩峰の起始部と上腕骨への付着部の中間点．仰臥位での体の前後面の中間，最外側に位置する部分になる．同部に筋束をいくつか触れるので，固く触れる筋束の中央に刺す．

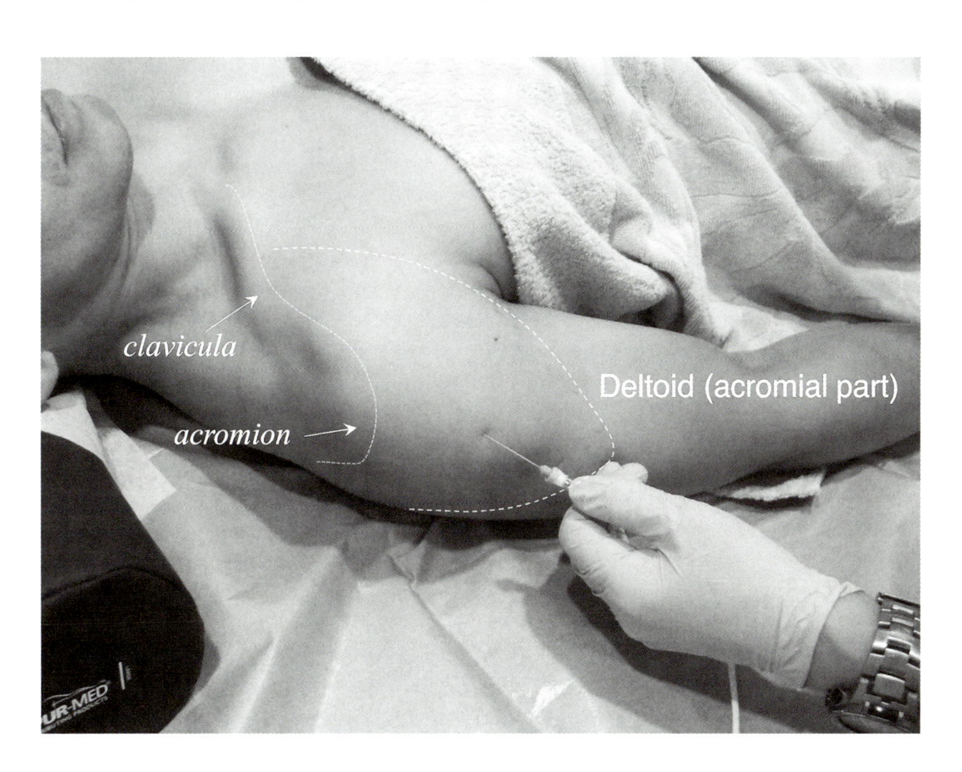

▶ **安静時**

仰臥位での安静で通常十分な弛緩が得られる．

▶ **随意収縮**

検者の非検査手を上腕遠位外側ないし前腕にあてて，30度程度上肢を外転させた位置からさらに外転する方向の力を加えてもらう．

▶注意点

①上半身服を着たままでも袖をたくし上げることで，十分できる場合が多いが，袖があまりにまくれ上がって阻血することのないよう注意は必要．刺入部がこの方法で露出できない時は，肩の方から脱いでもらう．

②袖のたくし上げ方が不十分で，筋腹の遠位端付近で刺入することのないように注意する．筋の遠位端，上腕骨への付着部をきちんと同定して，肩峰と付着部の中間点を同定することが大事．

臨床的事項

① C5 障害（近位型頸椎症性筋萎縮症　proximal CSA［83］［84］［85］）で障害される代表的筋であり，**C5 筋節の示準筋**（indicator muscle）として用いることができる．C5 障害では，三角筋，棘下筋（上腕外旋）の障害が最も強く，腕橈骨筋，上腕二頭筋がこれに次ぐ．三角筋≦上腕二頭筋の障害の場合には，C5 単独ではなく，C6 優位の C5/6 障害を考える必要あり（C6 単独障害では三角筋も上腕二頭筋も通常筋力低下は生じない）．ただし，C5＋C6 障害でも多くの場合は，障害は三角筋に最も強い．

②三角筋の急性の筋力低下をきたす疾患には，前記の近位型 CSA，神経痛性筋萎縮症（neuralgic amyotrophy; NA）の他，脳梗塞で生ずる isolated shoulder palsy が挙げられる［86］．麻痺が中枢性か末梢性かの急性期からの鑑別は，針筋電図の動員パターンによって可能である［87］．

③三角筋の複合筋活動電位（CMAP）振幅の対側との比較が，proximal CSA の予後判定に用いられている［88］［89］．これらの報告によれば，振幅が健側のおよそ 1/4 以上あれば回復良好とされる．筋力低下に比して CMAP 振幅が保たれている場合には，伝導ブロックが関与していることが推測され，良好な予後が見込まれる．

④神経痛性筋萎縮症（NA）において，三角筋記録腋窩刺激を行うと，Erb 点-腋窩間の伝導ブロックが証明できる場合があり，診断に役立つ［90］．

⑤筋萎縮性側索硬化症（ALS）でも三角筋は早期に障害される．第一背側骨間筋を始めとする小手筋群も早期に障害されるので，三角筋＞上腕二頭筋/上腕三頭筋＜小手筋の分布が ALS に特徴的なものとなる．ただし，三角筋の針筋電図は，筆者は ALS においてルーチンに施行しないので，その有用性についてはわからない．

⑥三角筋は多発筋炎/皮膚筋炎，重症筋無力症においても障害されやすい筋となる．多発筋炎においては，生検筋として用いることもできるので，上腕二頭筋で Fib/PSW がつかまらない場合には三角筋を検査するのも一法である．

⑦上肢挙上障害を呈する顔面肩甲上腕型筋ジストロフィーでは，上肢挙上障害の主因は前鋸筋や僧帽筋の筋力低下，即ち肩甲の固定不良にあり，三角筋はさほど障害されない．前述のように MMT 時に肩甲を背中から固定すると，三角筋が正常であることがわかる場合がある（**1-1-2**）．上肢挙上障害があるからと，針筋電図検査で三角筋を調べても所見があまり得られないことがあり，注意を要する．

コラム 1　ALS の診断基準と ALS の診断（1）

ALS の診断基準としては，revised El Escorial 基準（R-EEC）[182]，Awaji 基準 [183] などがよく知られている．Awaji 基準は，R-EEC の早期診断の感度が低いという反省から作られたもので，線維束自発電位（fasciculation potential）の価値を高めて，線維自発電位/陽性鋭波と同等としたこと，下位運動ニューロン（LMN）障害に関して，臨床徴候と電気生理学的所見は等価で，相互に援用可能であるとしたことなどにおいて優れた基準である．ただ，後者のために Clinically probable-Laboratory supported のカテゴリーは不要になったとして削除したために，上位運動ニューロン（UMN）徴候が 1 領域しかない症例が Clinically probable-Laboratory supported 以上（study eligible）にならないという問題が生じ，筆者らの検討でも，Awaji 基準の感度は R-EEC よりも低いという結果であった [94]．これに基づいて，Awaji 基準でも UMN1 領域で Clinically Probable としてよいという updated Awaji 基準が提唱された [184]．Updated Awaji をよく理解して用いると，LMN の基準を満たすのは相当楽になり，針筋電図の施行筋数も節約できてホッとする．ただし，筆者らのデータに updated Awaji をあてはめても study eligible は依然半分を少し超える程度であり [94]，特に UMN 徴候を欠く進行性筋萎縮症（progressive muscular atrophy；PMA）症例はどうしても診断できない．ここで，これらの診断基準は，元来治験などにおいて均質な症例を集めるための research criteria として定められたものであり，個々の症例においてこれらの診断基準を満たさないと ALS と診断できないということでは決してないということは，しっかり心に留めておくべきである．しかし，有望な治験が数多く走り始めた現状では，なるべく多くの方をこれらの治験に組み込んであげたいと思うのは当然のことで，診断基準の感度向上が引き続き望まれている．

2-1-2 三角筋：前部筋束（鎖骨部）

Deltoid: Clavicular part

◆筋節 ―――――― **C5**,（C6）
◆末梢神経 ―――――― 腋窩神経
◆作用 ―――――― 肩関節屈曲（前方挙上）

MMT

▶検査肢位と被検者への指示

座位,「両腕を前に出して，上に挙げて下さい」と指示して，両上肢を水平まで屈曲（前方挙上）して保持してもらう.

▶固定

座位での上半身の被検者の体重が固定の役目を果たすが，後述のように完全ではない．片側ずつ調べる場合には，検者の非検査手を被検者の同側肩にあてて体幹を固定する.

▶検者の手技

患者の前方に立ち，両上腕遠位部に検者の手をあてて上肢を下方に押し下げる力を加えて，上記肢位がbreakされるかを見る.

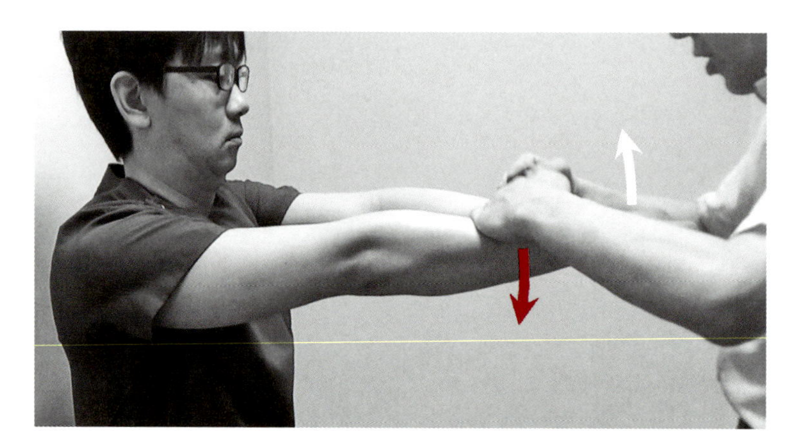

▶Grading

外側筋束に準ずる.

▶注意点

①三角筋MMTとしては通常外側筋束を調べるのみで十分である．後述の臨床的理由で前部筋束を調べる必要がある場合のみ検査をする.

②両上肢を同時に調べる場合には体幹の固定がやや不十分となる．このために，外側筋束に比べると完全に5かどうかはややわかりにくい.

JCOPY 498-32818

③ Pitfall：前鋸筋（Serratus anterior）の筋力低下があると，肩甲が体幹から浮き上がるために，上記検査肢位が break され，見かけ上三角筋が弱く見える（1-1-2）．この場合は，検者の非検査手で，肩甲を背部から体幹に押さえつけて固定し，三角筋のみを検査する必要がある．外側筋束に比べれば，この手技は相対的に容易であり，前鋸筋筋力低下による偽の三角筋筋力低下を見つけるには，より適しているかもしれない．

針筋電図

▶ **検査肢位**

仰臥位，上肢内転位．

▶ **針の刺入**

固く触れる前部筋束の中央．

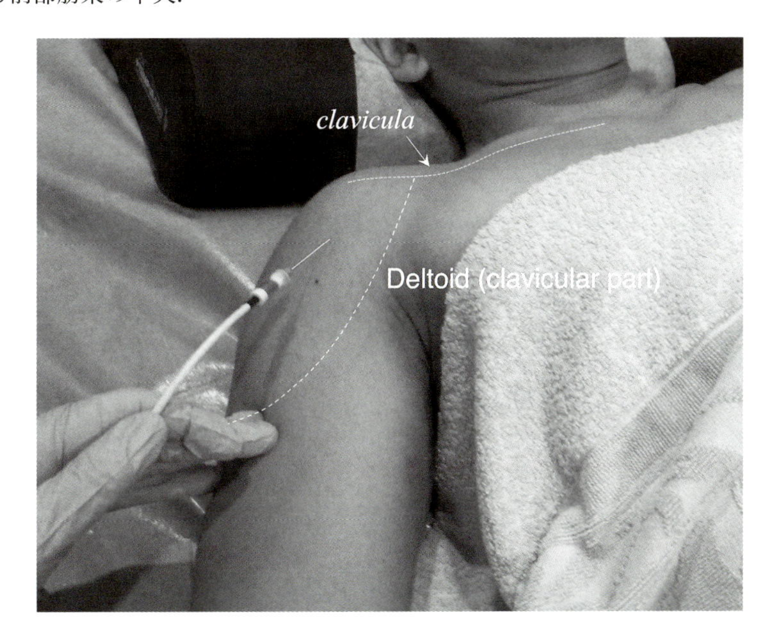

▶ **安静時**

仰臥位での安静で通常十分な弛緩が得られる．

▶ **随意収縮**

検者の非検査手を上腕遠位前面にあて，上肢を屈曲（前方挙上）させる．

▶ **注意点**

①刺入部の露出については外側筋束と同じだが，肩の方から脱いでもらう方が容易なことが多い．

臨床的事項

①筋節，末梢神経支配は外側筋束と同じと思われ，通常は MMT，針筋電図とも，外側筋束と別に検査する必要はない．

②錐体路障害では，外側筋束よりも早期に筋力低下をきたし，上肢で最も鋭敏に錐体路性の筋力低下を検出できる筋のひとつとなる（中野今治 personal communication）．従って上肢の軽微な錐体路性の筋力低下を検出したい時には，この筋の MMT を検査する価値がある．いわゆる上肢 Barré 徴候で，患側上肢の下降があれば異常とされるのは，この筋の筋力低下を評価しているものと言える．

2-1-3 上部僧帽筋

Upper Trapezius; UT

◆**筋節** ―――――――― C3, C4, C5
◆**末梢神経** ―――――― 副神経脊髄根（いわゆる脊髄副神経　spinal accessory nerve）
◆**作用** ―――――――― 肩甲挙上

MMT

▶**検査肢位と被検者への指示**

座位，「肩を上にすくめて下さい」と指示して，両肩を最大限挙上した位置で保持してもらう．

▶**固定**

上半身の被検者の体重が固定の役目を果たす．

▶**検者の手技**

検者の両手を両僧帽筋外側部（肩峰の内側部）にあてて押し下げる力を加えて，上記肢位がbreakされるかを見る．

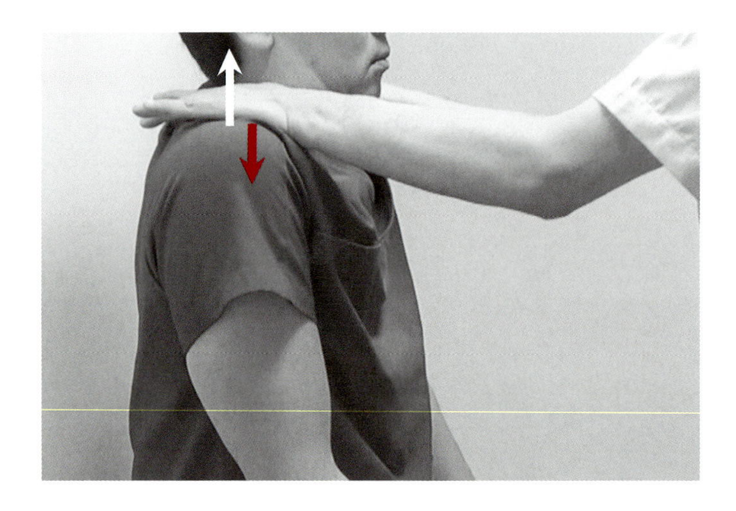

▶**Grading**

3の評価も可能である．

▶**注意点**

①強い筋であり，上記の方法では，多少の筋力低下があってもbreakできず，筋力低下検出の感度は低い．

JCOPY 498-32818

針筋電図

▶ 検査肢位

仰臥位．自然な位置．

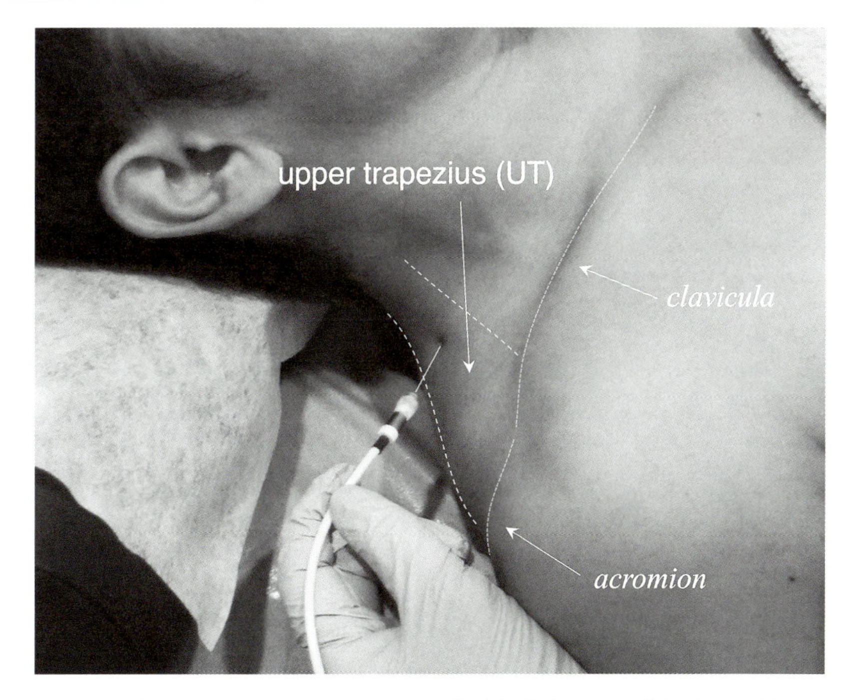

▶ 針の刺入

肩を頭側に挙げてもらって上部僧帽筋筋腹を同定し，そのほぼ内外側中央〜やや内側寄りに刺入する．

▶ 安静時

首〜肩の力をだらんと抜いてもらう．随意活動が残る場合は，頭部から肩を軽く揺すぶって，脱力を促す．

▶ 随意収縮

肩を頭側方向に挙上してもらう．検者の非検査手を被検者の肩にあて，押し上げる力に対抗する．

臨床的事項

①通常脳神経支配筋と考えられているかもしれないが，実際には頸髄 C3〜C5 髄節に細胞体があると考えられ［91］［92］，そこから出た脊髄副神経（脊髄根）が脊柱管内を上行して大後頭孔を通過し，延髄から出る延髄根と合流して副神経となり，頸静脈孔から頭蓋外に出て下行する．

②従って，筋萎縮性側索硬化症（ALS）の診断カテゴリー分類では，脳神経筋ではなく，頸髄筋とすべきと考える．しかし，頸椎症（CSA を含む）では障害されにくい，とりわけ安静時活動は見られないことを筆者らは報告しており，UT での安静時活動出現は頸椎症を否定し，ALS を示唆する有力な証拠となる［93］．UT は舌や胸鎖乳突筋（SCM）よりも安静をとるのが容易であることもこの筋が有用な理由である［93］．ALS での線維束自発電位の出現頻度も，UT は高い部類に属する［94］．

③反復神経刺激試験（repetitive nerve stimulation test; RNS）でもしばしば用いられる被検筋だが，pseudofacillitation のアーチファクトが入りやすいので，あらかじめ肩を受動的に挙上する方法を行うとよい［95］．ALS では UT の RNS の漸減現象の頻度も高く，また CSA では決して漸減現象が見られないので，UT の漸減現象があれば，特に CSA との鑑別においては ALS を強く示唆する所見となる［96］．

2-1-4 前鋸筋

Serratus Anterior; SA

◆筋節 ―――――――― (C5, C6, C7)
◆末梢神経 ―――――― 長胸神経
◆作用 ―――――――― 肩甲骨の外転と上方回旋

MMT

▶検査肢位と被検者への指示

座位，上肢を90度前方挙上（肩関節屈曲）し，肘関節は最大屈曲位として，「肘を前に突き出して下さい」と指示して，肘部を前方に最大に突き出した位置で保持してもらう．

▶固定

検者の非検査手を肩甲骨上でない背部にあてて，次述の検者の力で体幹全体が背側に押されるのに抵抗する．

▶検者の手技

検査手を被検者の肘にあてて，後方に押して検査肢位がbreakされるかを調べる．かなり強い筋

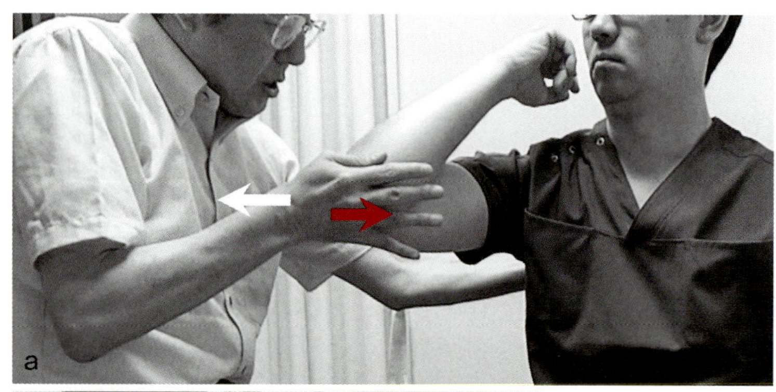

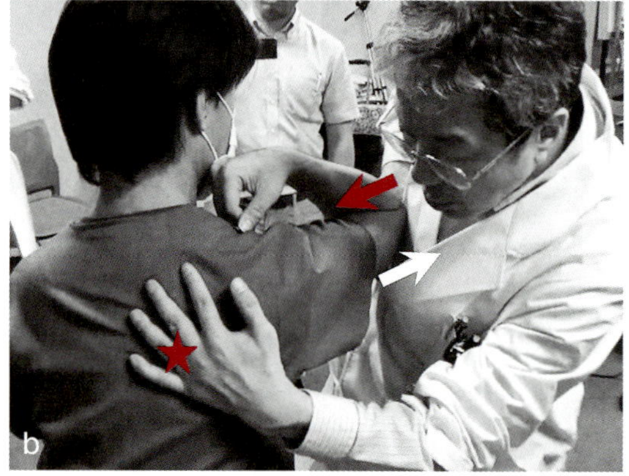

JCOPY 498-32818

なので，検査手の後ろにさらに検者の身体を押しつけて，身体ごと押すぐらいにしないと，軽度筋力低下は検出困難である（図b）．この時固定を行っている非検査手で被検者の背部で肩甲骨を触れて，肩甲内側縁が浮き出てこないか＝翼状肩甲となっていないかをチェックする（図b）のが，筋力低下の評価法となる．

▶ Grading

細かいgradingは困難であり，上記の肩甲内側縁の浮き出しがあれば，筋力低下がある（MMT 4）と判断する．

▶ 注意点

①肩関節は正確に90度屈曲（前方挙上位）とし，被検者が加える力も正確に水平に後方方向とする．これによって肩関節部に余計な力がかかり，肩関節周囲の筋が検査時に関与するのを防ぐことになる．

②しばしば三角筋前部筋束が弱い患者（近位型CSAやNAなど）でSAの筋力を調べたい場合がある．この場合は被検者の肘をつかんだ検者の検査手で，肩関節90度屈曲まで被検者の上腕を挙上保持して三角筋前部筋束の力を補完しながら，身体の前後方向の力のみを評価しないといけない．やや難しい手技となるが慣れれば十分に可能である．

③肘を伸ばして被検者の手掌に検者が手をあてて対抗する，あるいは壁を押してもらうなどの検査法がしばしば行われるが，これは上腕三頭筋が正常なことが前提となっており，上腕三頭筋が弱いとしばしば肘が曲がってしまって，前鋸筋の正確な筋力がわかりにくくなる．筆者の方法は目的の肩甲骨と体幹の関節以外は肩関節をまたぐだけで，なるべく余計な関節を挟まないよう工夫したものである．

④ Danielsでは肩関節を130度ぐらい屈曲（水平位からさらに40度挙上）して，被検者の上腕を持って押し下げて肩甲の浮き上がりを見る方法が紹介されているが［3］，これは完全に三角筋前部筋束が正常であることを前提とした手法であり，例えば近位型CSAやNAなど三角筋前部筋束が弱い患者では評価に使えない．

針筋電図

▶ 検査肢位

仰臥位．上肢を身体の前方，ベッドから垂直に天井方向に伸ばしてもらう．筋の発達した人では，これだけでSAの筋腹が鋸状に見えてくることがある（図c）．

▶ 針の刺入

広背筋の前縁を同定し，そこから前方に出てくる肋骨のどれかを，検者の示指と中指で挟んで，肋間をブロックする．背側寄りにSAの筋腹があるので，肋骨部に刺入する（図d）．注意して少しずつ針を進め，呼吸変動を示す肋間筋に刺入されないことを確認しながら，何らかの筋に刺入された（刺入時電位が出現してtissue noiseが消える）ことが確認されればそれがSAである．そこで軽く上肢を天井方向に持ち上げてもらってSAを賦活し，鋭いMUPが出現するのを確認するとよい．肋骨まで針を一旦当ててそこから少し針を引いた位置で検査するのもよい方法だが，blindで肋骨まで進める間に肋間筋の活動（呼吸性の活動）が出てこないかに十分注意すべきであり，結局そこに至るまでにSA筋腹に刺入されるので，上記の方法と同じこととなる．

▶ 安静時

被検者の上肢は天井方向に伸ばしたまま，全体に力を抜いてもらう．被検者の上肢の肘の部分を検者の非検査手でつかんでしっかり保持する（検者の非検査側手指を肋間のブロックに用い続けたい場

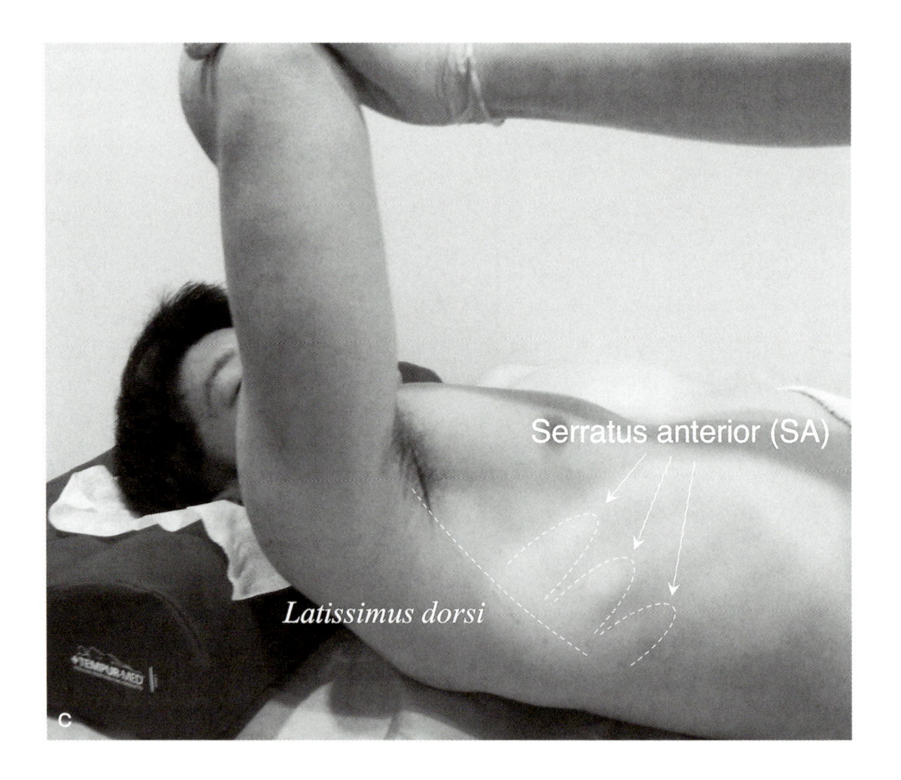

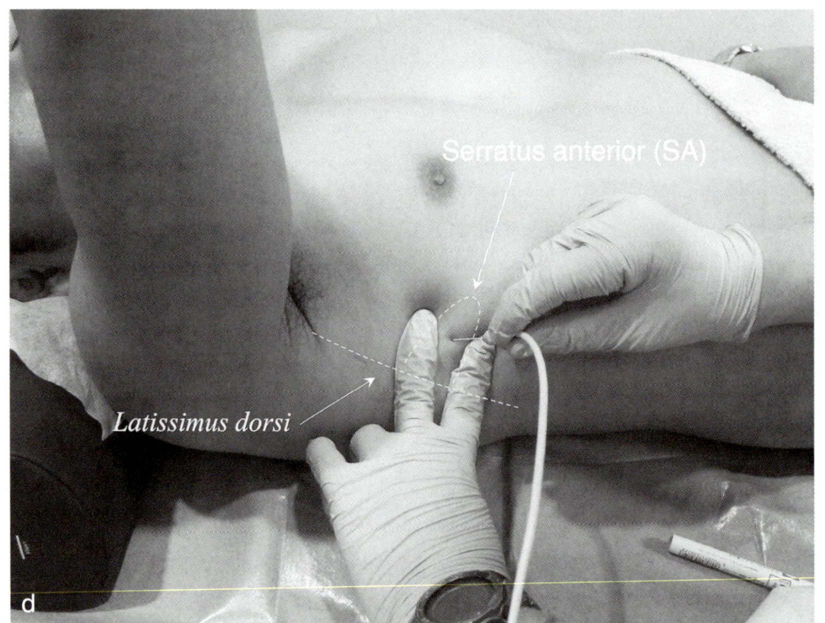

合には，検査補助者がいれば補助者に被検者の肘を持ってもらうとよい）ことで，被検者は力を抜くことが可能となる．

▶随意収縮

被検者に上肢全体を天井方向に押し上げてもらい，随意 MUP に針を当てていく．

▶注意点

①肋間に針が進むと危険なので，針の刺入の所に書いたような方法で十分注意して施行する．呼吸性の周期的活動が見られたら，針を引いて方向を再検討する．

臨床的事項

① SA は神経痛性筋萎縮症（neuralgic amyotrophy; NA）で高頻度に障害されるとされる［97］［98］．しかし，我が国では，SA の筋力低下をきたす典型的な NA は多くない印象を持っている［99］．
②頸椎症，特に頸椎症性筋萎縮症（CSA）では，まず障害されない．C5-C7 支配とされるが，かなり広汎なこれらの髄節の障害でもなかなか筋力低下とはならない．安藤らは，C7 障害で翼状肩甲をきたすとしているが［100］，筆者らは経験がない．
③翼状肩甲をきたすミオパチー（顔面肩甲上腕型筋ジストロフィーなど）では早期に筋力低下をきたすことはよく知られている．その他リュックサック麻痺などの長胸神経単ニューロパチーで障害される．

2-1-5 大菱形筋

Rhomboid Major; RM

◆筋節 ―――――― C5
◆末梢神経 ―――― 肩甲背神経
◆作用 ―――――― 肩甲骨の内転と下方回旋

MMT

筆者は MMT は行っていない．分離した MMT 検査は不可能と考えている．

針筋電図

▶ 検査肢位

座位，ないし側臥位．背部，肩甲骨下内側部を露出する．

▶ 針の刺入

肩甲骨下角を同定し，下角を検者の対側の 1，2 指間で挟んで，肩甲骨内側縁に母指を，外側縁に示指を沿わせる．母指先端部が RM の刺入点となる．

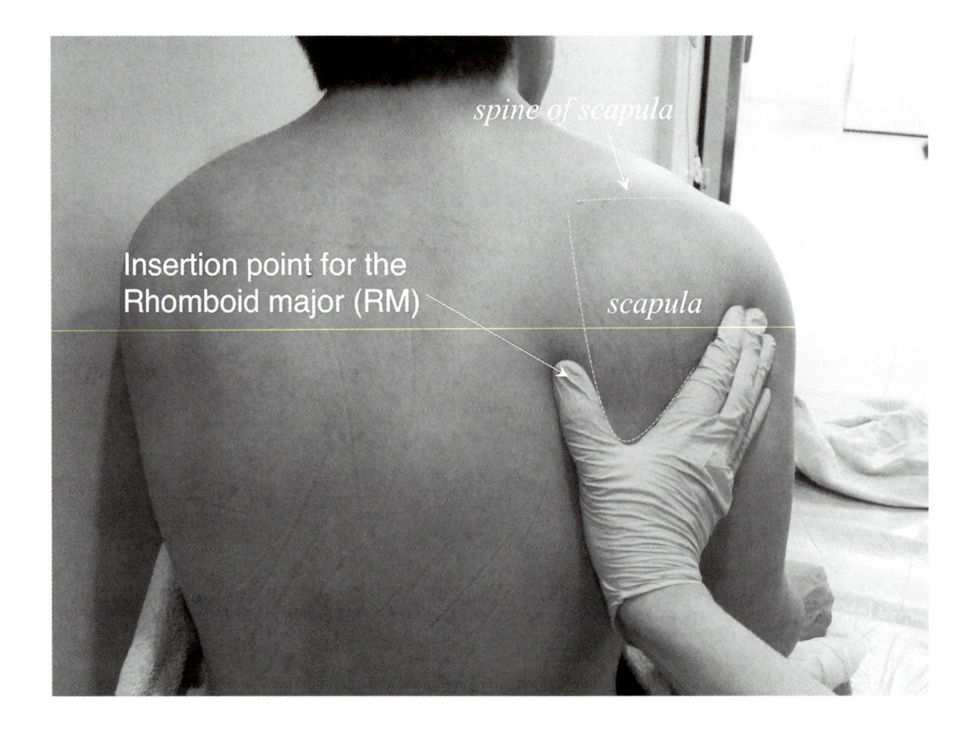

JCOPY 498-32818

母指で僧帽筋の筋腹を同定し，それを内側に押しやるように避けて，肩甲骨内側縁のわずか内側，RM が皮下に存在する部位に刺す．解剖学的にはこの部は聴診三角（auscultatory triangle）と呼ばれる部位に相当し，肩甲骨内縁，僧帽筋下外側縁，広背筋上縁に囲まれた三角形で，胸郭の表面を大菱形筋のみが覆っている．

▶ **安静時**

被検者の上肢から肩全体の力を抜いてもらう．

▶ **随意収縮**

被検者の上肢の肘を曲げて，肩関節で伸展（後方挙上）する（「肘鉄を食らわす」）ように，肘にあてた検者の非検査手を押してもらう［101］．

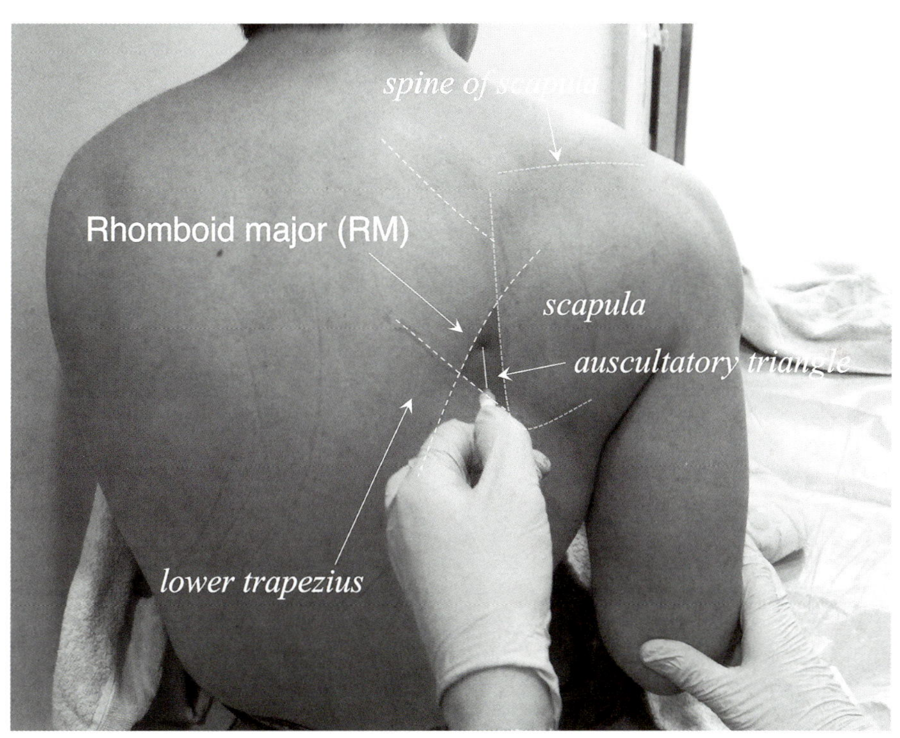

聴診三角（auscultatory triangle）をシャドーで示した．

▶ **注意点**

①僧帽筋が表面にかぶさっていない部分で検査を行う．RM が皮下すぐに存在する範囲は狭く，内側下方に外れる，あるいは RM を突き抜けると肋間筋があり，危険である．肋間筋に近付くと，呼吸性の周期的活動が見られるのでわかる．

臨床的事項

①肩甲背神経は C5 根から直接分岐すると考えられ，純粋な C5 支配筋であり，また，腕神経叢で最も近位で分岐する神経由来の筋である．

②従ってこの筋まで障害があることは，腕神経叢より近位の障害があることを示唆する．しかし同じ目的には頸部傍脊柱筋が，より明確な有用性があるので（障害があれば神経根～前角の障害を示唆する），RM の施行が必要となることは多くない．

2-1-6 棘下筋

Infraspinatus; Isp

◆**筋節** ―――――― **C5**,（C6）
◆**末梢神経** ―――― 肩甲上神経
◆**作用** ―――――― 肩関節外旋

MMT

▶検査肢位と被検者への指示

座位，肘を 90 度屈曲し，上腕を内転して肘部を体幹にくっつける．前腕回内回外中間位ないし回外位で，「腕を外に回して下さい」と指示して，肩関節を外旋してもらい，前腕を肘関節の正面前方～やや外方に保持してもらう．

▶固定

検者の非検査手で被検者の上腕遠位～肘部をつかんで，体幹に押し付けるようにして固定する．

▶検者の手技

検査手を被検者の前腕遠位の外側にあて，内旋方向に力を加え，上記肢位が break されるかを調べる．

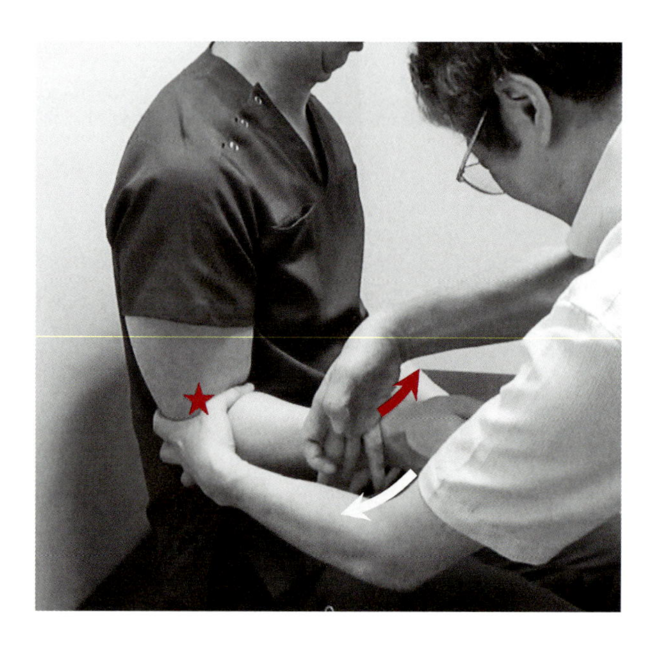

▶Grading

MMT 3 の正確な評価は姿勢変換が必要なので面倒．

JCOPY 498-32818

▶ **注意点**

① C5 障害ではしばしば上腕二頭筋と同時に弱くなるので，90 度屈曲位を保つこと自体が困難となる．その場合には，検者の非検査上肢の前腕部を用いて，被検者の前腕を持ち上げて肘関節 90 度屈曲位に保ちつつ肘部も固定するという作業を行う必要が生ずる．

②肩関節外旋にはこの他小円筋，三角筋後部筋束なども関与する［3］．Isp が極めて弱くてもこれら他の筋で若干の外旋ができる場合があるので，極めて弱い場合には，肩甲骨背面の Isp の筋腹の触知も併用して評価する必要がある．

針筋電図

▶ **検査肢位**

座位，ないし側臥位．背部，肩甲骨背側，肩甲棘下部を露出する．

▶ **針の刺入**

肩関節を外旋してもらって，Isp 筋腹を同定し，その筋腹に刺入する．肩甲棘より尾側の肩甲骨の背側面はほぼすべて Isp に覆われているので，同定は容易である．

▶ **安静時**

被検者の上肢から肩全体の力を抜いてもらう．

▶ **随意収縮**

MMT 時と同じ．被検者の上肢の肘を曲げて，肩関節で外旋する力を入れてもらう．

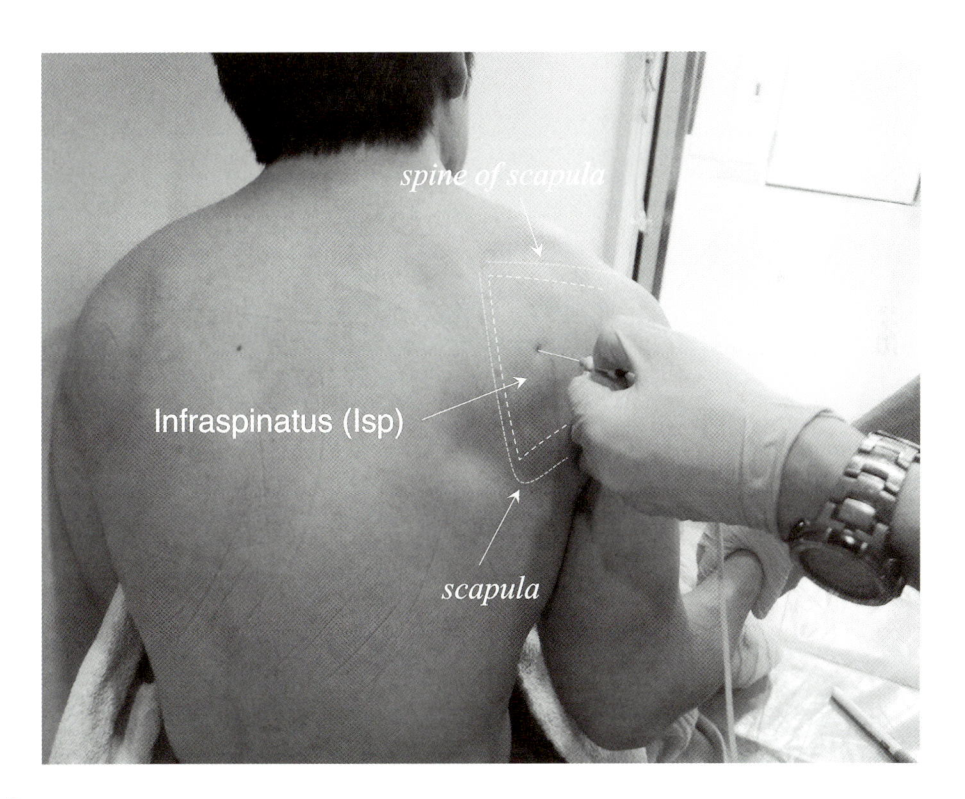

▶ **注意点**

①万一肩甲骨から外れてしまうと，肋間筋があるので注意する．力を入れてもらっているうちに位置関係がずれて外れることはあり得る．肋間筋に近付くと，呼吸性の周期的活動が見られるのでわかる．

臨床的事項

① Isp は C5 ないし C5/6 障害，即ち近位型 CSA において，三角筋，上腕二頭筋，腕橈骨筋と並んで必ず障害される筋である．また NA でも高頻度に障害されるが，この場合は三角筋と Isp のみ（＋前鋸筋）障害されて，上腕二頭筋は障害を免れることが多い．
②通常 MMT の評価のみで障害の有無は評価できるので，針筋電図まで必要な場面は多くない．

2-1-7 肩関節内旋

internal rotation

肩関節内旋は肩甲下筋，大胸筋，広背筋，大円筋，三角筋前部筋束など多くの筋が関与する運動である［3］.

MMT

▶検査肢位と被検者への指示

座位，肘を90度屈曲し，上腕を内転して肘部を体幹にくっつける．前腕回内回外中間位ないし回外位で，「腕を内側に回して下さい」と指示して，肩関節を内旋してもらい，前腕を肘関節の正面前方〜内方に保持してもらう.

▶固定

検者の非検査手で被検者の上腕遠位〜肘部をつかんで保持する.

▶検者の手技

検査手を被検者の前腕遠位の内側にあて，外旋方向に力を加え，上記肢位がbreakされるかを調べる.

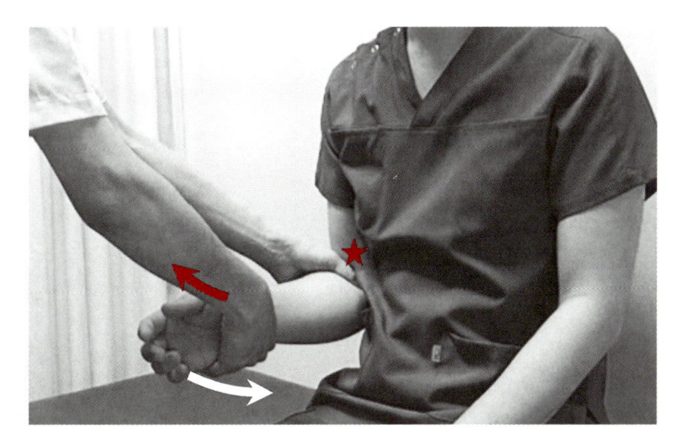

▶Grading

MMT 3の正確な評価は姿勢変換が必要なので面倒.

▶注意点

①上腕二頭筋が弱い場合は，検者の対側の手で前腕を持ち上げつつ肘部も固定するという作業が必要なのはIspと同じである.

臨床的事項

①肩関節内旋は多数の筋が関与するため1つないし2つの髄節性の障害では簡単には弱くならない．C5〜C8，あるいはC6〜T1など多髄節が障害された時に初めて筋力低下が生じてくる．ALS，筋炎，CIDPなど全身の筋を侵す疾患では弱くなり得る.

2-1-8 広背筋

Latissimus Dorsi; LD

◆筋節 ―――― **C7**
◆末梢神経 ―――― 胸背神経
◆作用 ―――― 肩関節内転

MMT

▶検査肢位と被検者への指示

座位，上肢を肩関節で 90 度外転，やや後ろに反らした（水平伸展）姿位．肘は曲げても延ばしてもどちらでもよい．「腕を下に押し下げて下さい」と指示して，90 度外転位を保持してもらう．

▶固定

検者の非検査側上肢の前腕部を被検者の肩の上に置いて押さえる．

▶検者の手技

被検者の上腕の下面（内側）に，検者の検査側上肢の前腕〜肘部をあてて，上方（外転方向）に力を加え，検査肢位が break されるかを調べる．この時検者の固定手には，下から持ち上げる強い力がかかるので，肩を上から強く押さえつける形になる．

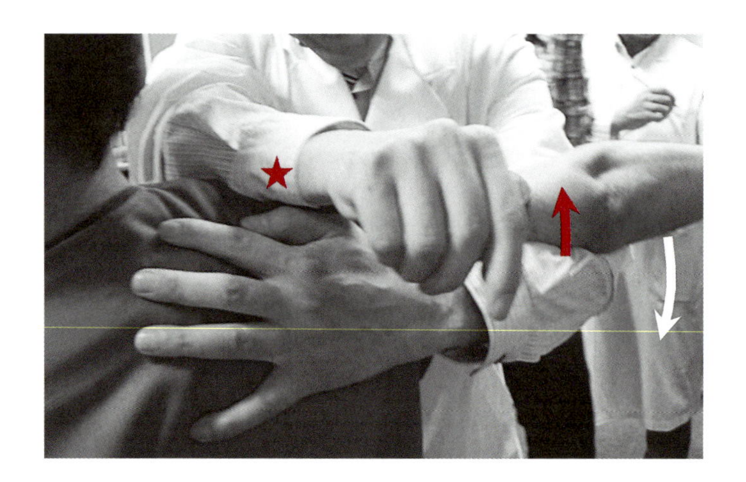

▶Grading

MMT 3 の評価は不可能．

▶注意点

①強い筋であり，写真のように検者は身体全体を使って検査する感じでないと，軽度の筋力低下は検出できないことが多い．
②外転位で前方に回した（水平屈曲）位置での内転を調べると，大胸筋の作用が主となってくる．心

持ち後ろに反らした姿位で調べるのはそのためである.

針筋電図

行うことは多くないが，施行する場合には，上記手技で容易に同定できるLDを調べる.

臨床的事項

①上腕三頭筋，橈側手根屈筋と並ぶ，C7支配筋である．C7神経根症での感度は上腕三頭筋よりは劣るが，特異度は高い．上腕三頭筋と同時に筋力低下があれば，C7障害であることを強く示唆する.
②通常MMTの評価のみを行うが，C7障害を証明したい場合に，検査を加えてもよい（傍脊柱筋で脱神経が捉えられれば，神経根症であることは証明できるので，この筋の針筋電図検査がどうしても必要なことは多くない).

2-1-9 上腕二頭筋

Biceps Brachii; BB

◆**筋節** ―――――――― **C5**, C6
◆**末梢神経** ―――――― 筋皮神経
◆**作用** ―――――――― 肘関節屈曲

MMT

▶検査肢位と被検者への指示

座位，肩関節を自然に内転し，上腕を体幹に付ける．前腕は最大回外位に保って，肘関節を 90 度屈曲させた位置で，「肘を曲げて下さい」と指示する．

▶固定

検者の非検査手で上腕遠位部，肘関節のすぐ近位をしっかりと持ち固定する．

▶検者の手技

検査手を前腕遠位部屈側にあてて，肘関節を伸ばす力を入れて，肘関節 90 度屈曲位が break されるかを調べる．この時検者の固定手には，肘を後方に押すのを主体とする強い力がかかる．

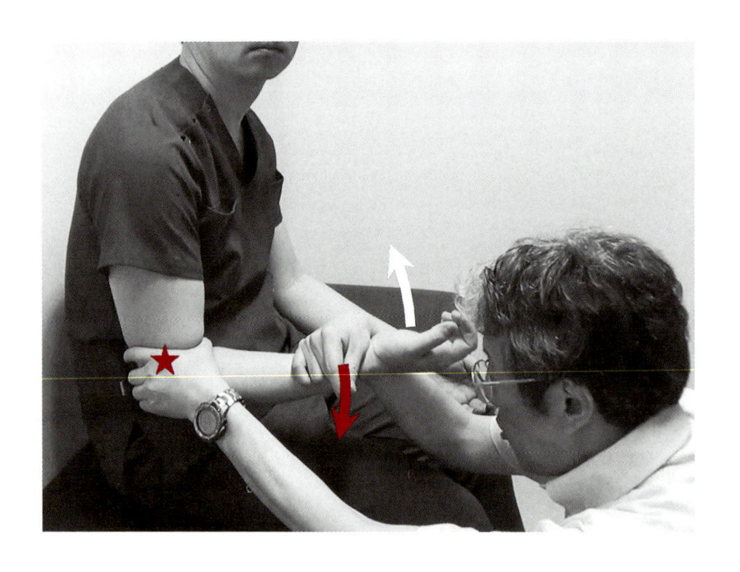

▶Grading

通常の方法で 5, 4, 3 が正確に評価できる．2 あるかどうかの正確な評価を座位で行うには，肩関節 90 度外転位に検者が保ち，前腕回外位のままで肘が屈曲できるかを見るが，やや難しい．これは，BB は前腕回外の作用を有するので，その筋力低下のある人では上肢外転位で前腕が容易に回内してしまうためである．そうなると，上腕二頭筋力がなくても，腕橈骨筋や前腕屈筋群によって肘関節屈曲ができてしまうので，注意が必要である．

▶注意点

①上記のように肘関節近位での固定は非常に重要であり，これがされていないと，三角筋前部筋束や前鋸筋の筋力低下を上腕二頭筋の筋力低下と見誤る可能性がある（**1-1-2**；図1）．

②肘屈曲の角度によって，上腕二頭筋の筋長は変化し，かつ支点からの距離も変化する．ここで，上腕二頭筋が2関節筋である（長頭短頭とも起始は肩甲骨にあるので，肩関節もまたいでいる）ことも重要であり，このため，肩関節の屈曲（前方挙上）の程度によっても上腕二頭筋の筋長は変化するのでその最大収縮力も変動する（**1-1-4**；図3）．従って，上記のような標準化された肢位（生理的な作用肢位に近くほぼ最大筋力が発揮できる）で調べることが大事である．

③ただし，上腕二頭筋はかなり強い筋であり，上記の方法ではわずかな筋力低下は見逃される可能性が高い．その場合は，検者の体重をかける，あるいは肘関節を90度よりも伸展位で調べるなどの方法で軽度の筋力低下が検出可能な場合がある．この場合は左右比較が特に重要となる．肘関節を90度よりも伸展位にすると上腕二頭筋力は急速に低下するので，角度を左右で同じにすることが非常に重要である．

④肘屈曲については，前腕回外位で上腕二頭筋の作用を最も純粋に調べられる．回外回内中間位では，腕橈骨筋の作用が強くなり，回内位では上腕筋が作用すると言われる［14］．しかし，後二者でも主働筋の上腕二頭筋の寄与は大きく，各筋が完全に分離できるわけではない．また，特に前腕回内位では長橈側手根伸筋などの前腕伸筋群中の2関節筋でも多少の肘関節屈曲が可能となる．

針筋電図

筆者は短頭（short head）＝内側の筋束で好んで検査を行っている．

▶検査肢位

仰臥位．上肢の肢位は安静時と随意収縮時で異なる

▶針の刺入

触知できる上腕二頭筋短頭の中央からやや遠位寄り．安静時と随意収縮時で刺入点が変わるので，刺し直すことが必要となる場合が多い（後述）．

▶安静時

上肢をだらんと体幹の横，ベッド上に置いてもらう．肩関節は軽度外転位，肘関節はごく軽度の屈曲位，前腕回内位とすると力が抜けやすい．抜けない時は前腕遠位部の下に枕を置き，肘関節をさらにやや屈曲位とすると抜ける場合がある．

▶随意収縮

肩関節軽度外転，内外旋中間位．肘関節90度屈曲，前腕回外位で力を入れてもらう．検者は前腕遠位部を持つが，手の力のみでは強い上腕二頭筋に対抗できないので，検者の非検査側上肢の前腕部を用いてひっかけるような形で被検者の肘関節屈曲力に対抗することが必要となる場合が多い．

▶注意点

①安静をとるのがやや難しい場合があり，その場合には上記枕を置く他（枕がない方がよい場合もある），上肢を揺すぶる，肩肘関節での肢位がより力が抜ける状態となるように調節するなどの工夫が必要である．ほとんどの被検者ではこれらの工夫により完全な安静が得られる．

②随意収縮中は肘関節90度屈曲など等尺性を保つことが特に重要であり，筋内に針を刺入したままで，肘関節伸展位になってしまうと，被検者は強い痛みを訴え，筋が断裂する恐れがある（**1-2-5**；図9）．特に，前腕遠位部を手で持つのでなく，検者の非検査側前腕部で引っ掛けている場合には，

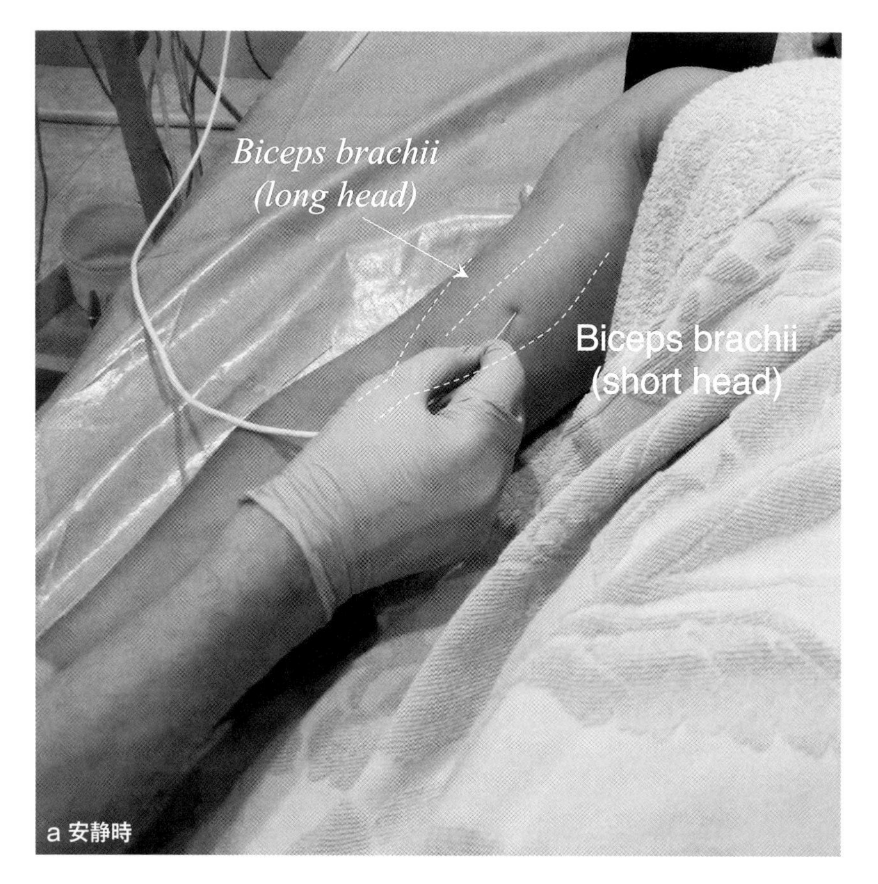

a 安静時

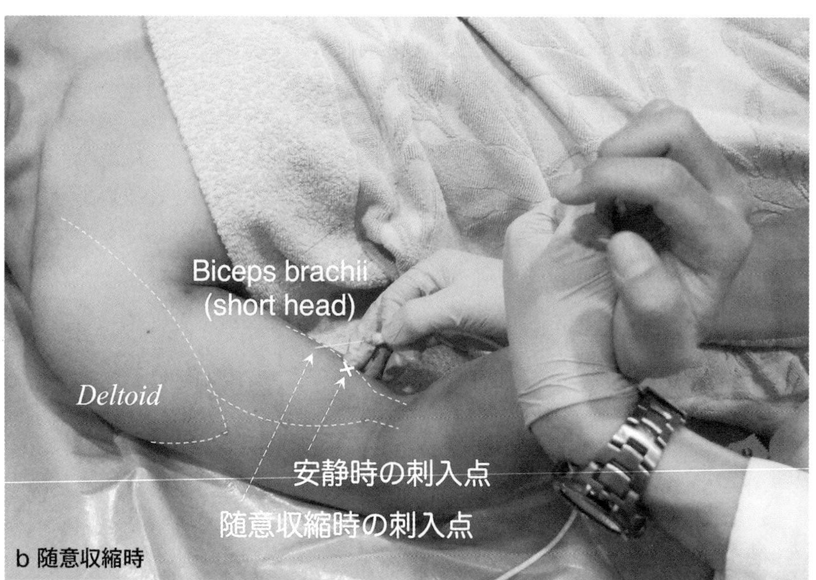

b 随意収縮時

被検者が力を抜くとそのままでは肘関節は伸展してしまうので，被検者が力を抜くと同時に検者の非検査手で前腕部を保持し，肘関節 90 度屈曲位を保って伸展を予防することが必要となる．

③上述のように安静時の肘軽度屈曲，前腕回内位と，随意収縮時の肘 90 度屈曲，前腕回外位では，筋腹と皮膚の位置関係が相当ずれるので，通常針の刺し直しが必要となる．随意収縮時の適切な針刺入点は，安静時に比べておよそ 3〜4 cm 近位にずれる（図 b）．

④別法として，肘関節伸展位で前腕を回外する力を入れてもらうことで上腕二頭筋の随意収縮を調べることも可能である．弱収縮はこれで十分賦活可能だが，最大収縮を得るのは難しいかもしれない．これだと安静時との肢位の差が少ないので刺し直しは不要のことが多いのが利点だが，それでも断裂には注意が必要である．最低皮下までは一旦抜いた方がよいかもしれない．
⑤短頭，長頭（内側，外側の筋束）をよく弁別せず，筋腹全体の中央に刺してしまうと，短・長頭間の結合組織に入ってしまい，MUP になかなか当たらない場合があるので注意が必要である．
⑥刺入点が遠位，内側に寄り過ぎると上腕筋（Brachialis）に刺入される．末梢神経支配は同じで，筋節支配もおそらく同じと考えられるが，注意は必要である．

臨床的事項

① BB は上肢での針筋電図検査における代表的被検筋であり，多くの疾患，特にミオパチーや運動ニューロン疾患など，全身性の変化をきたす疾患で選択される．定量解析のデータも豊富に存在する［34］［35］．
②筋節支配は，三角筋よりやや低位で，C5 支配が主体だが，C6 支配もおそらくかなり入る場合があり，筋節の示準筋としては適さない［102］．三角筋のところで述べたように，C5 ないし C5/6 障害をきたす proximal CSA では筋力低下は三角筋＞上腕二頭筋となるのが常である．ただ C6 単独障害では，上腕二頭筋筋力低下は通常生じない．
③ ALS においては，筋力低下は初期にはそれほどこないが，針筋電図所見はよく調べられており，線維自発電位，線維束自発電位の検出頻度ともかなり高く，有用性が高い［11］．また特に複合反復発射（complex repetitive discharge; CRD）の BB での豊富な出現を特徴とする ALS 症例が時にある［103］．
④筋炎においても，異常（Fib/PSW）の頻度はかなり高い．上肢筋では最も頻度が高いとする研究もある［104］［105］．生検にも適しているので，筋炎においてはまず調べるべき筋である．
⑤上腕二頭筋はこのように，健常者を含めた筋生検所見が最もよく調べられている筋なので，筋炎に限らず，筋生検を考慮する場合には，病理所見との比較の意味でこの筋の針筋電図を調べるとよい．その場合 needle myopathy を避けるために生検と対側の検査が選ばれることが多いが，特に臨床症候に左右差のあるような場合には，同じ上腕二頭筋内で針筋電図は短頭（内側），生検は長頭（外側）と使い分けることも可能である．

コラム2　ALSの診断基準とALSの診断（2）

個々の症例においては，R-EECやAwajiなどの診断基準にとらわれることなくALSの診断を下すべきということを既に述べたが，そこで役立つものを筆者らはいくつか提唱している．ひとつは僧帽筋の所見であり，同筋の臨床的意義の項で述べたように，僧帽筋の針筋電図の安静時活動（Fib/PSWないしは線維束自発電位）は，筆者らも入った多施設共同研究で，ALSでの感度63%，頸椎症との比較における特異度100%と極めて高い診断力を示した［93］．従来脳神経領域の針筋電図検査として舌が多く用いられていたが，舌は安静が取り難く，安静時活動の検出率もはるかに低く有用性が低いことを同時に示している．ただし，僧帽筋は厳密には脳神経筋ではなく，その細胞体はC3〜5の頸髄にあるので，厳密には頸髄領域の筋として扱うべきである［93］．しかし，R-EECやAwajiでも僧帽筋＋上肢の1筋（上腕三頭筋など）で異常があれば筋電図基準を満たすとすることができ，僧帽筋の所見の特異度の高さも相俟って有用性が高い．

さらに僧帽筋の神経反復刺激試験（RNS）での漸減現象もALSと頸椎症性筋萎縮症（cervical spondylotic amyotrophy；CSA）との比較において特異度が100%（感度は51%）であり［96］，CSAとの鑑別が問題となる症例で，僧帽筋で漸減現象が出ればALSを強く示唆するという使い方ができる．同じ研究で，上肢発症のALSにおける三角筋の感度が100%であったことも注目される［96］．即ち，上肢発症の症状を呈する患者（CSAは全例そうなる）で，三角筋のRNSが正常であればALSは否定的ということになり，これも有用性が高い．

もうひとつ，線維束自発電位（FP）は，ALS以外の神経原性疾患での出現頻度は低く（特異度が高く）［94］，FPの広汎・豊富な出現はALSを強く示唆する所見となる．そのためにはFPの出現頻度が高い筋をあらかじめ知っておくことも有用であり，筆者らの検討では，上腕三頭筋，僧帽筋，内側広筋，上腕二頭筋などでFPの出現頻度が高かった［94］．筆者らはこれらの筋を中心にALSでの針筋電図を施行している．

2-1-10 上腕三頭筋

Triceps Brachii; TB

◆筋節 ―――― (C6), **C7**, C8
◆末梢神経 ―――― 橈骨神経
◆作用 ―――― 肘関節伸展

MMT

▶検査肢位と被検者への指示

座位，肩関節軽度外転屈曲位，前腕回外位で，「肘を伸ばして下さい」と指示して，肘関節軽度（15〜60度，後述）屈曲位で保持してもらう．

▶固定

検者の非検査手で，被検者の上腕遠位〜肘部をしっかりと持って固定する．

▶検者の手技

検者の検査側の手〜前腕屈側を，被検者の前腕遠位部伸側にあて肘関節を屈曲させる方向に力を入れて上記の肢位がbreakされるかを見る．この時検者の固定手には肩関節屈曲（前方挙上）方向の強い力が加わる．

弱い筋力の評価においては，肩関節を90度外転し，肘関節の運動が水平面になるようにして，肘関節屈曲位からROM全域にわたって伸展できるかを見ることでMMT 2の評価が可能である．

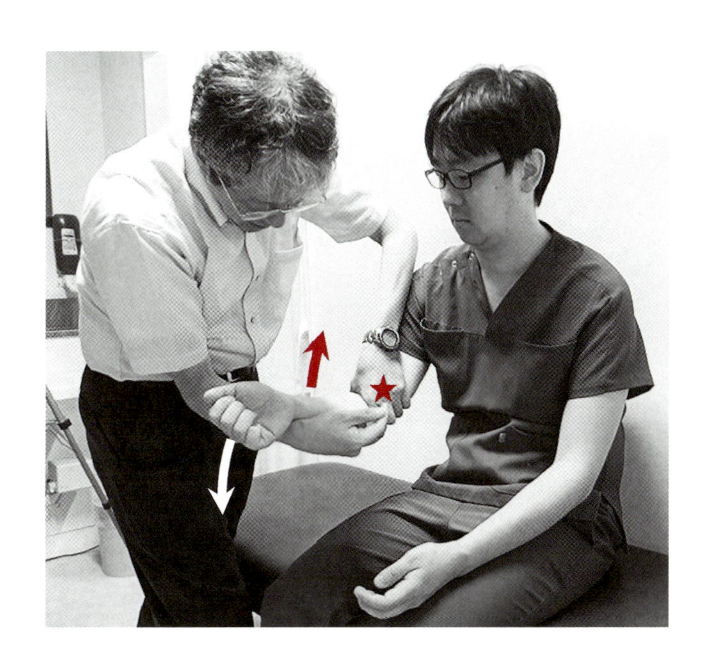

▶ Grading

5, 4, 2, 1 は評価できるが，姿勢変換を行わないと 3 の評価は困難．通常は 3 抜きの grading を行っている．

▶ 注意点

①肘関節の完全伸展位では「ロック」がかかり，実際以上の筋力があるように見え，また検者の力が骨関節に負担をかけて危険であるので，完全伸展位は避けるべきである．

②肘関節の屈曲の角度によって上腕三頭筋の収縮力は大きく変化する．ほぼ 1 関節筋（正確には外側頭と内側頭が 1 関節筋で，長頭は肩関節をまたぐ 2 関節筋）の原則のとおりで［4］，筋長が短い＝肘関節伸展位ほど筋力は強くなり，肘関節が屈曲すると筋力は急速に弱くなる．

③逆に上記を利用して，肘関節 60 度程度の中等度屈曲位において調べることで，軽度の筋力低下も検出できるが，この場合は左右の検査において肘関節角度が正確に同じになるように注意を払うことが極めて重要となる．肘関節を 90 度程度まで曲げてしまうと，健常者でも break される人が多数出てくる．それほどこの角度の問題は微妙である．

針筋電図

▶ 検査肢位

仰臥位．上肢肢位は安静時と随意収縮時で異なる．

▶ 針の刺入

肘頭の近位 10 cm 程度，上腕三頭筋長頭の固く触れる筋腹，ないし，その前方に触れる外側頭の筋腹．安静時と随意収縮時では肢位が大きく変わり，かつ，随意収縮時活動記録に適した筋腹の固く触知する部分は安静時にはわかりにくいので，随意収縮時には針を刺し直した方がよい（図 b）．

▶ 安静時

肩関節軽度外転，肘関節伸展位からわずかに屈曲位で，体幹の脇に上肢をだらんと置いてもらう．前腕は回内回外中間位，あるいは回内位．刺入点がかなりベッド面に近くなるので注意する．

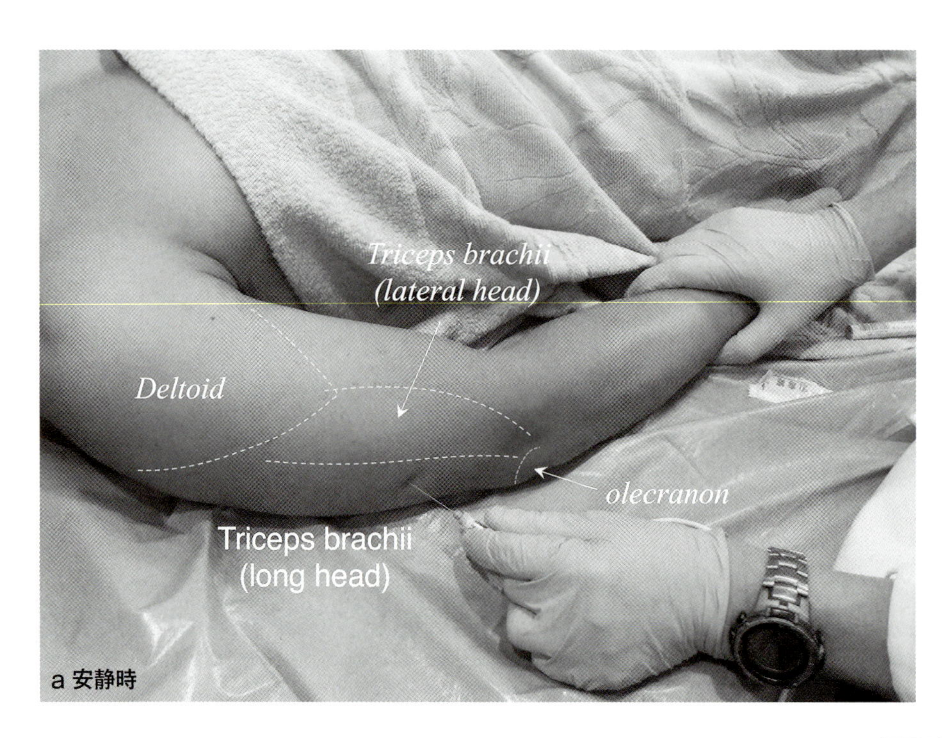

a 安静時

JCOPY 498-32818

▶ 随意収縮

上肢を体幹の上に乗せ，肘関節 30〜45 度程度の軽度屈曲位から伸ばしてもらう．前腕は回外位としてもらうのがよい．検者は前腕遠位に抵抗を加えるが，かなり力が強いので，検者の非検査側上肢の前腕部を用いて抵抗を加えることが必要となることが多い．

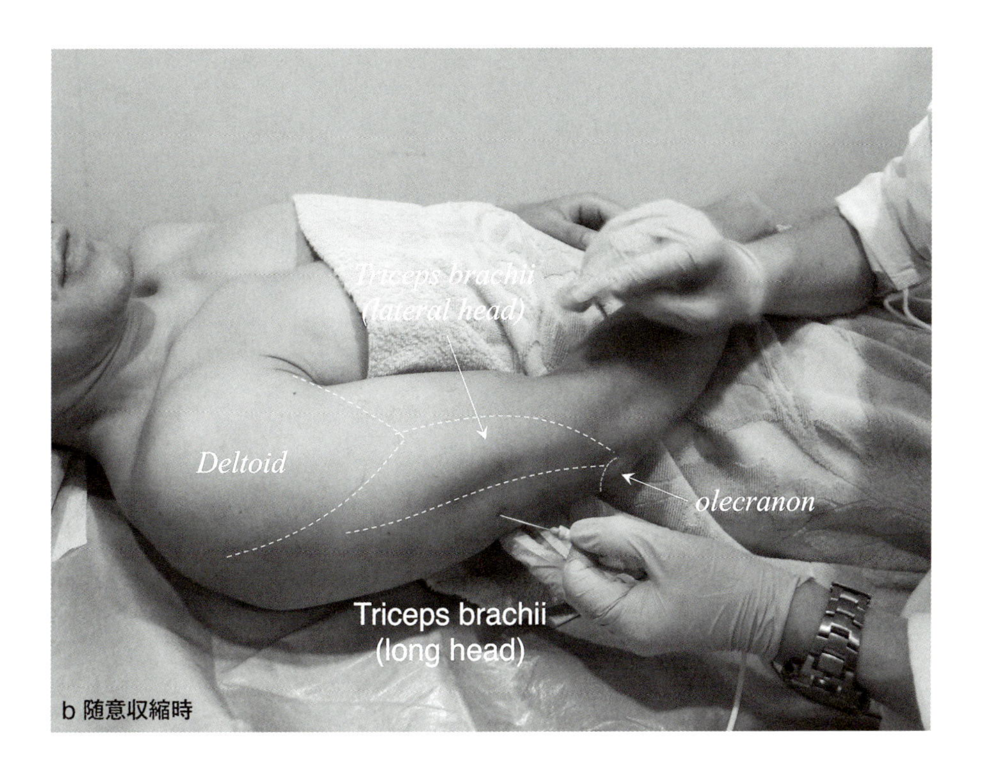

b 随意収縮時

▶ 注意点

①長頭と外側頭のどちらを検査してもよい．各頭間で筋節支配が異なるという証拠はない．長頭は表面に腱膜様の組織があり（特に遠位の肘に近いあたり），やや針刺入時の抵抗が強い場合がある．

②一般に近位に刺入点が寄ると皮下組織が厚くなって筋腹の弁別がわかりにくくなり，また三角筋と紛らわしい場合もあるので，筋腹中央よりやや遠位寄りに刺す感じにするとよい．

臨床的事項

① C7 支配の代表的筋であり，C7 筋節の示準筋となる．

②ただし，C7 は頸椎症で最も神経根症の多い髄節であり，また，C5/6 の脊髄症の頻度も高い．このため特に高齢者では，無症候者でも，潜在性の障害のためと思われる，随意収縮の神経原性変化をしばしば認める（しかしそれで脱神経まで認めることはまずなく，線維自発電位があれば確実に異常と言える）．このような潜在性の神経原性変化は，同じ C7 示準筋の橈側手根屈筋（FCR）では少ない印象があり，上腕三頭筋の変化が病的か迷う時には FCR を調べるとよい．

③ ALS での，線維束自発電位の出現頻度は，筆者らのデータでは代表的な被検筋の中で最も高い．従って ALS での被検筋としての有用性が高い［94］．

2-1-11 肘筋

Anconeus

◆筋節 ―――― (C7)
◆末梢神経 ―――― 橈骨神経
◆作用 ―――― 肘関節伸展

MMT

単独の MMT は不可能.

針筋電図

▶検査肢位

仰臥位，上腕三頭筋に準じるが，安静時と随意収縮時の肢位の変換までは不要．上腕三頭筋より前方に位置するのでやりやすく，上肢をベッド上に置いた肢位のままですべて施行できる．

▶針の刺入

肘頭のやや遠位前方，上腕骨外側上顆～尺骨後縁に挟まれた部分に三角形の筋腹が存在する．その固く触れる筋腹に刺入する．

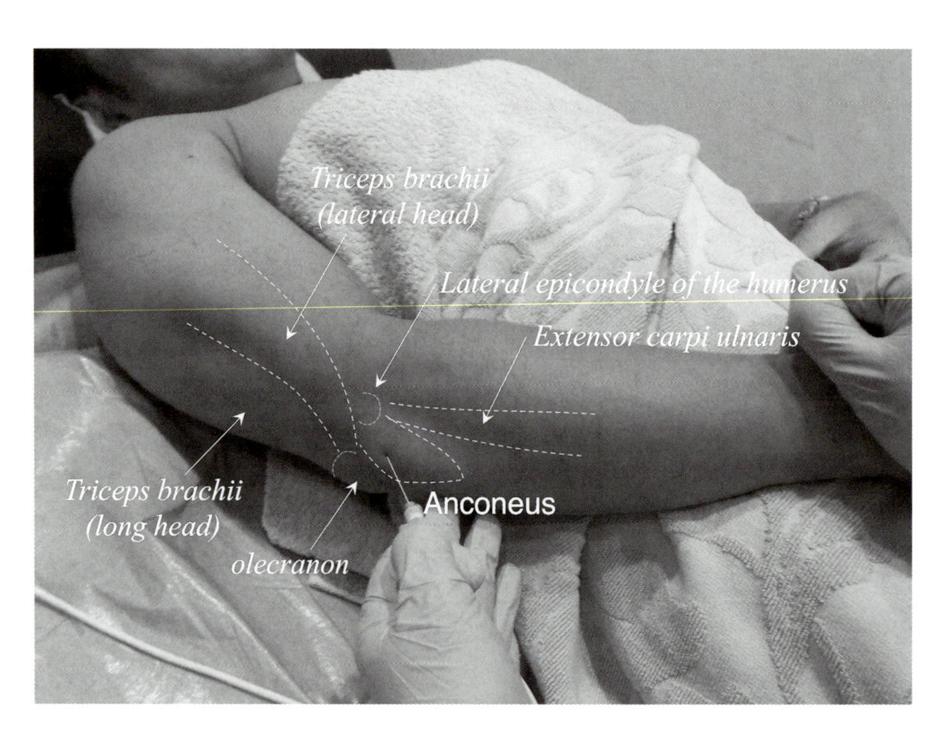

JCOPY 498-32818

▶ **安静時**

上肢ベッド上，肘関節を軽く屈曲した自然な肢位.

▶ **随意収縮**

肘関節を伸展してもらう.

▶ **注意点**

①刺入点が遠位前方に寄り過ぎると，尺側手根伸筋に刺入される.

臨床的事項

①上腕三頭筋と同じ性質を有するが前腕に位置する筋.

②最も頻度の高い橈骨神経麻痺，いわゆる "Saturday-night palsy" では，上腕三頭筋同様に肘筋は障害を免れる［101］.

③反復神経刺激試験に好んで用いる研究者がいる［106］.

2-1-12 腕橈骨筋

Brachioradialis

◆筋節 ―――― **C5**, C6
◆末梢神経 ―――― 橈骨神経
◆作用 ―――― 肘関節屈曲（特に前腕回内外中間位）

MMT

▶検査肢位と被検者への指示

座位，肩関節内転位．前腕を回内回外中間位（0度）に保ち，「肘を曲げて下さい」と指示して，肘関節を90度屈曲させた位置で保持してもらう．

▶固定

検者の非検査手で上腕遠位部，肘関節のすぐ近位をしっかりと持ち固定する．

▶検者の手技

検査手で，被検者の前腕遠位部橈側を持ち，肘関節を伸展する力を入れて，上記の肢位がbreakされるかを調べる．

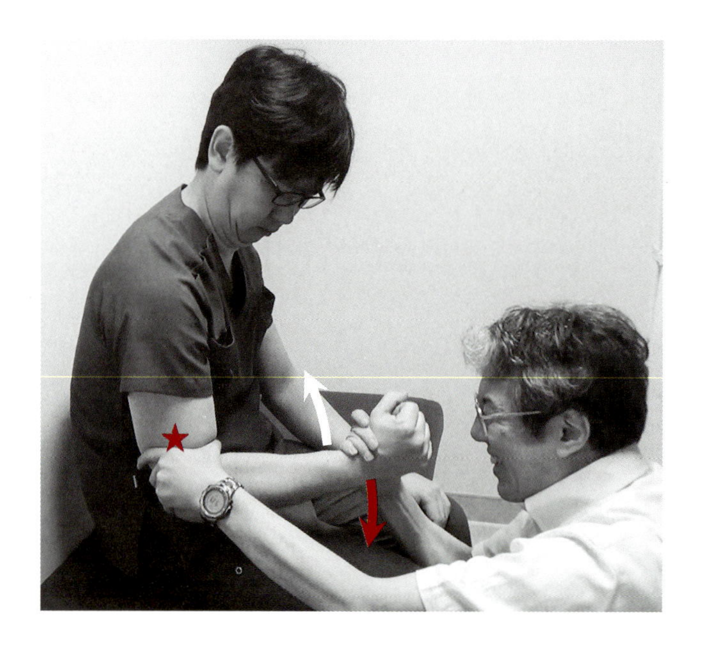

▶Grading

注意点で述べるように上腕二頭筋とのMMT上の正確な分離は困難．通常の方法で，5, 4, 3，肩関節90度外転位で2も一応評価できる．

▶ **注意点**

①上腕二頭筋との MMT 上の正確な分離は困難である．上腕二頭筋が正常の場合は腕橈骨筋に筋力低下があっても検出は困難．前記手技を行った時に腕橈骨筋のレリーフが浮き出てくるか，筋萎縮がないかなどを主に評価することになる．

②逆に上腕二頭筋の方が腕橈骨筋より弱い場合には正確な評価が可能となる．ただし，そのような疾患は多くない．

針筋電図

▶ **検査肢位**

仰臥位，上肢は自然にベッド上に置く．肘関節は伸展から軽度屈曲，前腕は回内回外中間位．

▶ **針の刺入**

前腕回内回外中間位で肘を曲げる力を入れてもらって，筋腹を同定し，起始から数 cm の固い筋腹に刺入する．

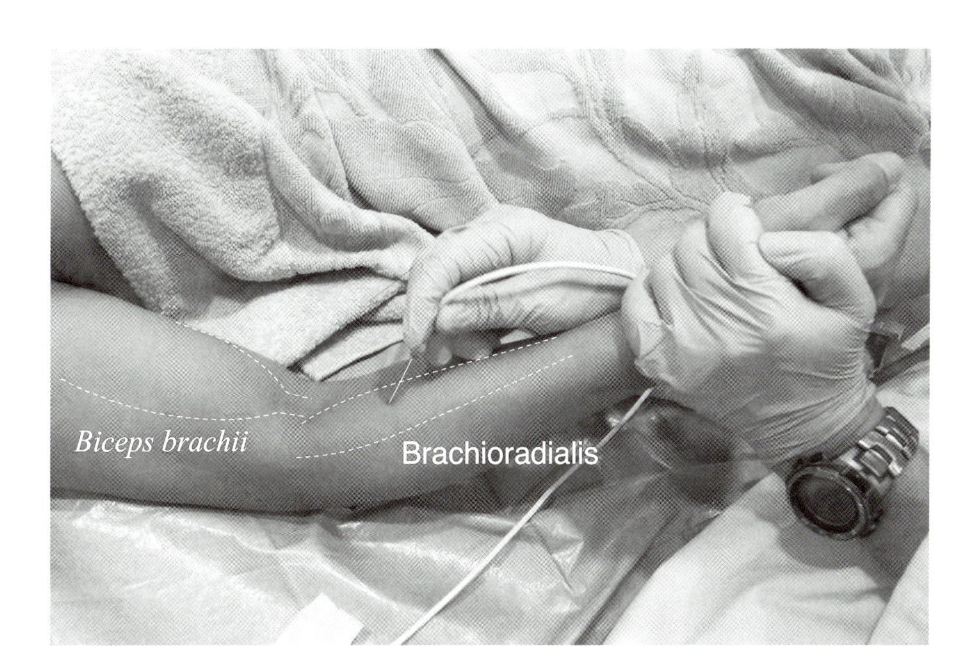

▶ **安静時**

前腕をベッド上に置いて力を抜いてもらう．前腕が回内回外中間位からどちらかに倒れないように前腕遠位を軽く保持する．

▶ **随意収縮**

そのまま肘関節を軽く曲げる力を入れてもらって検査する．強い筋ではないので，終始肘関節伸展に近い位置で検査ができる．

▶ **注意点**

①萎縮が強い場合は，内側（尺側）にある円回内筋に刺入してしまわないように注意する．

臨床的事項

①成書にはC6支配（従って腕橈骨筋反射もC6レベル）と書かれているものも多いが，筆者は，C5＞C6支配で上腕二頭筋とほぼ同じ筋節と考えており［65］，あるいは上腕二頭筋よりわずかに頭側かもしれない．従って，三角筋，棘下筋＞腕橈骨筋≧上腕二頭筋（上腕三頭筋は正常）という筋力低下の分布は，正確なC5ないし，C5/6のsegmentalな障害であり，proximal CSAで典型的に見られる分布である．三角筋＋棘下筋の障害はNAでもしばしば見られるが，上腕二頭筋，さらに橈骨神経支配筋で上腕三頭筋をスペアして腕橈骨筋が障害されることは，末梢神経支配では考えにくく，NAとは考えにくい所見となる．

②平山病でoblique atrophyをきたし腕橈骨筋が保たれることはよく知られているが，平山に限らず，より頻度の高いdistal CSA（C8中心の障害）［107］においても全く筋節が異なる腕橈骨筋は障害を免れる．

③橈骨神経麻痺，即ち，螺旋溝でのSaturday-night palsyなどでは腕橈骨筋が障害を受ける最も近位の筋となる．

JCOPY 498-32818

コラム 3 電気診断検査の診療報酬

日本と欧米の筋電図や神経伝導検査などの診療報酬を比べた場合，日本のそれが非常に低いことはどこまで知られているだろうか？　これは一般に医師の技術料が日本では低いという問題につながり，ひいては医療費全体が高齢化が著明に進んでいるにもかかわらず日本では頑張って妥当なレベルに抑えられており，とりわけ米国と比較すると，医療の効果（平均寿命）とかけられている医療費という観点で非常に効率のよい優れた医療だということにも関係するのだが，ここではそこには深入りしない．

明確な国際比較のデータのある神経伝導検査について見ると，まず日本での診療報酬は長く一連 250 点とされてきたが，2010 年の改訂で 1 神経 150 点（上限 4 神経）に，2014 年に同（上限 8 神経）に，2018 年に最初の 1 神経のみ 200 点にと関係各位の努力の成果で増額されてきた．帝京で Guillain-Barré 症候群患者が 1 人来ると，緊急で 1 時間半はかけて伝導検査一式（7 神経）を行うが，これがいくらになるかとみると，2010 年以前は 390 点＝3,900 円（判断料 140 点を含む），2010 年で 7,400 円，2014 年で 12,300 円，2018 年で 12,800 円となる．欧米でのデータを見ると，米国は州や保険で異なるものの，さる大学から得た情報では同等の検査が 120,000 円，ヨーロッパ各国ではおよそ 25,000 円から 30,000 円であった．2010 年以前では日本は米国の 1/30，欧州の 1/7 というレベルであった．現在は米国がオバマ改革で診療報酬が約半分にされたと聞いており，そうすると現在やっと米国の 1/5，欧州の 1/2 までこぎつけたということになる．

後述（コラム 4）するように，これらの神経筋電気診断検査は確実な技能を要求するものであり，まさに技術料の典型である．せめてヨーロッパ並を目指したいものであり，そのことが検査技能の向上・維持と，より信頼度の高い検査による国民医療の向上につながるものと信じている．

2-1-13 手関節伸展（背屈）

wrist extensors

MMT

手関節伸展は長・短橈側手根伸筋（ECRL/ECRB），尺側手根伸筋（ECU）にさらに指伸筋（ED）などの手指の伸筋も協働する運動であり，個々の筋の作用の分離は困難であるのでまとめて論じる．

▶検査肢位

座位，肘関節を曲げ，指は握った状態とし，前腕は回内位として手掌面を地面に向けてもらう．「手首を上に反らして下さい」と指示して，手関節最大伸展（背屈）位，ないし，中間位（後述）を保持してもらう（図a）．

▶固定

検者の非検査手で，被検者の前腕遠位部をしっかりつかんで固定する．

▶検者の手技

検査手を被検者の手背にあてて，手関節屈曲方向の力を加え，上記肢位がbreakされるかを見る．

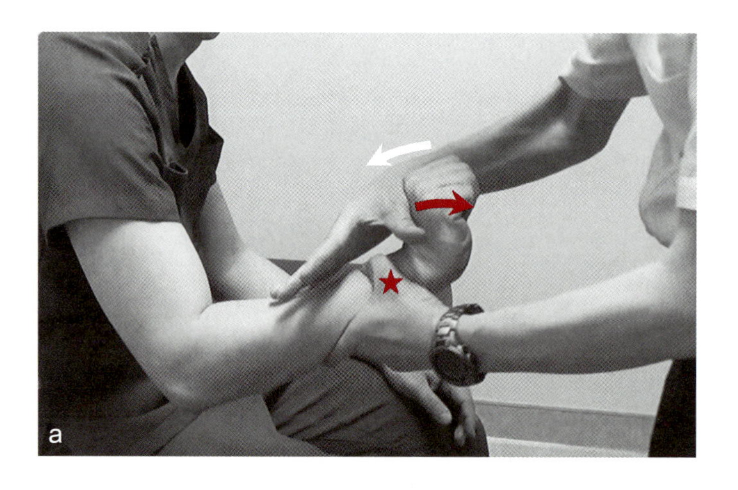

▶Grading

MMT 2と3にはほとんど差がない．即ち，手関節以遠の手部の重さはわずかであり，重力が加わると持ち上がらない（座位で垂直にはROM全体に伸展できない）が，重力を除くと（前腕を回内外中間位にすると…より正確には，被検側を上にした側臥位として前腕回内位のままでの伸展ができるかを見るべき）ROM全域の運動ができるという状況，即ち，真のMMT 2を見ることは極めて稀である．なので，筆者は通常は3抜きのgradingをしている

▶注意点

①手関節伸展位は，前腕伸筋群が最も強い力を発揮できる肢位である．従ってこれでbreakできない場合に，筆者は手関節中間位保持でも調べることとしている．前腕と手の背面が同一平面となった肢位からでも健常者ではbreakはできない．軽度の筋力低下があると，この中間位ではbreakされることで，筋力低下を検出できる（図b）．この場合手関節を注意深く同一角度とした状態で

の左右比較が有用なことは言うまでもない.

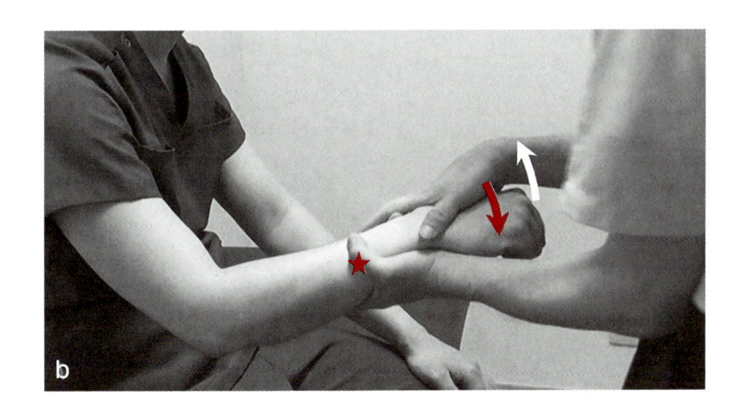

②手関節伸展には様々な筋が関与するが，最も作用が大きいのはECRB/ECRLであり，上記の方法も主にはECRB/ECRLを評価する方法となる．特にECUが弱くても手背の橈側寄りに力を加えながら上記手技を行うことでECRB/ECRLが正常であることは証明できる．
③ECUの方を分離してテストすることは困難だが，ある程度の評価は可能である（2-1-17）．

臨床的事項

①上記のように，この検査法ではECRB/ECRLを主に評価するので，C6筋節の障害の指標となる．C6単独障害では，筋力としては手関節伸展と円回内筋のみの筋力低下を呈する［65］．

2-1-14 短橈側手根伸筋

Extensor Carpi Radialis Brevis; ECRB

◆筋節 ―――――― **C6**, C7
◆末梢神経 ―――――― 橈骨神経深枝，後骨間神経への移行前
◆作用 ―――――― 手関節伸展（背屈）

MMT

手関節伸展（背屈）に記載.

針筋電図

▶ **検査肢位**

仰臥位，肘伸展，前腕回内位でベッド上に自然に置く.

▶ **針の刺入**

腕橈骨筋をまず同定し，その尺側に索状に固く触れる ECRB を同定する．前腕の近位 1/3 付近で筋腹に挿入する.

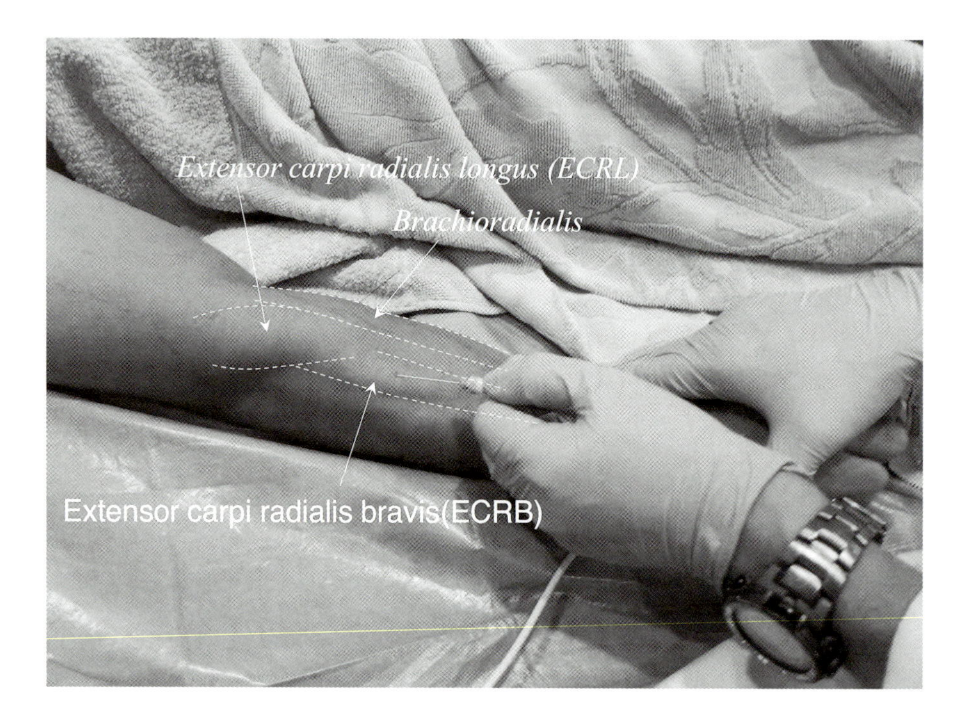

▶ 安静時

手をベッド上に起き力を抜いてもらう．

▶ 随意収縮

指を握って，手関節を背屈してもらう．

▶ 注意点

①他筋もそうだが，前腕伸筋はしばしば完全に力を抜くのが難しいことがある．その場合は前腕全体を揺さぶる，手関節をかなり強く他動的な掌屈位にするなどの工夫が必要となる．
② ECRB では，なぜかきちんと同定した筋腹で安静時活動を取っても，随意収縮となるとずれてしまうことがしばしばある．皮膚と筋の位置関係が変わるためと思われるが，そのような場合には刺し直して最適な部位で随意収縮をとる必要がある．

臨床的事項

①前腕伸筋の代表としてしばしば被検筋に選ばれる．次述のように，ECRL とは若干筋節が異なる可能性があり，両者を意識して刺し分けるべきである．
② C6 メインの支配である数少ない筋で（あと 1 つは円回内筋），円回内筋と ECRB に異常を証明すれば，C6 障害を支持する所見となる．次の ECRL より筋節はやや低く，C7 の寄与も若干あると思われる．
③指伸筋（ED）以遠の後骨間支配筋は C8 主体の支配であって，筋節が全く異なる．従って，ED 以遠が異常，ECRB が正常だからと言って，その間に病変がある後骨間神経麻痺とは言えず，頻度の高い遠位型 CSA でも同じ所見となる（2-1-16）．

2-1-15 長橈側手根伸筋

Extensor Carpi Radialis Longus; ECRL

◆筋節 ―――――― C5, C6
◆末梢神経 ―――― 橈骨神経
◆作用 ―――――― 手関節伸展（背屈）及び橈屈，肘関節屈曲（前腕回内位）

MMT

手関節伸展（背屈）に記載．ECRL は上腕骨から第二中手骨底部を結ぶ 2 関節筋であり，前腕回内位ではこの筋のみの作用で若干の肘屈曲ができることに注意．

針筋電図

▶ 検査肢位，安静時，随意収縮

ECRB に同じ．

▶ 針の刺入

腕橈骨筋，ECRB と同定し，それを近位にたどって，上腕骨外側上顆の前方，肘関節の高さ付近まで行けば ECRL となる．

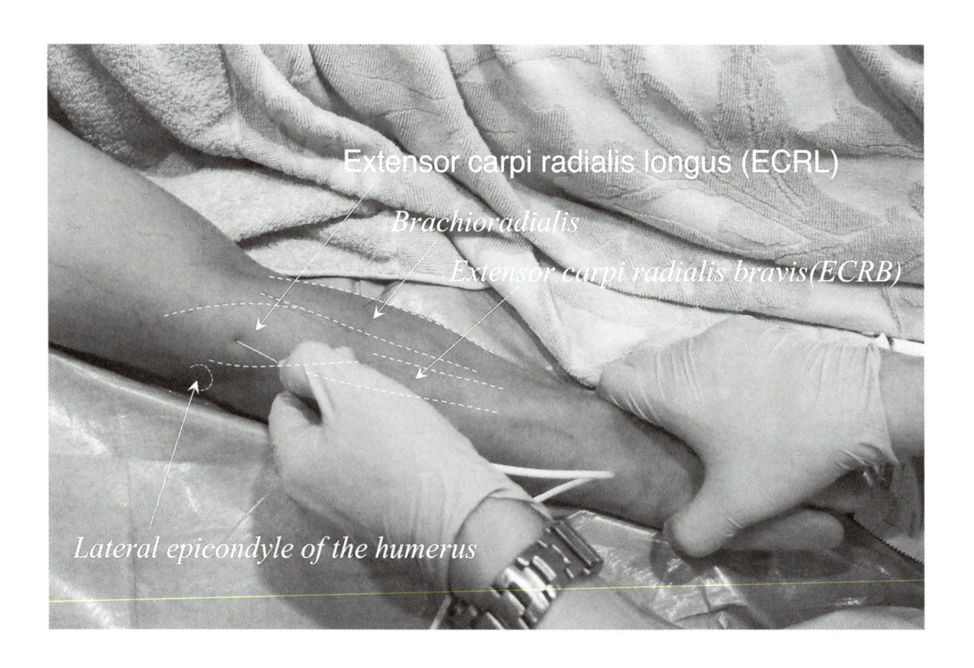

臨床的事項

①他の点ではECRBと同意義だが，おそらくやや筋節が高く［65］，C5障害でも異常が出る．腕橈骨筋とECRBの中間的な高さとなる．

2-1-16 指伸筋

Extensor Digitorum; ED

かつて総指伸筋（Extensor Digitorum Communis; EDC）と呼ばれたが，新しい解剖学用語での名称はEDである［108］.

- ◆**筋節** ―――― C7, **C8**
- ◆**末梢神経** ―――― 後骨間神経
- ◆**作用** ―――― 2～5指の伸展（手根指節関節＝MP関節での伸展）

MMT

▶検査肢位

肘を曲げ，前腕回内，手関節中間位，「指を上に反らして下さいと」指示して，MP関節位以遠をピンと伸ばした最大伸展位を保持してもらう.

▶固定

検者の非検査手で被検者の手の中手骨部分をつかんで固定する.

▶検者の手技

検者の示指1本を被検者の2～5指の近位指節関節（PIP関節）ないしそのわずか近位（基節遠位部）にあてて，指の屈曲方向に力を加えbreakされるかを見る.

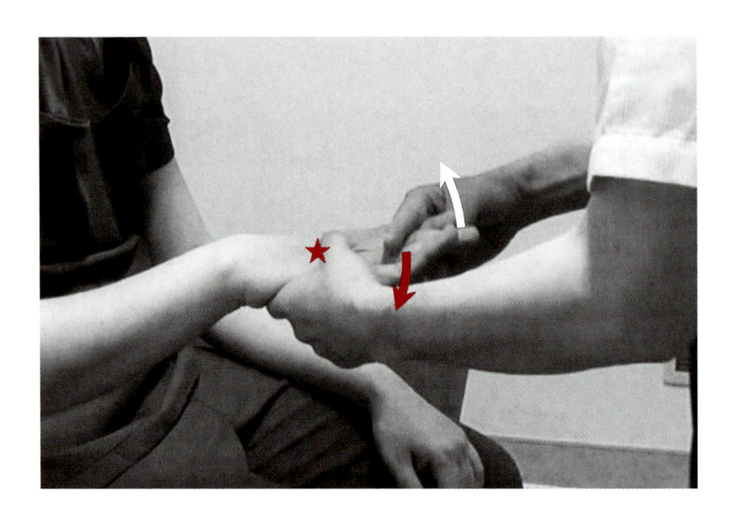

▶Grading

指の屈伸筋や小手筋，即ち手関節より遠位での関節運動においては，重力の効果は全くない．従って，筆者は重力なしの場合のgrading（3抜き）を行っている.

JCOPY 498-32818

▶ 注意点

① ED は強い筋ではないので，検者の指 1 本ではなく，複数の指を用いたり，PIP 関節より遠位で力を加えた場合には，健常者でも容易に break される．上記の方法でもわずかに break される変異が健常者にもあり得るので，左右差を見ることも必要である．

② PIP，遠位指節関節（DIP 関節）は虫様筋によっても伸展可能であるので（2-1-35），PIP 関節や DIP 関節の伸展で ED を評価してはいけない．PIP 関節より遠位に力を加えることはこれらの関節も調べていることになるので正しくない．

③ ED の検査においては，PIP 関節，DIP 関節で指を曲げて検査する方法も行われるが [14]，遠位関節を曲げた状態では ED に十分に力を入れにくくなり，あまりよい方法とは思われない．

④より重要なのは手関節の肢位である．手関節背屈位とすると，ED に十分な力を入れるのは途端に難しくなる．逆に手関節掌屈位では多少の筋力低下があっても MP 関節での伸展は容易である [109]．筆者は手関節中間位（0 度）での検査を基本とし，最大背屈位での検査を option として追加している．前者では最大伸展できる（MMT が 2 ある）が，後者ではほとんど背屈できなくなる例も多い．両者記載しておけば，客観的な grading，その推移を見るのに役立つ．

⑤疾患によっては，指ごとに障害程度が異なることがあり，その場合には，それぞれの指について（ED1＝示指から ED4＝小指まで）別々に MMT を記載しておくとよい．

針筋電図

▶ 検査肢位

仰臥位，前腕回内位で，普通に肘，手関節，指までベッド上に置く．

▶ 針の刺入

腕橈骨筋，ECRB と同定できたらその尺側が ED となる．示指のみを伸展してもらって，ED の橈側縁＝ED と ECRB の境界を同定する．これと尺骨後縁との間が ED と尺側手根伸筋で二分され

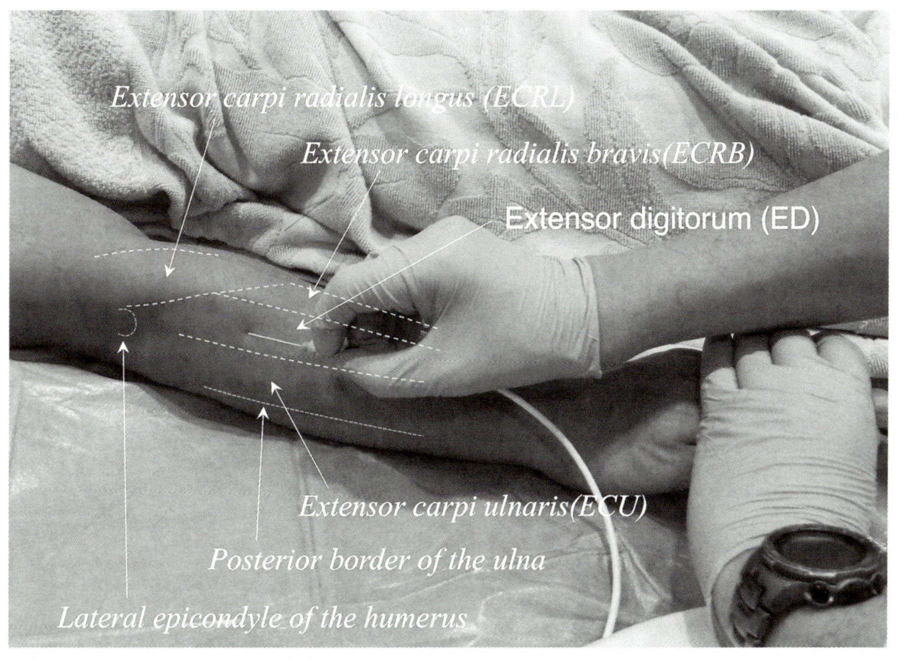

刺入点はもう 2～4 cm 遠位でもよい．

ることになる．それを踏まえた上で改めて2～5指全部を伸展してもらって，ED全体の筋腹を同定する．前腕中央～近位1/3付近で固く触れる筋腹に刺入する．

▶ **安静時**

手指をだらんとベッドに置いてもらう．ECRBで述べたように力が抜けにくく，いろいろな工夫が必要な人が時にいる．

▶ **随意収縮**

MP関節で指を伸展してもらって検査する．

▶ **注意点**

①次述のようにEDは単線維筋電図（SFEMG）検査にも好んで用いられるが，この場合は（随意収縮SFEMGの場合）疲労を防ぐために，指を1本ずつ伸ばしてもらう方法が用いられる．EDで一番表面に位置するのは，尺側の手指への筋束であり，環指小指は1本ずつの伸展は困難なので，4，5指合わせての伸展でまず調べて，疲れたら中指の伸展を行ってもらうのがよい．

②遠位型CSAや後骨間神経麻痺で，EDが強い萎縮をきたし，ECRBが保たれている時には，ECRBに刺さってしまうことがある．臨床症候と針筋電図所見を対比すればその間違いには容易に気付くことができる．

臨床的事項

① EDは前腕伸筋の代表として，ECRBと並んでよく針筋電図検査に用いられる筋である．痛みも比較的少なく，MUPにもシャープに当たりやすいので，調べやすい筋である．

② SFEMGにおいてもEDは古くより用いられており，正常値も提出されている［110］［111］．

③遠位型CSA，即ちしばしばC8神経根症においては，ED中心の障害をきたし，下垂指（drop finger）を呈する［109］［112］［113］．このことからC8支配が主体と考えられるが，明確なC7神経根症でもEDの障害をきたすことがあり，少なくともC7が寄与する例はあると考えられれる．

④ ECRBの項でも述べたように，後骨間神経麻痺と遠位型CSA（C8障害）は，類似の臨床像を呈する．鑑別点の第一は後者では尺骨神経支配筋が必ず同時に障害されること，第二は，遠位型CSAの約半数では，（ECRB, ECRL, 腕橈骨筋を飛ばして）上腕三頭筋に筋力低下が出現すること（針筋電図異常の頻度はもっと高いと思われる）である［107］．

⑤上記の前者については，MMTでは第一背側骨間筋（IOD1），小指外転筋（ADM）の筋力低下の有無で判定できるが，EDが弱い時のIOD1, ADMの筋力の判定法には技術を要する（**2-1-32, 2-1-33**）．尺側手根屈筋（FCU）が障害されるために手関節掌屈も弱くなることが多いが，ごく軽度であって検出には技術を要する．針筋電図ではIOD1の他，特に，FCUに脱神経を伴う高度の神経原性変化を必ず伴うことから容易に診断できる．

コラム4 神経筋電気診断の専門性について

針筋電図・神経伝導検査は各施設でどのように行われているだろうか？ 針筋電図はローテーターが持ち回りで担当すればよいルーチン検査であって，脳神経内科医（学会として標榜科変更を行ったので，以後神経内科でなく脳神経内科と称する．まだ慣れない言葉だが…）ならだれでもできる検査，神経伝導検査や体性感覚誘発電位（SEP）は技師さんが行えばよい検査であり，また技師さんもローテートするので，どの技師さんでも少し習えばできる検査……そんなふうに理解運用している施設も多いのではないかと思われる．これは大きな間違いである．

世界を見ても，臨床神経生理学を専門資格として認定している国は多い．脳神経内科やリハビリ科のサブスペシャルティとしている所が多いが，北欧や一部のヨーロッパ諸国などは，臨床神経生理学が日本で言う基本領域とされているところもあるほどである．米国では神経筋電気診断に関してはアメリカ神経筋電気診断学会（AANEM）が専門資格を提供しており，脳神経内科（neurology）ないしリハビリテーション専門医を持っている人間がサブスペシャルティとして修得している．その受験資格として，200件の筋電図レポートの経験などが求められ，ビデオを活用した高度の試験が課される．このような資格が存在する理由は，神経筋電気診断にそれだけの専門性があり，修得には一定の修練が必要であるからに他ならない．それは脳神経内科，リハビリテーション科，手外科・脊椎脊髄外科などに専門性があることと同等である．不十分な技能で検査を行い，間違った結果を得たり，間違った解釈をすることは，間違った診療に直結する．それは神経診察の技能がない医師が神経疾患を診断するのと全く同じレベルの行為である．

日本臨床神経生理学会では，専門医・専門技術師の制度を設けており，その技能レベルの維持・増進も大きな責務と考えて，各種セミナーなども運営している．大学病院はもちろん，地域の中核病院には必ず神経筋電気診断医がいて筋電図検査を施行・スーパーバイズする，5人脳神経内科医がいたら1人は筋電図の専門医がいるという体制を是非とも構築してほしいと考えている．

2-1-17 尺側手根伸筋

Extensor Carpi Ulnaris; ECU

◆**筋節** ———————— C7, **C8**
◆**末梢神経** ———————— 後骨間神経
◆**作用** ———————— 手関節背屈

MMT

手関節伸展（背屈）に述べたように，ECRB/ECRL と ECU の完全な筋力の分離評価は難しい．手関節伸展（背屈）と同じ手技で，手背尺側に検者の手をあてて被検者の背屈力に抵抗する方法で評価できる．

Grading としては ECRB/ECRL が正常な時に，弱い＝MMT 4 と評価できるのみで，それより弱い grading は困難．また，ECRB/ECRL も弱い時には grading は不可能．

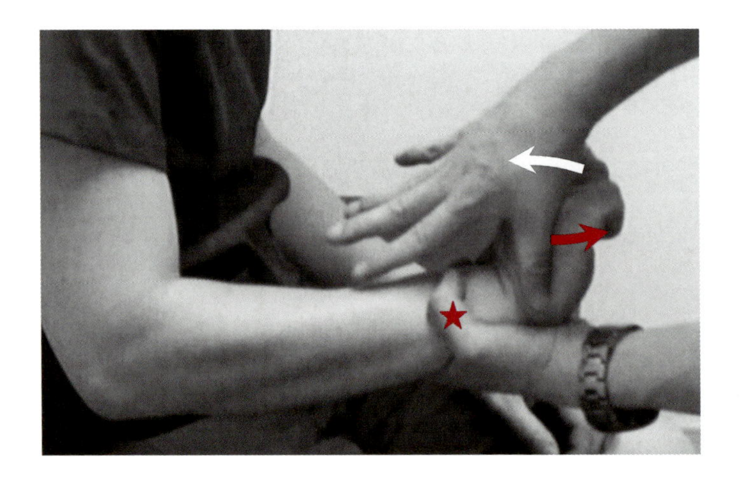

針筋電図

▶ **検査肢位，安静時，随意収縮**

ECRB に同じ．

▶ **針の刺入**

腕橈骨筋，ECRB，ED と同定してきて，残り尺骨後縁との間が ECU となる．その最も固い筋腹に刺入する．

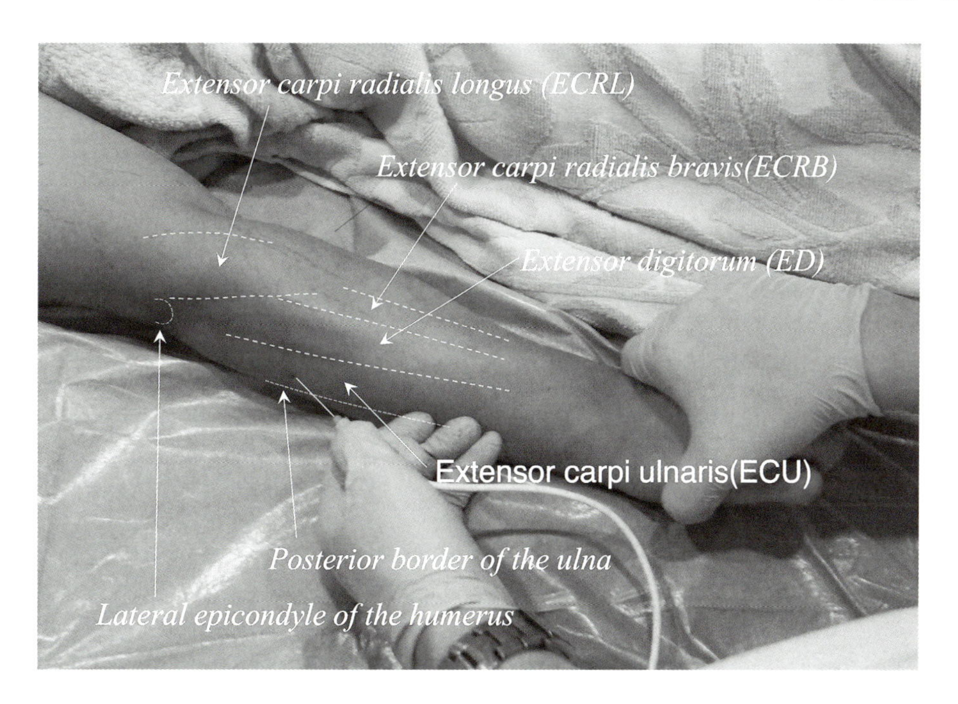

臨床的事項

①遠位型 CSA，後骨間神経麻痺では，C6 支配中心の ECRB/ECRL は保たれるけれど，後骨間神経支配，C8 支配中心の ECU は障害されて筋力低下をきたす．この場合，自発的に手関節の最大背屈位を取ってもらうだけでも，図 a のように患側で手尺側の挙上が不十分な橈側偏位（radial deviation）の所見を呈する．

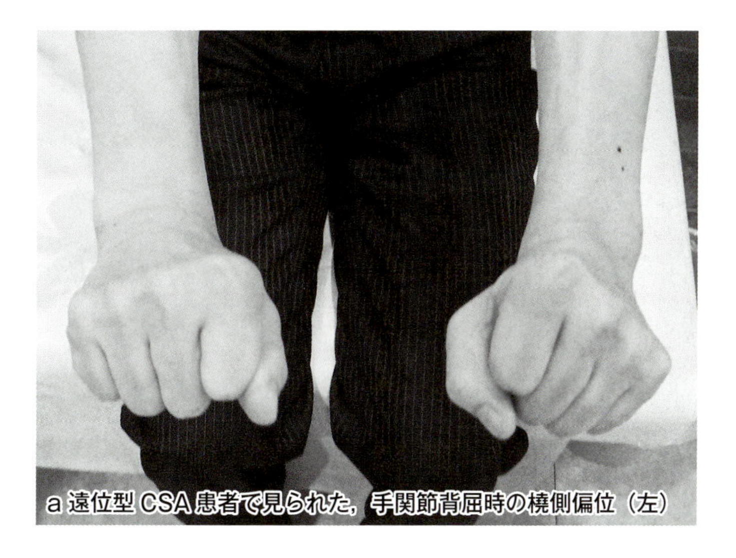
a 遠位型 CSA 患者で見られた，手関節背屈時の橈側偏位（左）

②筋節，末梢神経支配など ED と同じと思われ，特にこの筋を分離して針筋電図検査を行う必要性は少ない．

2-1-18 短母指伸筋

Extensor Pollicis Brevis; EPB

◆筋節 ——— C8
◆末梢神経 ——— 後骨間神経
◆作用 ——— 母指中手基節関節（MP 関節）の伸展

MMT

▶検査肢位

肘を曲げ，前腕回内外中間位，手関節屈曲伸展中間位，「親指を反らして下さい」と指示して，母指 MP 関節の最大伸展位を保持してもらう．

▶固定

検者の非検査手の母指と示指以降で被検者の第一中手骨部分をつかんで固定する．

▶検者の手技

検者の示指を被検者の母指基節遠位部にあてて，母指 MP 関節の屈曲方向に力を加え break されるかを見る．

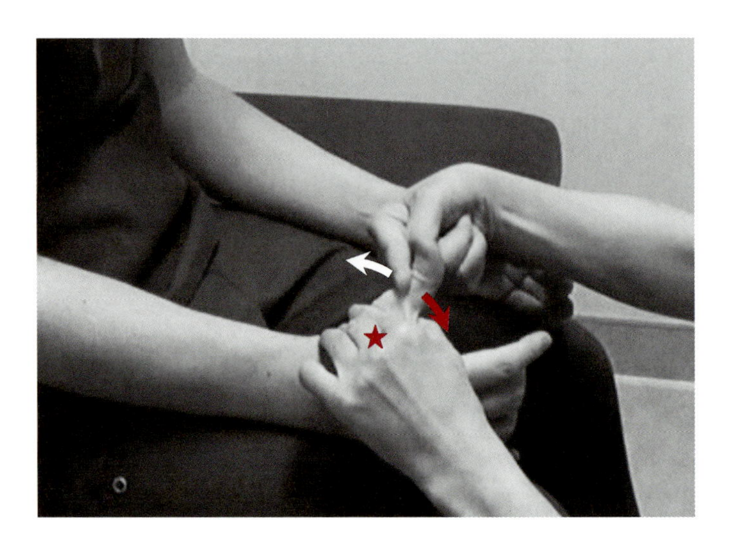

▶Grading

重力なしの grading となる．

▶注意点

① EPB が上記手法で break されるかどうかには個人間の変異がある．break される場合には MMT としては 4 などと記載する．この場合，左右の比較が重要となる．

JCOPY 498-32818

針筋電図

▶ 検査肢位

仰臥位，前腕回内位で，普通に肘，手をベッド上に置く．

▶ 針の刺入

母指を伸展してもらい，前腕の遠位，手関節から 5〜6 cm 程度近位やや橈側寄り，ED の腱（他の指を伸展すると盛り上がってくるので同定できる）の橈側に触れる EPB の筋腹を同定し，同部に刺入する．

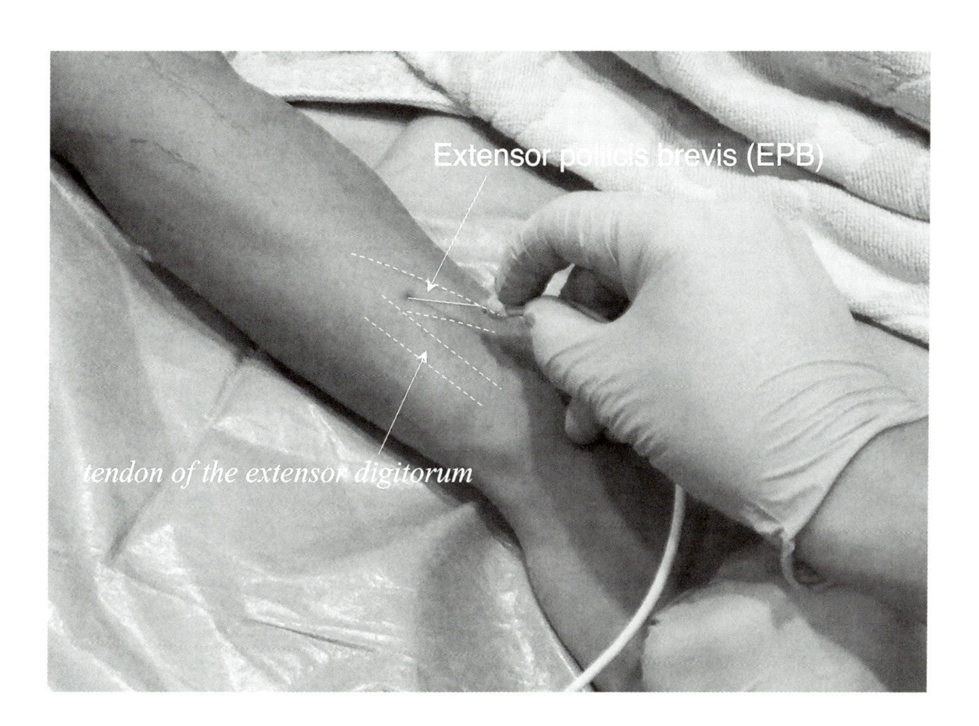

▶ 安静時

母指を軽く MP 関節で屈曲し，だらんとしてもらう．

▶ 随意収縮

母指を伸展してもらう．EPB と次の長母指伸筋（EPL），長母指外転筋（APL）の動きを被検者の随意運動として分離するのは難しく，全体としての母指の伸展＋水平外転を行ってもらうので十分である．

▶ 注意点

①針が橈側によると，APL に挿入される．筋節・末梢神経支配もほぼ同じと思われるので臨床的意義は大差ないかもしれないが．

②随意 MUP が母指の伸展と連関して賦活され，他の指の伸展では賦活されないことを確認するとよい．

③小さい筋なので，あまり深くまで刺さないようにする．

臨床的事項

①橈骨-後骨間神経支配の C8 筋として，**C8 示準筋**として用いることができる．示指伸筋（EI）も同

じ目的に用いることができるが，筆者の印象ではEPBの方がより純粋なC8筋（より尾側にある）のように感じている．

②遠位型CSAを始めとするC8中心の障害は，指伸筋優位で下垂指を呈するタイプと，尺骨神経支配小手筋優位の障害を呈するタイプに二分されるが，後者の場合に尺骨神経麻痺ではなくC8障害であると，MMTや針筋電図から証明するために最も有用な筋のひとつである．

③長母指外転筋（abductor pollicis longus; APL）はEPBのさらに橈側から近位に位置し，固く触れて同定も容易である．しかし，臨床的意義はおそらくEPB/EPLと同じで，また，筆者はMMTで分離しての評価はしておらず，針筋電図でも調べていないので，本書からは割愛する．

コラム 5　神経痛性筋萎縮症の病変局在

「神経痛性筋萎縮症（neuralgic amyotrophy; NA）の障害部位はどこ？」と尋ねられたら，多くの方が「腕神経叢？」と答えるのではないだろうか？　しかし，これは今や誤りである．この事情については最近の総説で詳しく論じたので参照していただきたい［185］．NAは1948年にParsonage and Turner［97］によって疾患概念として提唱されたものだが，彼らは自験136例の大多数が単ニューロパチーないし多発性単ニューロパチーであるとし，少数が神経根ないし脊髄の障害と推測している．ここに「腕神経叢障害」という言葉は全く出てこない．NAが腕神経叢障害と広く信じられるようになったのは，1972年にMayo Clinicからの論文が出てからである［186］．彼らは99例を腕神経叢ニューロパチー（brachial plexus neuropathy; BPN）の名前で報告したが，局在が腕神経叢であるという積極的な証拠を示したわけではない．しかし，有名なDyckも名を連ねていたことの影響力は大きく，これ以後，NAは腕神経叢障害であるという説が支配的となった．しかしEnglandらはこれに対して，NAの病変局在は腕神経叢ではなく，あくまで多発性単ニューロパチーであるという意見を根強く呈していた［115］［187］．

この問題へのbreak-throughは日本の手外科医からもたらされた．即ち，Naganoらは，1996年にNA類似の臨床像を呈する特発性前骨間神経麻痺において，前骨間神経より近位の正中神経本幹部分に砂時計様（hourglass-like）のくびれが見られたことを報告し，これは機械的要因ではなく，炎症に続発するものだろうと考察した［188］．Nakamichiらはこのようなくびれが神経超音波で描出可能なことを示した［189］．最近になってこの所見を明確にNAと結びつける論文も次々と出てきた［190］［191］．2018年にSneagらは，高解像度MRIでNA 27例を検討し，障害のある末梢神経では大多数でくびれなどの異常が見られたが，腕神経叢部の異常は3例に過ぎず，いずれも末梢神経病変の近位への進展であったと報告した［192］．自身281例の電気生理学的検討から，ほとんどのNA例の病変部位は末梢神経にあると結論していた［193］Ferranteは，この論文へのeditorialで，NAの主病変は腕神経叢ではなく，個々の末梢神経であることが裏付けられたと評している［194］．

すなわち，「神経痛性筋萎縮症はもはや腕神経叢ニューロパチーではない！」［185］のである．

2-1-19 長母指伸筋

Extensor Pollicis Longus; EPL

◆筋節 ———— C8
◆末梢神経 ———— 後骨間神経
◆作用 ———— 母指指節間関節（IP関節）の伸展

MMT

▶検査肢位

肘を曲げ，前腕回内外中間位，手関節屈曲伸展中間位，母指MP関節伸展位で，「親指の先を反らして下さい」と指示して，母指IP関節の最大伸展位を保持してもらう．

▶固定

検者の非検査手の母指と示指以降で，被検者の母指基節をつかんで固定する．

▶検者の手技

検者の示指1本を被検者の母指末節にあてて，母指IP関節の屈曲方向に力を加えbreakされるかを見る．

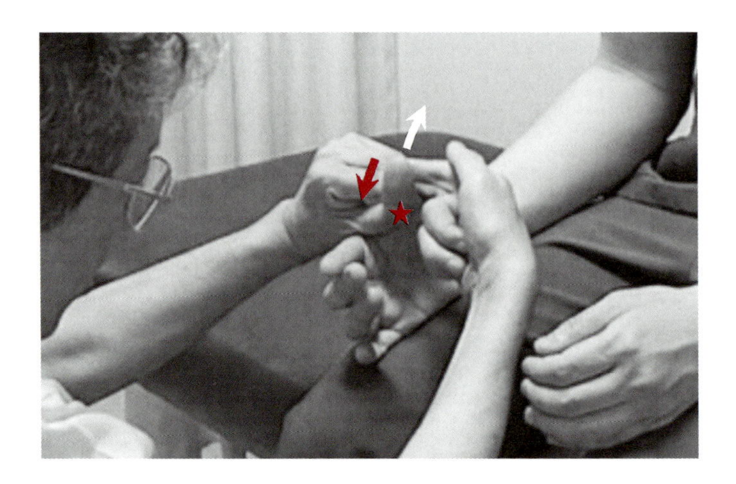

▶Grading

重力なしのgradingとなる．

▶注意点

①EPLもEPB同様上記手法でbreakされるかどうかには個人間の変異がある．左右の比較が重要となる．

JCOPY 498-32818

針筋電図

筋腹は前腕中央遠位寄り尺側，示指伸筋（EI）の近位にあるが，深くなる（ECU が表面にかぶさってくる）ので，針筋電図検査には適さない．

臨床的事項

① MMT 検査での意義は EPB とほぼ同じ．

2-1-20 示指伸筋

Extensor Indicis

かつて固有示指伸筋（Extensor Indicis Proprius; EIP）と呼ばれたが，新しい解剖学用語での名称はEIである［108］.

◆筋節 ―――――― C8
◆末梢神経 ―――――― 後骨間神経
◆作用 ―――――― 示指の伸展

MMT

ED と協働して作用するので，分離しての MMT は評価困難.

針筋電図

▶ 検査肢位

仰臥位，前腕回内位で，普通に肘，手をベッド上に置く.

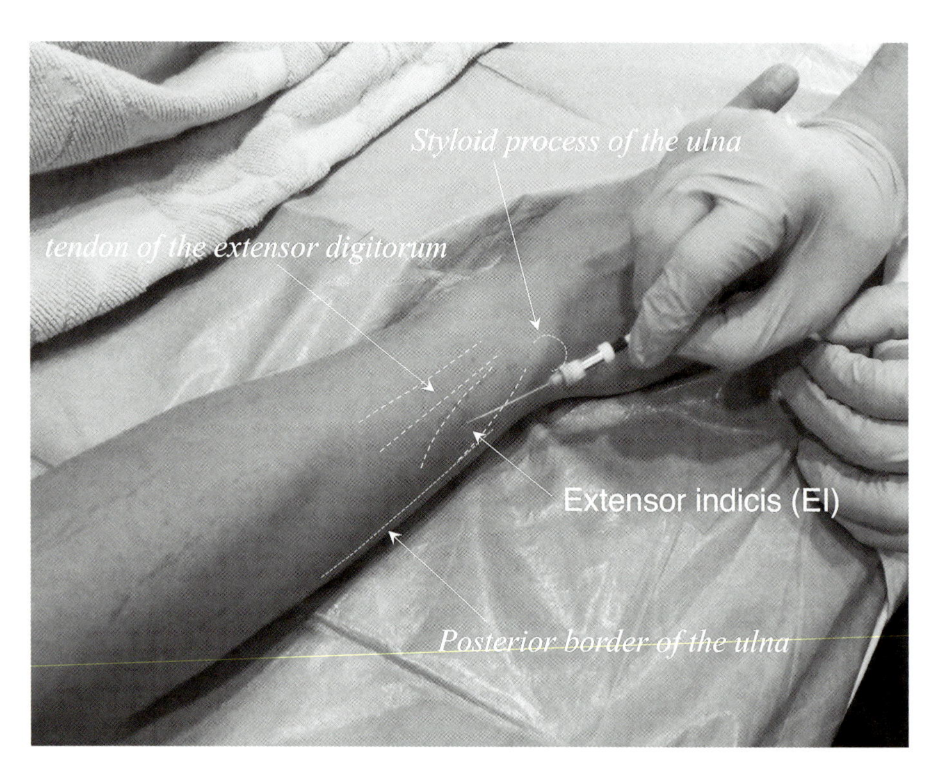

▶ 針の刺入

他の指は屈曲した状態で示指を伸展してもらい，手関節から 4〜6 cm 程度近位，尺骨後縁と ED 腱に挟まれた領域の前腕遠位尺側に触れる筋腹を同定し，刺入する．

▶ 安静時

示指をだらんとベッドに置いてもらう．

▶ 随意収縮

示指を伸展してもらう．

臨床的事項

① EPB 同様，後骨間神経の終枝で C8 支配なので，**C8 示準筋**のひとつであり，尺骨神経障害と C8 障害の鑑別に用いることができる．一般には EPB よりも EI の方がよく知られているが，前述の理由で筆者は EPB の方をよく用いる．

②橈骨神経の運動神経伝導検査で，記録筋に用いられることがよく知られている．

2-1-21 円回内筋

Pronator Teres; PT

◆**筋節**―――――――――――**C6**, C7
◆**末梢神経**―――――――――正中神経
◆**作用**―――――――――――前腕を回内する

MMT

前腕回内はPTの他，方形回内筋（PQ）が協働筋である．両者の分離について，筆者の経験では，肘屈曲位では主にPTが働き，肘伸展前腕回外位ではPQが優位となるのである程度区別できる（成書では，肘関節軽度屈曲位がPT，最大屈曲位がPQとあるが［4］，筆者の経験ではそうは思えない）．

▶検査肢位

座位，肩関節で上腕を内転して肘を体幹にくっつけてもらい，肘を90度屈曲して，前腕を回内する力を入れて，前腕回内外中間位（0度）を保持してもらう．

▶固定

PTは強い筋ではないので，被検者が，上腕内転・肘を体幹にくっつける姿勢を保持してもらう力だけで，通常固定の役割を果たす．

▶検者の手技

①検者の両手で被検者の両前腕遠位部を持ち，回外する力を加えて，上記肢位がbreakされるかを見る（図a）．
②上記①でbreakされない場合，図bのように被検者の片手を検者の両手で持って，両手で回外方向に力を加える．
③ MMT 2以下の評価は，回外位から回内方向に自分で動かせるかを見る．

▶Grading

重力なしのgradingとなる．

▶注意点

①前記①の方法では，多少の筋力低下があっても検出できない．②の方法だと，検者の力が強くなるので，健常者でもbreakされる人が出てくる．左右比較が重要となる．

針筋電図

▶検査肢位

仰臥位，肘伸展，前腕軽度回内位でベッド上に置く．

▶針の刺入

まずBRを同定し，次いで前腕を回内してもらって，前腕近位肘窩の尺側で，尺側から橈側にやや

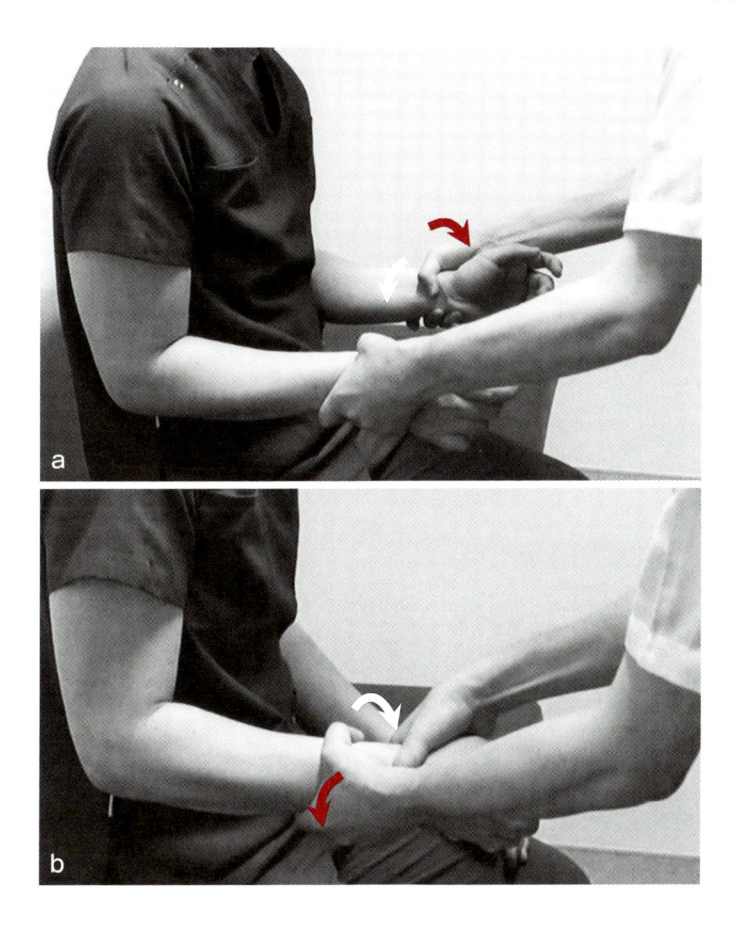

斜めに走ってBRの深部に隠れていくPTの筋腹を同定する（肘窩とは橈側をBR，尺側をPTで区切られた三角形である）．同定できる範囲でなるべく遠位部で無理なく針を刺せるあたりで，固く触

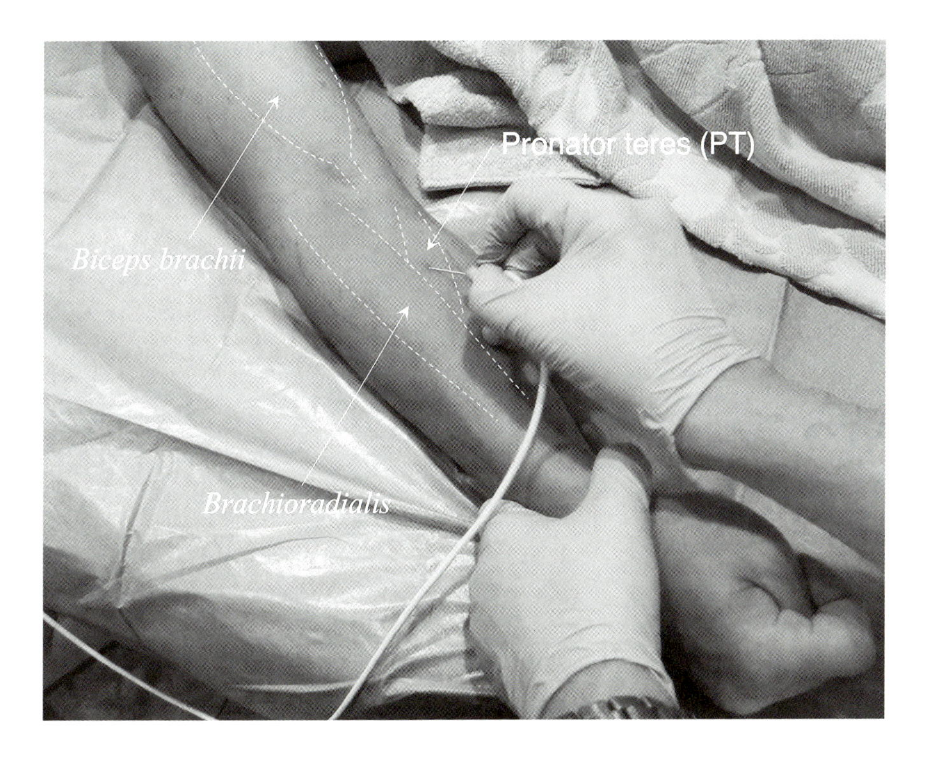

れる筋腹に刺入する.

▶ **安静時**

前腕軽度回内位の自然な位置で力を抜いてもらう.

▶ **随意収縮**

安静時の位置から前腕を回内する方向に力を入れてもらう.

▶ **注意点**

① PT 筋腹の近位寄り，上腕骨内側上顆に近い部分で刺入する方法もあるが［40］，筆者は用いない．多数の前腕屈筋が集中していく部分であり，筋の分離同定不良となると考えている.

② PT を正中神経が貫いており，針が近位に寄り過ぎると正中神経に当たる危険がある．なるべく遠位寄りで刺す理由のひとつはこのためである．手指に放散するしびれ・痛みが生じたら言ってもらうように指示しておいて，もしその訴えがあった場合には針を引く．必要なら一旦皮膚から抜いて，より遠位に刺し直す.

③ PT は橈側手根屈筋（FCR）に接しており，刺入が尺側に寄ると容易に FCR を間違って調べてしまうことになる．肘窩に落ち込んでいく斜面に相当するような，PT 筋腹の橈側縁近くで刺すことでこれを防ぐことができる．遠位ほど FCR との距離は広がるので，これも，なるべく遠位，即ち，BR の下に隠れる直前で刺す方がよい理由となる．この部分では一見腱かと思うほど硬く細い筋腹に思えることもあるが，それが PT 筋腹である.

④ C6 障害や NA で，PT が著明に萎縮し，FCR は保たれる場合には，特に FCR と間違えない注意が必要である．FCR の表面に紙のように薄い PT が張り付いている形となる場合がある．そのような場合に正しく PT に刺さると豊富な脱神経が見られる.

臨床的事項

① C7 支配とする記載もあるが［57］，C6 支配が主であり，数少ない **C6 示準筋**として用いることができる．C7 も若干の関与はする例はあるが，C5 は決して入らないとされている［55］［114］.

②上記のことから，近位型 CSA などで，C5 単独の障害か，C5/6 両者の障害かの鑑別に用いることができる.

③ C6 神経根症は，手関節伸展の項でも述べたように，PT と ECRB（ECRL）ぐらいしか障害せず，筋力もこれに相応する回内と手関節伸展がわずかに弱くなる（他の協働筋も多いので，MMT 4 レベルまでにとどまる）程度で，筋力低下としては検出しにくい［68］．このため PT での針筋電図が診断にも重要となる.

④神経痛性筋萎縮症（NA）でも，PT と FCR は高頻度に障害される筋である［102］［115］［116］．他筋を主に障害する NA で，髄節性では説明できない異常の合併が PT ないし FCR にあることは，NA の診断を支持する根拠となる.

コラム6　神経痛性筋萎縮症と頸椎症性筋萎縮症の鑑別

日本で多く報告されている頸椎症性筋萎縮症（cervical spondylotic amyotrophy; CSA）は，発症時にしばしば痛みを伴う，それに引き続いて筋力低下筋萎縮を呈する，運動優位の疾患であるなど，神経痛性筋萎縮症（NA）との共通点が多い［85］．筆者はNAとCSAの鑑別の問題，両者が混同されている可能性を繰り返し強調してきた［85］［107］［113］［185］［195］．NAの最初の提唱者のParsonage and Turner［97］，CSAの最初の報告者のKeegan［83］の両者とも，NAとCSAないし神経根症との鑑別が難しいと述べていることも注目される．NAの予後は一般に良好だが，CSAでは予後不良例が多いことからも，両者の鑑別は重要である．

NAとCSAの鑑別には検査では針筋電図での傍脊柱筋の脱神経の有無が重要だが，筆者は以前から臨床的な障害分布の検討，即ちまさに本書のテーマであるMMTの詳細な検討が鑑別に一番重要であることを強調してきた［85］［107］［113］［185］．即ちCSAの障害分布は正確に髄節性となるが，NAでは髄節性に合わない分布を呈する．例えば，三角筋・棘下筋が障害されるが，上腕二頭筋は完全に正常という所見は近位型CSAではあり得ず，NAを強く示唆する所見となる．また，本書の各筋でも言及したように，下垂指を呈する遠位型CSA（C8障害）は，必ず同じくC8筋節の尺骨神経支配筋の障害も伴う［107］［113］．尺骨神経支配筋が完全に正常であれば純粋な後骨間神経麻痺，即ち，NAを示唆するものとなる．

2-1-22 手関節屈曲（掌屈）

wrist flexors

手関節屈曲は橈側手根屈筋（FCR），尺側手根屈筋（FCU）に加え，長掌筋，さらには，浅指屈筋（FDS），深指屈筋（FDP）などの手指の屈筋も協働する運動である．

MMT

▶ 検査肢位

座位，肘関節を曲げ，指は握った状態とし，前腕は回外位として手掌面を天井に向けてもらう．「手首を自分の方に曲げて下さい」と指示して，手関節最大屈曲（底屈）位を保持してもらう（図 a）．あるいは，前腕回内位として手掌面を床に向けて，「手首を下に曲げて下さい」と指示して，手関節中間位で保持してもらう（後述）．

▶ 固定

検者の非検査手で被検者の前腕遠位部をしっかりつかんで固定する．

▶ 検者の手技

検査手を被検者の手の屈側にあてて，手関節伸展方向の力を加え，上記肢位が break されるかを見る．

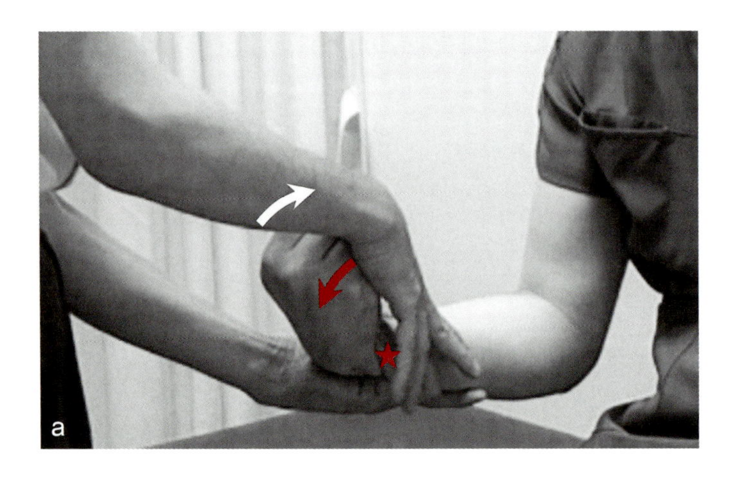

▶ Grading

手関節伸展と同様に MMT 2 と 3 にはほとんど差がない．即ち，手関節以遠の手部の重さはわずかであり，重力が加わると持ち上がらないが，重力を除くと ROM 全域の運動ができるという，真の MMT 2 を見ることはほとんどない．従って筆者は通常は 3 抜きの grading をしている．

▶ 注意点

①手関節伸展と同様に，手関節屈曲位は，前腕屈筋群が最も強い力を発揮できる肢位である．従ってこれで break できない場合に，筆者は手関節中間位保持が break されるかを調べることとしている．手関節伸展とは異なり，ここで前腕の肢位を回内位に変えてから検査する（図 b）．前腕と手

の軸が同一平面となった肢位（手関節屈曲伸展0度）からでも健常者ではbreakはできない．軽度の筋力低下の場合には，手関節屈曲位ではbreakされなくても，この中間位ではbreakされることから，筋力低下を検出できる．この場合breakされるかどうかは手関節のわずかな角度で変わるので，左右注意深く同一角度として比べることが重要である．

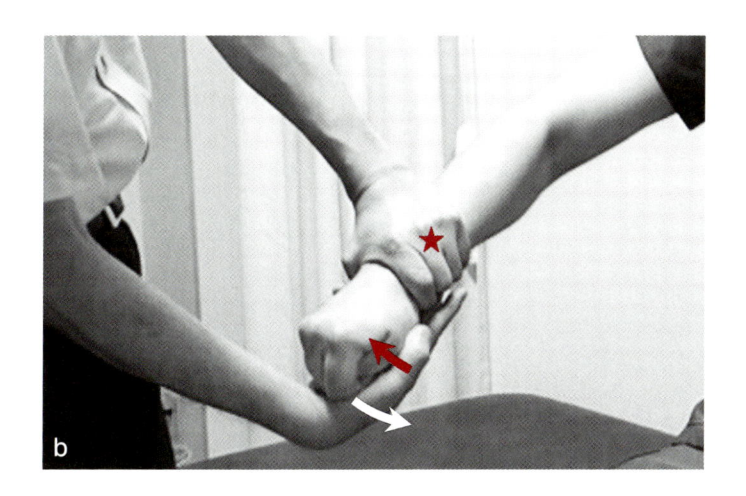

② FCRとFCUのMMTでの分離はできない．

臨床的事項

① FCRはC7支配であるが，少なくとも筆者の方法では，単一根障害では，C7障害で筋力低下をきたすことは多くなく，むしろC8障害の方が筋力低下をきたしやすく，さらにはT1障害でも筋力低下をきたすことがある．T1障害でも筋力低下をきたすことは，FDS，FDP（示指・中指）[57]，長掌筋［117］などのT1支配筋の手関節屈曲への寄与がかなりあることを示唆している．

2-1-23 橈側手根屈筋

Flexor Carpi Radialis; FCR

◆筋節 ―――― C7
◆末梢神経 ―――― 正中神経
◆作用 ―――― 手関節屈曲

MMT

手関節屈曲に記載.

針筋電図

▶検査肢位

仰臥位，肘伸展，前腕回内回外中間位でベッド上に置く.

▶針の刺入

上記肢位で抵抗に抗して手関節を屈曲してもらい，前腕遠位正中に２本浮き上がってくる腱を同定する．橈側がFCR，尺側が長掌筋（PL）である．FCR腱から，FCRの起始の上腕骨内側上顆に向かってたどっていって，手関節屈曲で固く盛り上がってくるFCR筋腹を同定し，刺入する．およそ

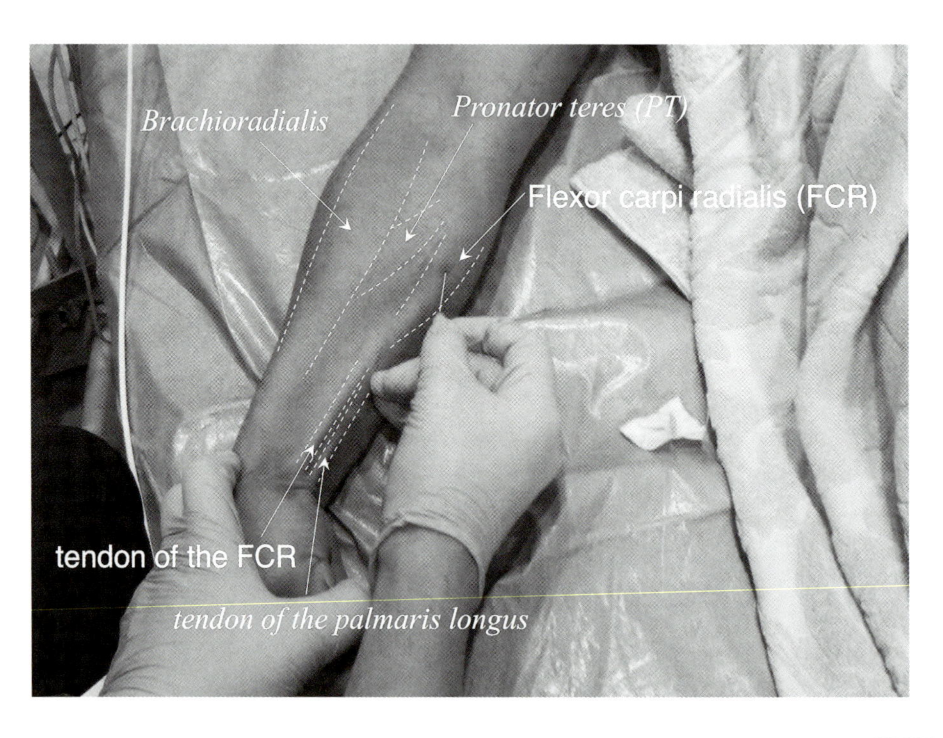

JCOPY 498-32818

前腕の近位1/4付近の高さでの刺入となる.

▶ **安静時**

前腕回内回外中間位の自然な位置でベッド上で力を抜いてもらう.

▶ **随意収縮**

手の屈側に被検者の手を添えて，それに抵抗して手関節を屈曲する方向に力を入れてもらう.

▶ **注意点**

①検者が抵抗を与えずに，随意的に手関節を屈曲した場合は，PLの腱の方が主に浮き上がる場合が多い．痩せた人ではその尺側に浅指屈筋（FDS）の腱も浮き上がるので，その2本をFCRとPLの2本と間違えることがあるので注意が必要である．FCRの腱は検者が抵抗を与えて初めて浮き出てくることが多い.

②FCRの腱を近位にたどると一旦連続性がなくなったように感じた後に，筋腹の明確な盛り上がりが触れるのでややわかりにくい．腱の延長，あるいはやや尺側にずれたあたりで，抵抗を与えた手関節屈曲で最も強く盛り上がるFCR筋腹を探すのが大事である.

③同部には橈側から順にPT，FCR，PL，FDS（前腕近位では深い所に位置する），尺側手根屈筋（FCU）と密に並んでいるので，同定を間違えないようにする.

臨床的事項

①C7支配の代表的な筋であり，**C7示準筋**として用いることができる.

②C7神経根症では，上腕三頭筋（TB）とFCR（あと広背筋）が障害を受ける代表的筋となる．TBとFCRの組み合わせで脱神経が見られれば，C7障害と考えてよい．またC7神経根症での，脱神経の出現率も，FCRの方がTBより高い印象があり，TBで異常が明確でなくてもFCRを調べる価値がある.

③随意収縮時所見の変化だけの場合，TBは前述のように，特に高齢者では健常者でも潜在性の変化が見られやすい．FCRはなぜかそのような潜在性変化を見ることが少ないので，FCRの変化が明確なら病的と言え，この点でも有用性が高い.

④前述のように，神経痛性筋萎縮症（NA）でも，PTとFCRは高頻度に障害される筋である.

⑤FCRの尺側に並行して走行する長掌筋（Palmaris Longus; PL）は細い筋で，変異も強いので，筆者は筋電図検査の対象とはしない．その筋節はFDS同様T1と言われている［117］.

2-1-24 浅指屈筋

Flexor Digitorum Superficialis; FDS

◆**筋節** ―――――― **T1**
◆**末梢神経** ―――――― 正中神経
◆**作用** ―――――― 2〜5 指の近位指節間関節（PIP 関節）の屈曲

MMT

▶検査肢位

肘を曲げて前腕回外，手関節自然な位置で，「指を全部ぎゅっと握って下さい．人差し指（小指）を曲げて下さい」と指示して，2〜5 指の PIP 関節の他 MP 関節・DIP 関節も曲げてもらう．調べる指の PIP 関節の最大屈曲位を保持してもらう．

▶固定

検者の非検査手の母指と示指以降で，被検者の調べる指の基節をしっかり保持して固定する．

▶検者の手技

検査手の示指を被検者の調べる指の中節屈側にあてて PIP 関節を伸展させる方向の力を加え，PIP 関節最大屈曲位を break できるかを見る．2 より弱い MMT については，同じように基節をしっかり保持した上で，PIP 関節伸展位から自力で曲げることができるかを見る．

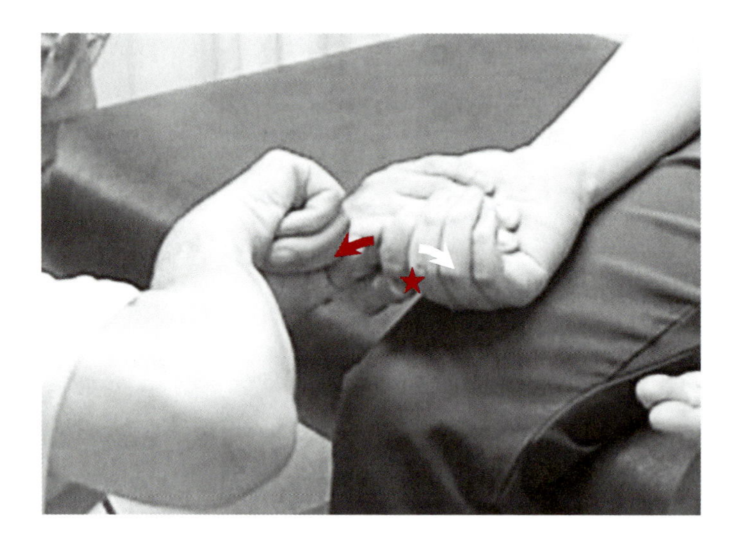

▶Grading

重力なしの grading となる．

▶ **注意点**

①正確には指1本ずつを別々に調べるべきであり，筆者は調べやすい示指（FDS1）と小指（FDS4）を主に評価している．

②ただし重要なこととして，深指屈筋（FDP）でもPIP関節を曲げることはできる．従って，FDPが強い時には，FDSが仮に弱くても，FDPのみでPIP関節を屈曲できるためFDSの評価はできない（遠位指節関節；DIP関節を伸ばしておいてPIP関節を曲げればよいという考えもあるが［3］，実際にはそのような手技での評価は容易ではなく，またしばしば被検者はFDSにも十分な力を入れられない）．

③即ち，FDPが例えば2あれば，FDSが2以下のグレードはわからない．FDSが（2＋ないし）4か5あれば評価ができる．FDPが4の場合は，FDS 4以下はいくつかは不明で，FDSが5（4＋以上）あるかどうかはわかる．FDPより強いグレードには意味があるということである．

④ FDPが強くてFDSが弱いことを知る必要はあまりない．高位正中神経ないしT1障害［42］での小指（環指）のみこの状態となるが，この場合は示指のFDP1，FDS1ともに弱いことから診断できる．重要なのはFDPは弱いが，FDSが強いという状況であり，前骨間神経麻痺での示指（中指），C8障害ないし尺骨神経障害での小指（環指），封入体筋炎を始めとする多くのミオパチーがこの状態となる．従って，上記の戦略での評価で実用上は十分である．

⑤ FDP，FDS，さらにはMP関節での屈曲も合わせて，finger flexor全体としての評価を行うこともある．これは，特にヒステリー性の麻痺でfinger flexorにgive-way weaknessが出やすいので，その評価の目的に有用である［118］．

針筋電図

▶ **検査肢位**

仰臥位，肘伸展，前腕回外位でベッド上に置く．

▶ **針の刺入**

上記肢位で指を普通に強く握ってもらい，手関節近位で長掌筋（PL）の腱の尺側に浮き出てくる，ないし触知する，FDSの腱を同定する．尺側手根屈筋（FCU）の腱を別に同定して，FDS腱がPL腱とFCU腱に挟まれていることを確認する．FDS腱を近位にたどって，指を強く握ってもらうのを繰り返すと，FDS筋腹が同定できる．FDS筋腹も同じくPL筋腹とFCU筋腹に挟まれて存在するが，前腕中央付近でこの両者の深部に隠れて，表面からは触れなくなる．従って，前腕中央やや遠位〜遠位1/3ぐらいまでの間で，固く触れるFDS筋腹に刺入する．

▶ **安静時**

手指のやや伸展位で，指の力を自然に抜いてもらう．

▶ **随意収縮**

自分で指を握ってもらっても力は入るが，検者が収縮をコントロールして，等尺性収縮を維持するには，検者の対側の手の2〜5指全部を被検者に握ってもらうのがよい．これぐらい大きなものを握ってもらった方がFDSに力が入りやすい．

▶ **注意点**

①筋腹の同定が不十分だと，橈側のPLないし，尺側のFCUの筋腹に刺入される．

②等尺性の維持は**1-2-5**で述べたように，どの筋の検査でも大事な原則だが，FDSは特に動きが大きいので，特に収縮後力を抜いた時に不用意に指を最大伸展してしまうと，強い痛みを生じ，筋の断裂の恐れもある．

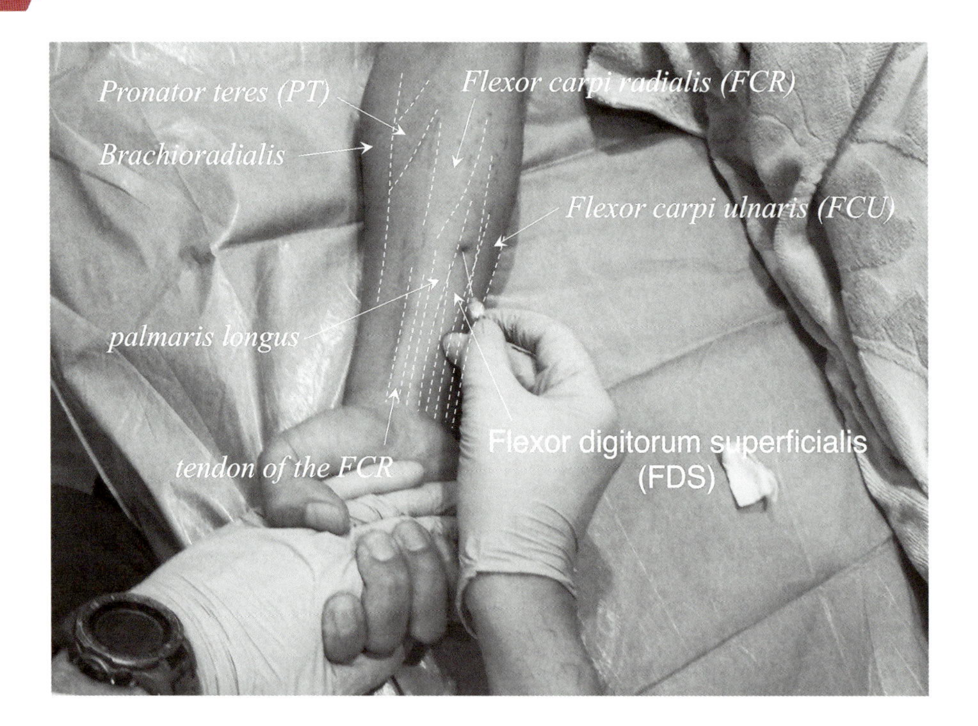

臨床的事項

①最も純粋なT1支配筋であり，**T1示準筋**として用いることができる［57］．同じくT1支配筋である短母指外転筋（APB）の針筋電図検査は非常に痛いので［119］，FDSの方が有用である．

②T1障害を呈する真の神経性胸郭出口症候群（true neurogenic thoracic outlet syndrome; TN-TOS）［57］や稀なT1神経根症［120］［121］，T1まで障害が及ぶ一部の遠位型CSA［107］や平山病で障害される．逆にC8に障害が限局することの多いほとんどの遠位型CSAでは［107］，隣接するFCUは強く障害されるのに，FDSが針筋電図でも正常に近く保たれることが特徴的所見となり，診断に非常に有用である［57］．

③C8障害で，FCUが強い萎縮を示した時のpitfallについてはFCUのところで触れるが，この場合には，表面にかぶさるFCUの萎縮のために，FDSがずっと近位まで体表から触れることができるようになる．

④前述のようにヒステリー性の麻痺では指の屈曲が弱くなりやすい［118］．それが下位ニューロン由来の筋力低下ではなく，中枢性筋力低下（central weakness）であると証明するために，FDSの針筋電図が有用となる．ヒステリー性麻痺では脱神経は見られず，随意収縮は賦活不良（poor activation）の所見となる．

コラム7 C8/T1 筋節の問題

C8/T1 筋節が解明されてきた経緯は非常に興味深い．後にこれに関する新説を唱える Cleveland Clinic の Wilbourn 博士も，少なくとも 1988 年の時点では，APB, FDI, ADM の筋節はいずれも C8/T1 両者としており差をつけていない［63］．1993 年の総説で谷らは頸椎症での固有手筋萎縮は尺骨神経支配筋が主体であって，正中神経支配筋はスペアされる傾向にあるという重要な特徴を記載し，これは脊髄横断面や縦断面での前角細胞の topography の差であろうと考察しているが［88］，筋節の差であると明確には気付いていない．Cleveland Clinic グループが T1-median，C8-ulnar という関係に初めて言及したのは，1995 年の plexopathy の電気診断に関する Ferrante and Wilbourn の総説で［196］，それから，1996 年の Levin らの単一根障害での検討を経て［55］，1998 年の Levin らの真の神経性胸郭出口症候群（TN-TOS）と胸骨正中切開術後 C8 腕神経叢障害での検討［58］によって，APB が主に T1，FDI・ADM が主に C8 という新説を提唱するに至ったものである．筆者がこの APB が T1 だという説をさる研究会で紹介したら，「APB の筋節は C7 だろう」という強い反論を重鎮の先生から受けたことを思い出す．それぐらい斬新な説だったということだろう．

筆者らはこれに加えて，前腕筋でも PT/FCR を除く正中神経支配筋が T1，尺骨神経支配筋が C8 主体の支配であり，その関係はむしろ固有手筋よりも明確なことを新たに示した［57］．特にテキスト中でも記載したように，示指の FDP（FDP1）が T1，小指の FDP（FDP4）が C8 であることは非常に面白い特徴であり，多くの TN-TOS や遠位型 CSA での経験からも間違いないことを確信している．これは針筋電図ではなく，MMT からわかったことであり，MMT という神経診察だけからもまだまだ未知のことがわかるという面白さを強調したい．

2-1-25 尺側手根屈筋

Flexor Carpi Ulnaris; FCU

◆筋節 ―――――― C7, **C8**
◆末梢神経 ―――――― 尺骨神経
◆作用 ―――――― 手関節屈曲，小指外転の協働筋

MMT

手関節屈曲に記載．FCU のみの分離した MMT 評価は困難.

針筋電図

▶ **検査肢位**

仰臥位，肘伸展，前腕回外位でベッド上に置く.

▶ **針の刺入**

指をパーに開くよう指示して，小指を外転してもらい，この時に協働筋として索状に浮き上がってくる FCU 筋腹を同定する（図 a；前腕回外位でベッド上に置いた時の前腕の内側縁，前腕の前後厚の中間位が FCU 筋腹に相当する）.

続いて，指を握って，抵抗に抗して普通にまっすぐに手関節を屈曲してもらい，浮き上がってくる FCU 筋腹が前者とほぼ同じであることを確認する．その触れる筋腹の部分に刺入する．およそ前腕

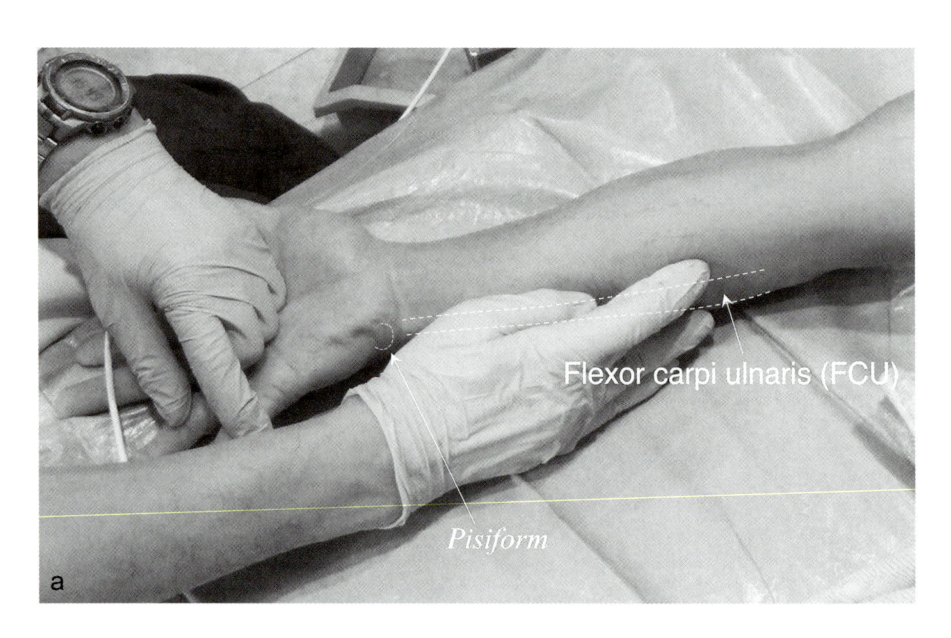

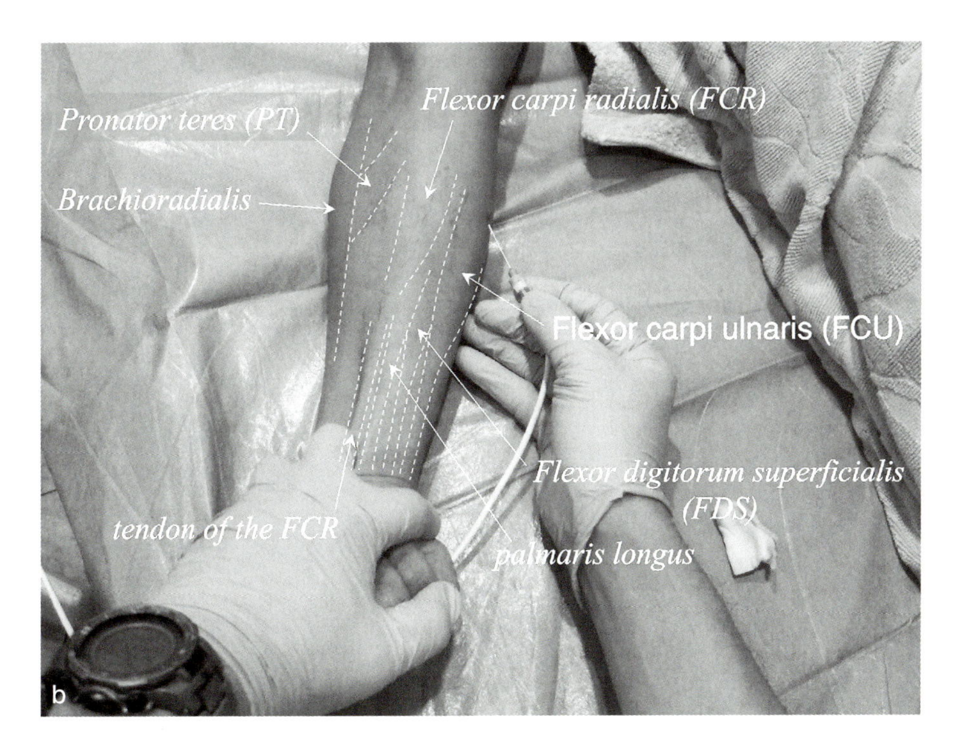

の近位 1/4〜1/3 付近の高さでの刺入となる（図 b）．

▶ **安静時**

前腕回外位でだらんとベッド上で力を抜いてもらう．

▶ **随意収縮**

指を握ってもらい，手の屈側に被検者の手を添えて，それに抵抗して手関節を屈曲する方向に力を入れてもらう．

▶ **注意点**

①刺入点が近位に寄りすぎたり，深く刺しすぎると，尺骨神経に当たることがある．手指，特に小指に放散するしびれ・痛みが生じたら言ってもらうように指示しておいて，もしその訴えがあった場合には針を引く．必要なら一旦皮膚から抜いて，より遠位に刺し直す．

②刺入点が橈側（前方）に寄ると FDS，FCR に，後方に寄ると深指屈筋（FDP 3/4）に刺入される恐れがある．

③特に，遠位型 CSA などの C8 障害で，FCU が高度に萎縮しているが，T1 支配の FDS が保たれている場合に，FCU を刺したつもりが FDS を調べてしまい，正常と判断して診断がわからなくなるというのは，頻度の高い pitfall である．FCU 単独の筋力低下は検出しにくいために，ますますこの pitfall が問題となる．

④このような場合には，FCU の腱を同定し（完全麻痺ではそれさえも浮き出てこないことがあるが，固い腱組織の触知は通常可能である），そこから上腕骨内側上顆の FCU の起始に向かってまっすぐ引いた線上で，前腕近位付近で刺すと，非常に豊富な脱神経電位が見られ，FCU に刺入されたことがわかる．

臨床的事項

① C8 示準筋のひとつとしてよく用いられるが，人によっては C7 支配も入っている．これは尺骨神

経がC8/T1由来の下神経幹-内側神経束にすべて由来するならあり得ないことになるが，外側神経束から尺骨神経に参加するC7由来の枝も存在することが示唆されており［80］，それならば説明できる．

②遠位型CSAでは高頻度に障害され，上記のように高度脱神経を呈することが多い．指伸筋の項で述べたように，下垂指を主徴とする遠位型CSAでは，FCUの針筋電図異常を証明することが，後骨間神経麻痺ではなく，髄節性のC8障害であることを証明するのに役立つ．

③肘部尺骨神経障害（ulnar neuropathy at the elbow; UNE）では必ずしも障害されるとは限らず，保たれている場合も多い．これは，肘部より上からの神経枝が支配する場合があるためとしばしば解釈されるが，神経内でのトポグラフィーや障害程度の問題とするデータも出されている［122］．

JCOPY 498-32818

コラム 8　封入体筋炎の針筋電図について

封入体筋炎（inclusion body myositis; IBM）は，通常高齢発症で慢性に進行する筋疾患で，臨床的には指の屈筋，とりわけ深指屈筋（FDP）と大腿四頭筋が強く障害されることが特徴である［125］［197］［198］．病歴ではペットボトルが開けにくい，階段を登ったり床から立ち上がったりがやりにくいなどの症状が数年前からあることが多い．IBM の針筋電図ではしばしば「神経原性変化の混入」が見られるとの記載がされてきた［199］［200］［201］［202］．筆者らの IBM 患者の針筋電図定量解析による検討でも，上腕二頭筋では運動単位電位（MUP）の振幅・面積や Size Index の増大など，神経原性を思わせる巨大 MUP の特徴しか見出せず，低振幅などの筋原性の特徴は全く認められなかった［127］．しかし，著明な筋力低下を呈する FDP の針筋電図では，低振幅 MUP が明らかで，見紛うことないミオパチーの所見であった［127］．より障害が進行した段階の FDP で筋原性の特徴が明らかであることから，IBM の本質はミオパチーであると結論している．上腕二頭筋の針筋電図もよく見ると動員パターンは全く正常であり，年単位の慢性の経過で筋力低下をきたしている神経原性の病態ではあり得ないことであって，これもミオパチーを強く支持する所見であることを筆者らは強調している［22］［127］．つまり高振幅〜巨大 MUP は慢性の筋原性疾患では普遍的に見られる所見であって，神経原性を示唆するものとは全く言えない［22］．

IBM と ALS の鑑別が難しいとしばしば言われるが，針筋電図所見は，特に高度筋力低下を呈する FDP などの筋を調べれば全く異なっており，筆者は鑑別に困難さを感じたことはない．

2-1-26 深指屈筋

Flexor Digitorum Profundus; FDP

◆**筋節** ――― 示指（FDP1）＝**T1**，小指（FDP4）＝**C8**［54］

◆**末梢神経** ――― 示指・中指＝正中神経-前骨間神経，環指・小指＝尺骨神経（ただしこの分布には変異も多く，教科書的なこのパターンは少ないともされる（後述）［80］.

◆**作用** ――― 2～5 指の遠位指節間関節（DIP 関節）の屈曲

MMT

▶検査肢位

肘を曲げて前腕回外，手関節自然な位置で，「指を全部ぎゅっと握って下さい」と指示して，2～5 指の DIP 関節の他 PIP 関節・MP 関節も曲げてもらう．調べる指の DIP 関節の最大屈曲位を保持してもらう．

▶固定

検者の非検査手の母指と示指以降で調べる指の中節より近位をしっかり保持して固定する．

▶検者の手技

検査手の示指を被検者の調べる指の末節屈側にあてて DIP 関節を伸展させる方向の力を加え，DIP 関節最大屈曲位を break できるかを見る．2 より弱い MMT については，同じように中節をしっかり保持した上で，DIP 関節伸展位から自力で曲げることができるかを見る．

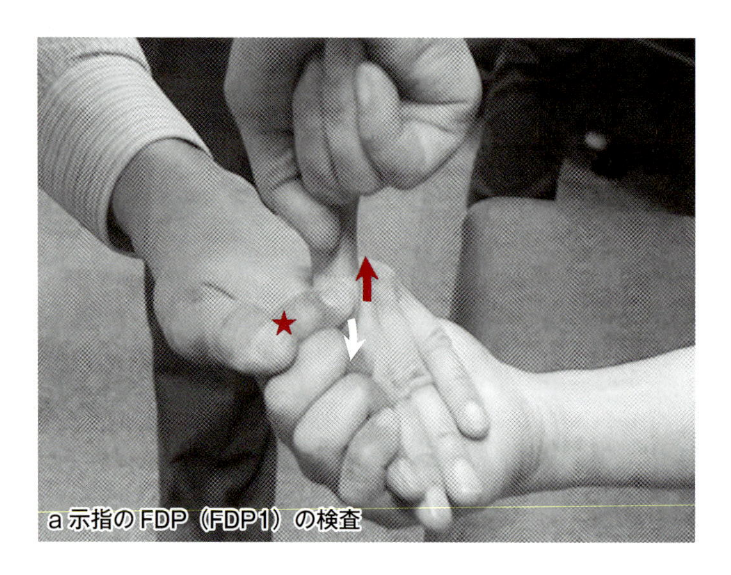

a 示指の FDP（FDP1）の検査

JCOPY 498-32818

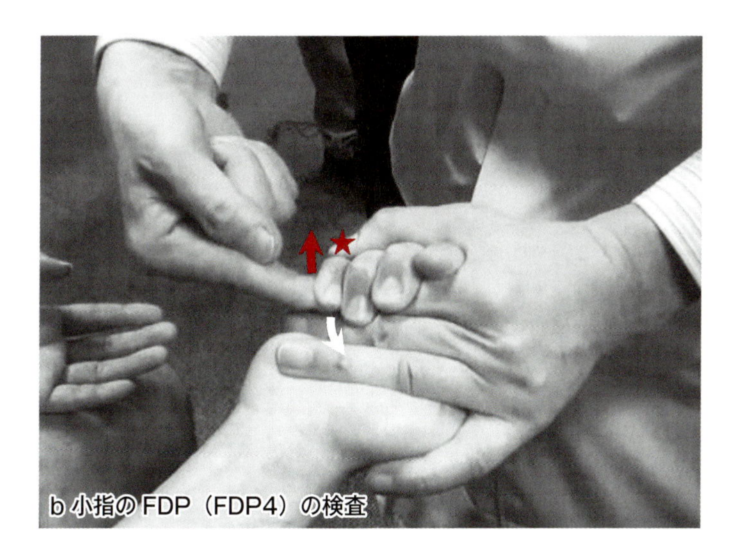
b 小指の FDP（FDP4）の検査

▶ Grading

重力なしの grading となる．

▶ 注意点

①指 1 本ずつを別々に調べるべきであり，筆者は示指（FDP1）と小指（FDP4）を主に評価している．

② PIP 関節を伸展位で調べるとしている成書もあるが［3］，この方法では DIP 関節屈曲の十分な力は入れにくい．MP・PIP 関節をまとめて屈曲してしまう筆者の方法の方が，最大収縮力を実現できる．

針筋電図

尺骨神経支配とされる FDP3/4 が下記のように表面に出ており調べやすい．正中神経支配とされる FDP1/2 は FDP3/4 を貫いた奥で調べることは可能であるが，かなり深く，痛みも考えると容易ではない．以下，FDP3/4 の検査法について記述する．

▶ 検査肢位

仰臥位，肘をベッド上に置いて肘関節を 90 度，ないしそれ以上に屈曲し，前腕は回外～回内回外中間位ぐらいとする．前腕遠位を検者非検査手でつかんで空中に保持する．

▶ 針の刺入

上記肢位で，自分で手指，特に尺側の手指を強く握るのを繰り返してもらう．指を小さく丸める感じにしてもらうとよい．尺骨後縁の内側（前方）に，指を握るたびにはっきりと浮き出る FDP3/4 の筋腹を同定する．肘頭から 10 cm ぐらい，前腕近位 1/3 ぐらいの高さで，この筋腹に刺入する．刺入方向は原則（1-2-9）に従うと，針先近位に向けて傾ける（地面向き）べきだが，起始に近いこのあたりでの筋腹の動きは大きくないので，逆（空中向き）でも差し支えなく，やりやすい．

▶ 安静時

指の力をだらんと抜いてもらい，検者の非検査手で前腕遠位と手関節をつかんで空中で力が抜けるよう工夫する．

▶ 随意収縮

筋腹同定時と同様に自分で尺側手指を握ってもらうか，あるいは，検者の非検査手の指 1 本を尺側手指の屈側にあて，それを握ってもらう．

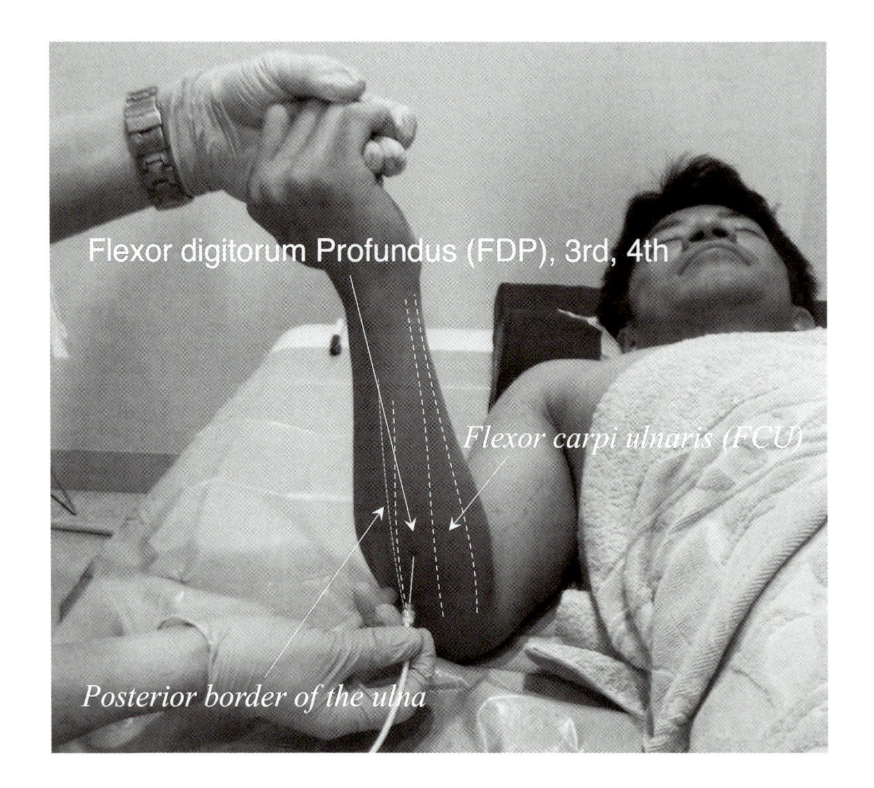

▶注意点

①針が前方に寄るとFCUに刺入される．

②刺入点が近位に寄りすぎると，尺骨神経に当たることがある．手指，特に小指に放散するしびれ・痛みが生じるかに注意を払う．ある程度肘関節から離れた遠位に刺すことでこれは避けられる．

③特に次述IBMを含む種々ミオパチーでは，高度萎縮をきたしていて，随意収縮をしてもらっても筋腹を同定しにくいことがある．このような場合には，筋腹は萎縮して，尺骨後縁から若干（1 cm程度）内側（前方）にずれた所を中心に残っていることが多い．その付近に刺すことで萎縮筋腹を捉えることができる．

臨床的事項

①示指・中指が正中-前骨間神経，環指・小指が尺骨神経支配であり，両者の解離はこれらの末梢神経障害を示唆するとして教科書的によく知られている．しかしこれには変異も大きく，特に中間の中指・環指には変異が大きい［123］．前骨間神経麻痺でも，長母指屈筋（FPL）と示指のFDP（FDP1）のみが障害される例が多いことが知られている［124］．示指と小指のFDP（FDP1とFDP4）の支配が比較的変異が少なく，この二者を主に調べることが推奨される［123］．

②筋節に関して，筆者らは筋力の評価から，FDP1は主にT1支配，FDP4は主にC8支配であることを示した［57］．即ち，FDP1とFDP4の解離は，末梢神経障害のみならず，髄節性の障害でも生じる．真の神経性胸郭出口症候群（TN-TOS）ではT1障害主体なので，FDP1優位に障害され，遠位型CSAはC8障害主体なので，FDP4優位に障害される．

③FDPが選択的に強く障害されるもうひとつの有名な疾患が封入体筋炎（inclusion body myositis; IBM）である［125］［126］．筆者らはIBMでのFDP3/4の針筋電図が有用であり，他筋ではしばしば高振幅MUPが主体となり，神経原性と間違えられる原因となるが，この筋では，著明な低振

幅MUPが主体となり，ミオパチーと容易に診断できることを示した［127］．

④ただFDPが強く障害されるのはIBMのみではなく，他の多くのミオパチーで見られる所見である．筋強直性ジストロフィー［128］，Becker型筋ジストロフィー［129］などで記載されている．

2-1-27 長母指屈筋

Flexor Pollicis Longus; FPL

◆筋節 ——— C8, **T1**
◆末梢神経 ——— 正中神経—前骨間神経
◆作用 ——— 母指の指節間関節（IP関節）の屈曲

MMT

▶検査肢位

肘を曲げて手関節は自然な位置で手掌面は天井に向ける．「親指の先を曲げて下さい」と指示して，母指末節を屈曲したIP関節最大屈曲位を保持してもらう．

▶固定

検者の非検査手の母指と示指以降で被検者の母指の基節より近位をしっかり保持し固定する．

▶検者の手技

検査手の示指を被検者の母指末節屈側にあてて，IP関節を伸展させる力を加えて，最大屈曲位をbreakできるかを見る．2より弱いMMTについては，同じように基節をしっかり保持した上で，IP関節伸展位から自力で曲げることができるかを見る．

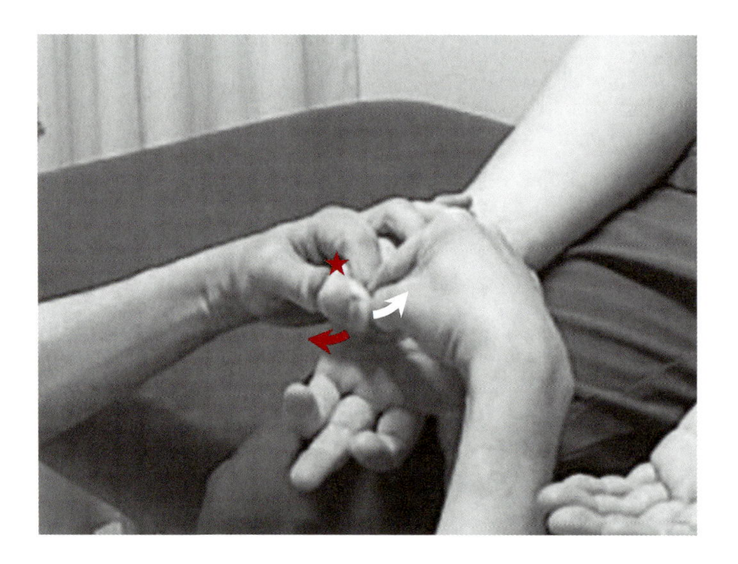

▶Grading

重力なしのgradingとなる．

JCOPY 498-32818

針筋電図

▶ 検査肢位

仰臥位，肘伸展，前腕回外位でベッド上に置く．

▶ 針の刺入

指を握って，母指末節屈側を示指基節〜PIP関節背側にあて，母指IP関節を強く自分で曲げるのを繰り返してもらう．手関節から8 cm前後近位，前腕遠位1/4〜1/3レベルで，前腕橈側，橈骨の尺側前方，FCR腱の1〜1.5 cm橈側に浮き出てくるFPL筋腹が同定できる．この部位に針はあまり傾けないで刺入する．ゆっくり針を進めていき，後述のように橈骨神経に当たらないかに注意しながら，前記運動を繰り返してもらって筋膜を貫いて，FPLのMUPが大きく記録される筋腹内に刺入する．

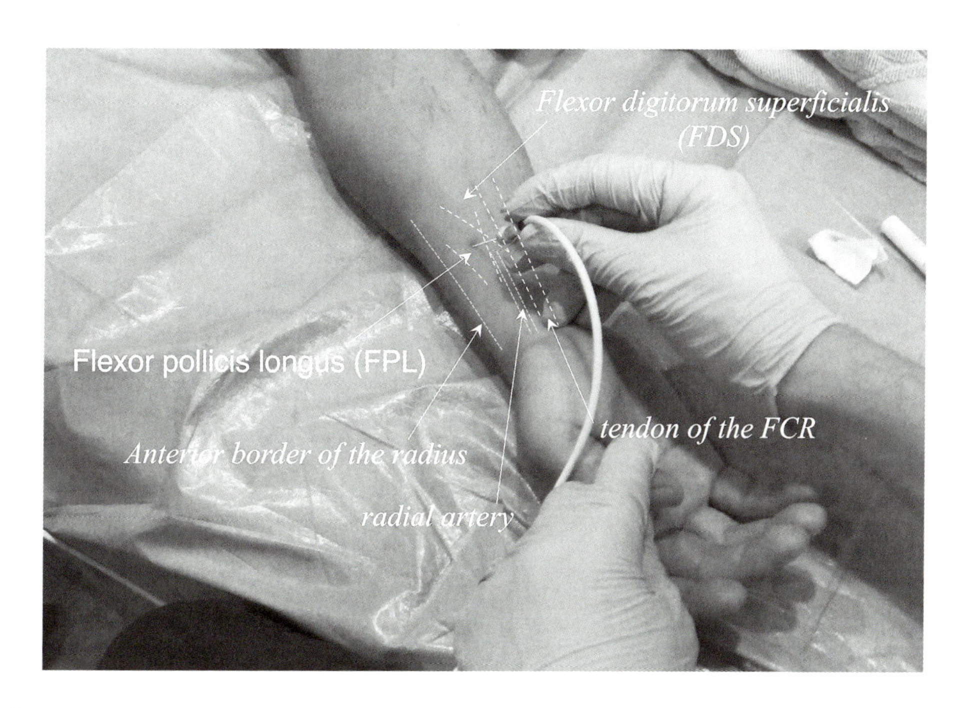

▶ 安静時

母指の力をだらんと抜いてもらう．

▶ 随意収縮

検者の非検査手の指で被検者の母指末節とIP関節を保持し，等尺性をなるべく維持しながらIP関節を曲げる力を入れてもらう．

▶ 注意点

① FPL自体はかなり大きい筋であるが，表面に他の構造がなく，刺入が容易なのは上記の場所である．近位に寄り過ぎるとFDSが表面に被さってくる．

②刺入点の橈側には橈骨神経浅枝が，尺側には橈骨動脈が存在する．それに挟まれた狭い領域に刺すことになる．橈骨動脈は脈拍を触れて同定でき，その尺側に刺せばよいが，橈骨神経浅枝については変異もあり得，触知も難しい．また外側前腕皮神経がこの付近を走行する可能性もある．従って，ゆっくり刺入をしていき，万一遠位への放散痛が生じたら，直ちに刺入点をずらすなどの対処を行う．

③同定も難しい筋であり，上記のように近隣に重要構造も多く，筋腹にうまく刺入できない時は無理

をすべきではない．万が一にも針を不用意に動かしているうちに橈骨動脈を損傷したりなどしないように注意する．

臨床的事項

①神経痛性筋萎縮症を含む前骨間神経麻痺で障害される代表筋である．FPL単独の麻痺はFPL腱断裂でも起こる．しかし，前骨間神経麻痺でも，FDP1などの麻痺が著明でなく，FPL単独に見えることもあるので，この場合は腱断裂との鑑別が必要となる［130］．針筋電図がその鑑別に役立つが，腱断裂を起こすと，FPL筋腹の位置も近位側に偏位してしまっている場合もあるので，注意を要する．

②従来C8示準筋とされることが多かったが，筆者らは，T1支配が優位であることを示した［57］．しかしFDS，APBなどの他のT1筋に比べると若干のC8支配はあるようで，C8障害で筋力低下ないし針筋電図変化が出ることは確かにある．しかし，C8障害では全く変化がないこともあるので，そのような場合には，C8示準筋と思っていると解釈を間違える可能性がある．即ち遠位型CSAを含むC8障害の典型は，尺骨＋後骨間神経の障害であり，FPLは障害されないことの方が多い．

③封入体筋炎（IBM）などFDPが障害される疾患では，同じlong flexorであるFPLも同時に障害されることが多い．

JCOPY 498-32818

コラム9 神経症候学とMRI

今日MRIなどの画像診断の発達は目覚ましく，特に脊椎脊髄領域では評価の中核となっている．しかし，画像に頼り切って臨床症候の検討をおろそかにするととんでもない誤診に陥ることを筆者は以前から強調してきた［2］［203］［204］．MRIが有用な検査であることは間違いないが，特に脊椎MRIでは，高齢者では健常者でもかなりの確率で異常所見がみられること，即ち特異度が低いことが限界となる．従って，手がしびれる・力が入らない→MRIで頸椎に所見あり→手のしびれ・脱力は首が原因，という三段論法は決して成り立たない．筆者はそのような実例をこれまでも多く呈示してきたが［203］［204］，2018年2月の脊椎脊髄ジャーナルという雑誌では，「脊椎脊髄疾患と間違えられそうになった症例・疾患」という特集を組ませていただき，まさにそのような例にfocusを当てた．当科からもいくつかの疾患を呈示したが，特に憂えているのは大脳皮質基底核症候群（corticobasal syndrome; CBS）である［205］．CBSでは慢性進行性の上肢運動障害に加え，しびれ感も伴うことがあるので特に頸椎症と間違われやすい．頸椎症と診断されていたCBS症例の紹介をこれまでに相当数受けているが，つい最近は，首，腰，肘部管と3カ所手術済みのCBS例を経験した（紹介元整形外科医の名誉のために付け加えると，手術をしたのはそれ以前にかかっていた整形外科である）．脳神経内科医であればCBSはさすがに診ればわかるだろう．神経症状の患者が脳神経内科にfirst touchする（少なくとも整形外科から早期に紹介を受ける）ことの重要性を身に染みて感じる．

逆に神経症候から「ここ」と思ってみると確かにある明確な椎間板ヘルニアが，それまでは放射線科も含め見逃されていたという例もしばしば経験する．画像もその眼で見ないと見えてこないのである．

ともあれ確実に言えること．それは，どんなにMRIが発達しても，神経症候学の重要性は決して減じることはない．そしてそれはAIで代替不可能なart（技能）だということである……あ，序文で同じこと言ってたか……

2-1-28 方形回内筋

Pronator Quadratus; PQ

◆**筋節** ―――――― **T1**
◆**末梢神経** ―――――― 正中神経―前骨間神経
◆**作用** ―――――― 前腕を回内する

MMT

前腕回内はPQの他，円回内筋（PT）が協働筋である．両者の分離は難しいが，PTの項で述べたように，筆者の経験では，肘伸展，前腕回外位で検査するとPQが優位となる．

▶検査肢位

座位，肘伸展位，前腕回外位で，「腕を内側に回して下さい」と指示して，前腕を回内する力を入れてもらう．

▶検者の手技

被検者の前腕遠位部を持ち，回外する力を加えて，上記肢位がbreakされるかを見る．

▶Grading

重力なしのgradingとなる．

▶注意点

①両手で被検者の手をそれぞれ持って，両手を同時に回内する力を入れてもらって調べる方法と，被検者の片手を検者の両手で持って，回外方向に力を加える方法がある．

針筋電図

▶検査肢位

仰臥位，肘伸展，前腕回内位，手関節中間位でベッド上に置く．

▶針の刺入

前腕遠位部で指伸筋（ED）の腱を同定し，次いで短母指伸筋（EPB）の筋腹を同定する（**2-1-18**）．さらに手関節に近い部分で橈骨の遠位部を同定する．ED腱の橈側縁，EPB筋腹の尺側縁，橈骨遠位部の尺側縁で作られる長い三角形の窪みを同定して，その三角形の中央，手関節からおよそ5cm程度近位で，針をほぼ垂直に刺入し，進めていく．1cm内外で骨間膜を貫く感触があり，さらに進めるとPQ筋腹に刺入される．

▶安静時

前腕回内位の自然な位置で力を抜いてもらう．

▶随意収縮

被検者の手関節部を検者非検査手で保持して，安静時の位置からわずかに前腕を回内する方向に力

JCOPY 498-32818

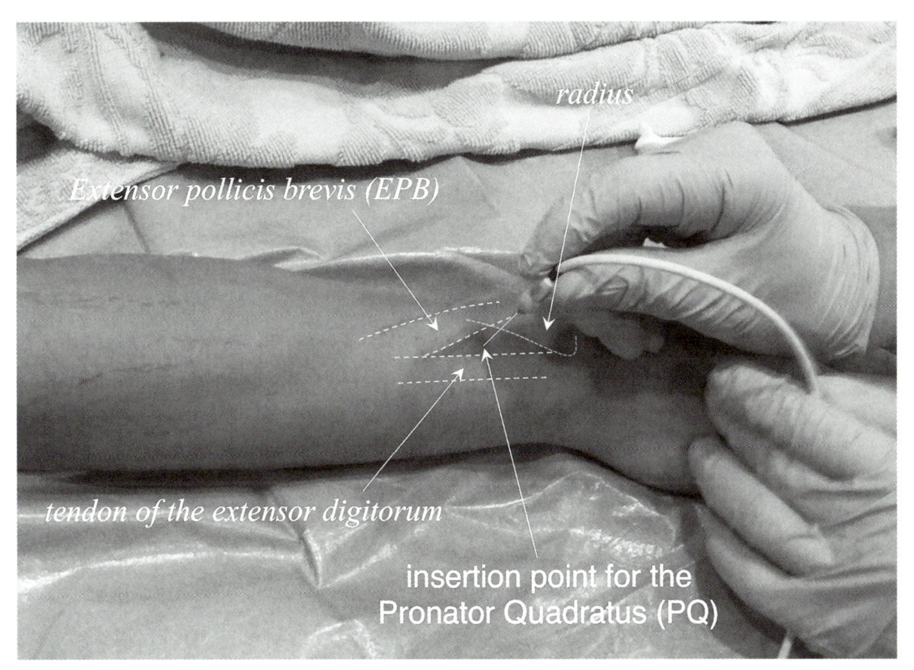

ED 腱，橈骨尺側縁，EPB 筋腹で囲まれる三角形を薄いシャドーで示した．
この中央が PQ の刺入点となる．

を入れてもらう．等尺性を保つように注意する．

▶ **注意点**

①骨間膜を貫くとすぐに PQ 筋腹内に入る．骨間膜からはほんの 2〜3 mm 程度進めるだけで十分である．それ以上深く進めると正中神経などが存在するので危険である．

②等尺性が崩れる＝過回内方向に大きく動くと針は骨間膜で固定されているので筋断裂が起こりやすいので注意する．

臨床的事項

①前骨間神経の最遠位で支配される筋であり，FPL, FDP1 と並んで，神経痛性筋萎縮症を含む前骨間神経麻痺で障害される．FPL, FDP1 の障害から通常前骨間神経麻痺は十分診断できるので，PQ の障害を強いて証明する必要はないことが多いが，どうしても証明したい場合には，上記のように MMT での評価では PT との分離は難しい場合があるので，針筋電図での評価が役立つ．

②筋節については十分な経験を有していないが，他の前骨間神経支配筋同様 T1 優位との印象を持っている．

2-1-29 短母指外転筋

Abductor Pollicis Brevis; APB

◆筋節 ———— T1
◆末梢神経 ———— 正中神経
◆作用 ———— 母指の垂直外転

MMT

▶検査肢位

手掌を天井に向け，「親指を天井に向かって持ち上げて下さい」と指示して，母指を手掌に垂直に天井に向かって持ち上げた最大外転位で保持してもらう．

▶固定

検者の非検査手で手掌，特に示指の中手基節関節（MP関節）部をしっかりつかんで保持する．

▶検者の手技

検査手の示指を被検者の母指のMP関節部にあてて，母指を手掌面に戻す（内転させる）方向に力を加え，上記肢位がbreakできるかを見る．2より弱い筋力については，母指を手掌面から垂直方向に自力で持ち上げることができるかを見る．

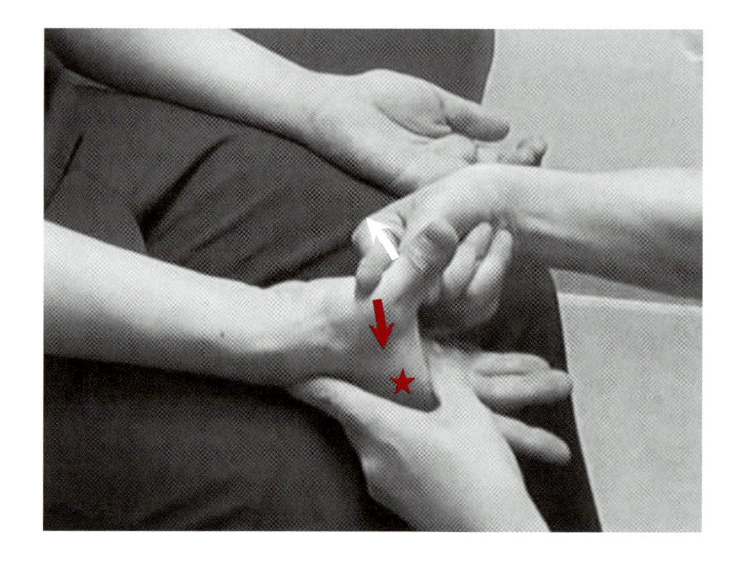

▶Grading

重力なしのgradingとなる．

▶注意点

①検者の手をより遠位，母指の末節などにあてて被検者の力に抵抗すると，検者の力が強過ぎて正常

被検者でも break されてしまうので，避けるべきである．

②高度の橈骨/後骨間神経麻痺ないし C8 障害で，EPB や EPL，APL が弱い時には，APB に力を入れている時の橈側への母指の保持が不十分で，このために MMT 時に母指が尺側手掌方向に内転する形で break されてしまい，APB が弱いと見誤ることがある（図 a 左）．これを防ぐためには，母指を垂直外転した状態で，母指球尺側に検者の対側の手をあてて，MMT 施行時に母指球から母指を橈側に向かって押す力を加えて，足りない母指伸筋群や APL の力を補って，APB の垂直外転方向の力のみを評価するようにする必要がある（図 a 右）．

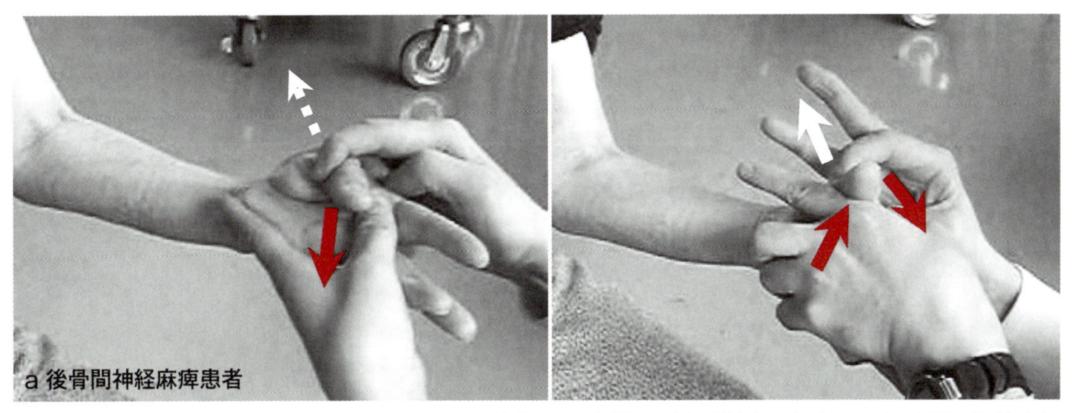

左：APB は強くても EPB, EPL, APL が弱いために，検者の力で母指は尺側に倒されてしまい，APB が弱いと見誤る．
右：母指球の尺側から支えることで APB の力は正常であることがわかる．

針筋電図

▶ 検査肢位

仰臥位，前腕回外位で手背をベッドにつけるように置く．

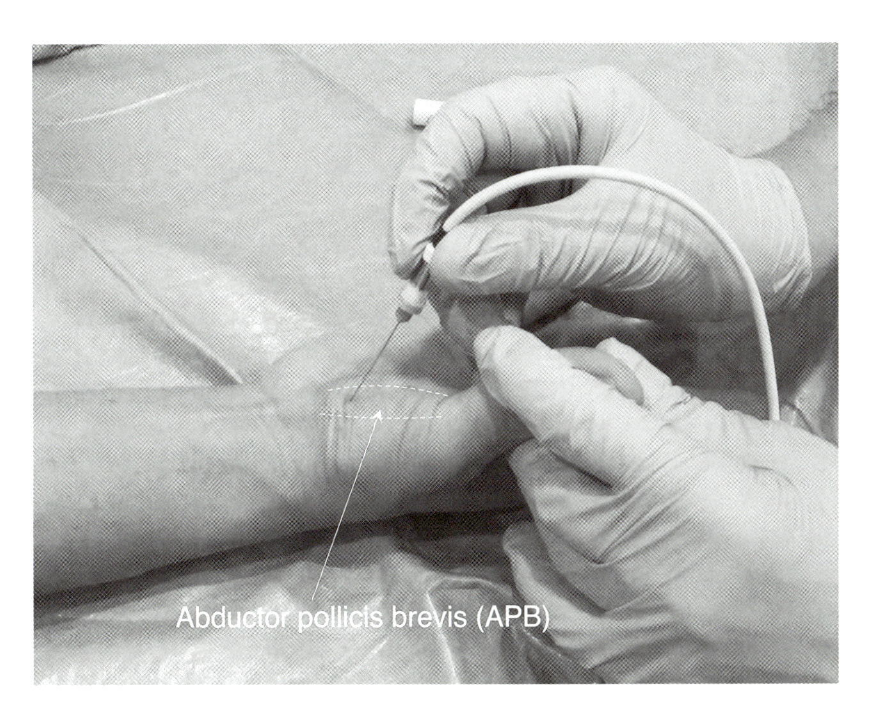

▶ **針の刺入**

母指を垂直方向に外転してもらって，母指球中央最前面に紡錘状に走るAPB筋腹を同定する．この部位に針はあまり傾けないで刺入する．皮下すぐからAPB内に刺入される．

▶ **安静時**

母指の力をだらんと抜いてもらう．

▶ **随意収縮**

検者の対側の手指で母指MP関節付近を保持し，「親指を天井に向かって持ち上げて下さい」と指示して，等尺性をなるべく維持しながら母指を垂直方向に外転する力を入れてもらう．

▶ **注意点**

① APBの検査はかなり痛いので［119］，どうしても必要な時以外は避けるべきである．

臨床的事項

①母指球中最も純粋な正中神経支配筋であり，高度の運動障害を呈する手根管症候群（CTS）で他の母指球筋（母指対立筋など）には尺骨神経が入っているためにかなり保たれていても，APBだけは必ず筋力低下，筋萎縮を示す．即ちこの場合には母指球全体の萎縮はさほどでもなく，APB部のみが陥凹したような萎縮となる（図b）．このような場合，MMTとしては母指の垂直外転はやはり強く障害されている．

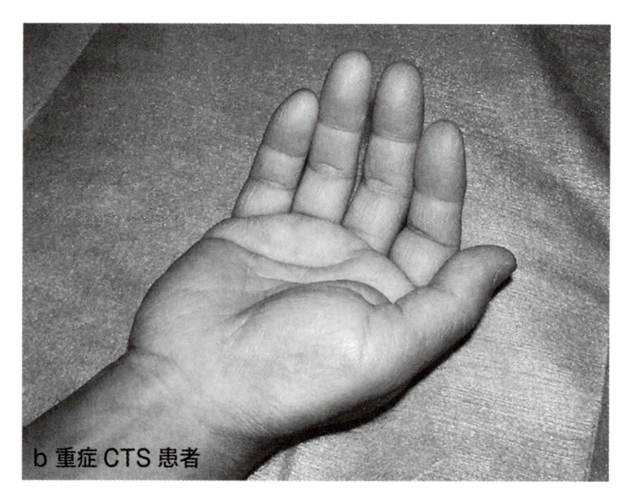

b 重症CTS患者

運動神経伝導検査でAPBのCMAPは消失していた．
母指球の萎縮はAPB部のみにとどまっている．

②同じく高度CTSなどで，APB筋力低下が高度でも，長掌筋などの作用で若干の垂直外転が行える場合があるので注意する．

③ CTSの臨床評価のためにAPBのMMTは重要だが，CTS評価にAPBの針筋電図が必要かどうかについては議論がある［131］［132］．筆者はAPBの針筋電図が必要なことはないという意見である．CTSであることの診断にはNCSで十分である．重症度評価や手術適応決定のために軸索障害/脱神経があるかどうかは，MCSでのAPB CMAP振幅が低下しているかどうかを見ることで十分行うことができるし，軸索障害の有無を手術適応判断の基準とすることが妥当かどうかの検証はない．重症CTSで対立再建などの機能再建術を行うかどうかの判断のためにAPBの針筋電図を施行して，残存MUPがあるかどうかを評価するという考えもあるが，この目的もCMAPが

保たれているかによって十分果たすことができる．筆者らは対立再建の必要性の有無に第二虫様筋MCS評価が有用であることを示している［133］．CTSのガイドライン類でも，APBの針筋電図の推奨度は高くない［134］［135］．

④ APBは主にT1支配であることが最近示されており，真の神経性胸郭出口症候群（true neurogenic thoracic outlet syndrome; TN-TOS）では強く障害される［58］．TN-TOSではAPB CMAPの高度振幅低下を呈するが，CTSとの鑑別においてはSCSが正常であることが重要となる．C8神経根症やC8が障害されるがT1は保たれることが多い遠位型頸椎症性筋萎縮症ではAPBは保たれる［107］．また，前骨間神経支配筋はほとんどがT1支配だが，APBは正中神経本幹支配なので，T1障害と前骨間神経麻痺との鑑別にはAPBが保たれているかどうかがポイントとなる．

⑤ これらの疾患の診断のためのAPBの評価は通常MMTで十分であり，必要ならAPB CMAPでの評価も加えることもできる．APBの針筋電図まで必要なことはほとんどない．どうしても確認したい場合は，同じくT1支配だが，前骨間神経支配でなく正中神経本幹支配であるFDSの針筋電図で代用できる場合が多い［57］．

2-1-30 母指対立筋

Opponens Pollicis; OP

◆**筋節** ―――――― (T1)
◆**末梢神経** ―――――― 正中神経
◆**作用** ―――――― 母指の対立

MMT

▶検査肢位

手掌を天井に向け，母指を手掌に垂直に天井に向かって持ち上げた外転位.「親指を持ち上げた状態で小指側に寄せて下さい」と指示して，最大対立位で保持してもらう.

▶固定

検者の非検査手で被検者の手掌をしっかりつかんで保持する.

▶検者の手技

検査手の指を被検者の母指球〜母指 MP 関節付近にあてて，対立を戻す方向，橈側に向かって力を加え，最大対立位を break できるかを見る.

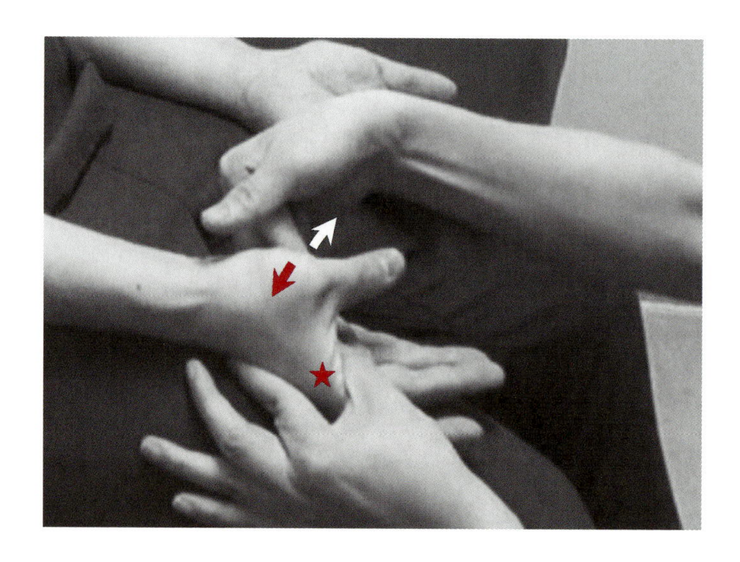

▶Grading

重力なしの grading となる.

▶注意点

①母指と小指の指腹を強く合わせて保持してもらい，手掌側から母指と小指の間をすり抜けて検者の指を通過させられるかという調べ方も広く行われているが（図 a），これは FPL, FDP4 や小指対立

筋など多くの筋の複合した筋力を見ているものである.

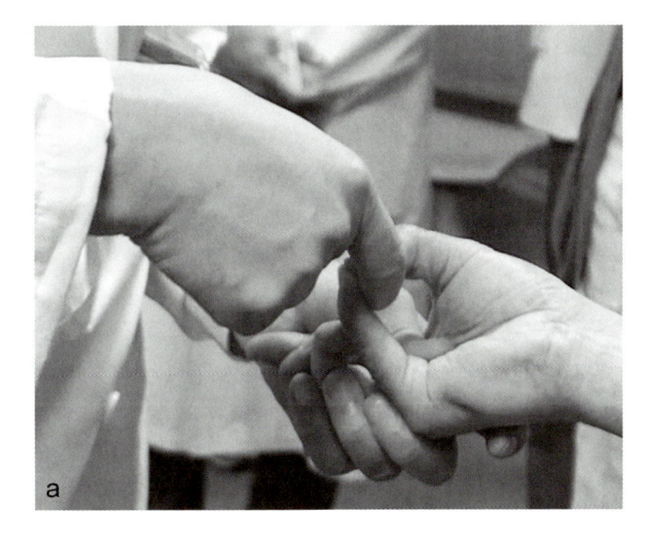

針筋電図

▶ **検査肢位**

仰臥位，前腕回外位で手背をベッドにつけて置く.

▶ **針の刺入**

母指対立運動を行ってもらい，APB の橈側に位置する OP の筋腹が盛り上がるのを触れる．この部に挿入する.

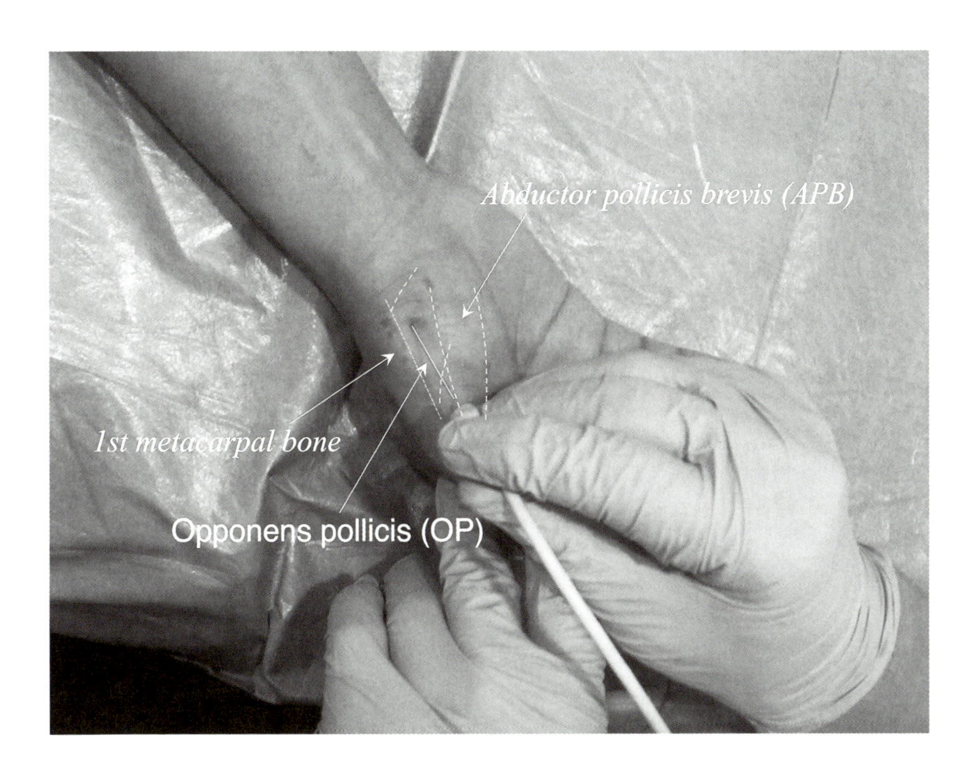

▶ **安静時**

母指の力をだらんと抜いてもらう.

▶ **随意収縮**

検者の非検査側母指を被検者の母指球に添えて，母指対立運動を行ってもらう.

▶ **注意点**

① APB 同様 OP の検査はかなり痛いので，どうしても必要な時以外は避けるべきである.

臨床的事項

①正中神経支配とされるが，APB よりは正中神経純粋の支配ではない可能性が高い．診断的意義においても APB と同義であり，OP を特に調べる必要がある例は稀である.

コラム 10 頸椎症性神経根症の診断

筆者も頸椎症の診断での針筋電図の施行頻度は昔よりは減っている．特に頸椎症性脊髄症（cervical spondylotic myelopathy; CSM）では，症候が間違いなく CSM で（分節性徴候と長経路性徴候が共に明確），MRI 画像もそれに見合ったものである場合には，前角の評価である針筋電図は局在の傍証にしかならないので針筋電図は行わないことが多い．診断が微妙な場合や紹介医を納得させる必要がある場合には，感覚伝導路障害の頸部への局在が可能である SEP をむしろ積極的に行っている［206］．頸椎症性神経根症（cervical spondylotic radiculopathy; CSR）の診断においても，Spurling 徴候明確で，ある髄節に一致する感覚障害と筋力低下があり，画像でそれに対応する椎間板ヘルニアが示されている場合には，針筋電図まで行わなくても…と判断する場合もある．ただし，コラム 9 で述べたようにそのようなヘルニアもしばしば見逃されていることもあり，その場合，あるいは紹介医の診断が CSR でない場合など，紹介医を納得させるためにも最低限の針筋電図で診断を証明している．症状は CSR と思われる，あるいは疑われるが，MRI 画像が明確でない例は針筋電図のよい適応となる．画像からは全くわからないが，針筋電図では髄節性＋傍脊柱筋まで含めた脱神経が証明される，いわゆる MRI negative, EMG positive CSR も経験することがある［207］．ただし，AAEM ガイドラインで推奨されているように C5〜T1 の各筋節の筋すべてをスクリーニングで行うべきとか［208］，6〜8 筋の検査が必要という意見［209］には必ずしも同意できない．障害根とせいぜいそのどちらかの隣接根を調べて，障害が髄節性に局在していることを証明し，かつ傍脊柱筋でも脱神経が証明できれば診断的には十分であって，施行筋数はせいぜい 3〜4 筋のことが多い．

2-1-31 母指内転筋

Adductor Pollicis; AP

◆**筋節**――――――――――（C8/T1）
◆**末梢神経**――――――――尺骨神経
◆**作用**――――――――――母指の内転

MMT

▶検査肢位

手掌は軽く天井向け.「親指を手のひらに付けて下さい」と指示して，APBの検査肢位から逆に手掌側に向かって母指橈側を手掌橈側端～示指基部に密着させた，母指内転位で保持してもらう.

▶固定

検者の非検査手で手掌から示指基部をしっかりつかんで保持する.

▶検者の手技

検査手の示指を被検者の母指基節尺側にあてて垂直外転方向に力を加え，被検者が母指と検者の指をはさむのをbreakできるかを見る.

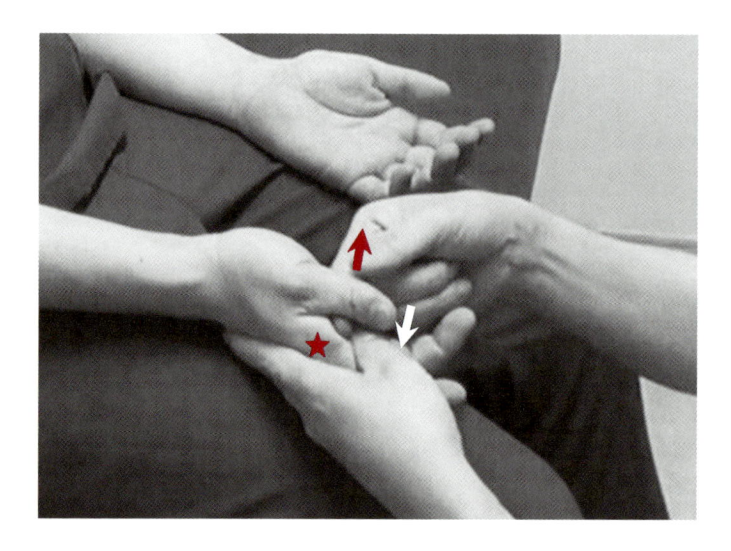

▶Grading

重力なしのgradingとなる.

針筋電図

手掌に針を刺すことになり痛みが強いので，筆者は行っていない．

臨床的事項

①尺骨神経支配の母指球筋だが，次述の FDI が高度障害されていても，筋力低下はさほどではない例をしばしば見る．

2-1-32 第一背側骨間筋

First Dorsal Interossei; FDI

◆筋節 ———— **C8**, T1
◆末梢神経 ———— 尺骨神経
◆作用 ———— 示指の外転

MMT

▶ **検査肢位**

手掌面を床に向け,「指をパーに開いて下さい」と指示して,指を伸展した状態で2〜5指を開いてもらい,示指の母指側への最大外転位を保持してもらう.

▶ **固定**

検者の非検査手で被検者の手,特に示指の中手骨〜MP関節部をつかんで保持する(EDが弱い場合は後述).

▶ **検者の手技**

検査手の示指を被検者の示指の近位指節間関節(PIP関節)部にあてて内転方向=尺側に力を加え,示指の最大外転位をbreakできるかを見る.2より弱い筋力については,示指を自然な位置から外転方向=橈側に動かすことができるかを見る.

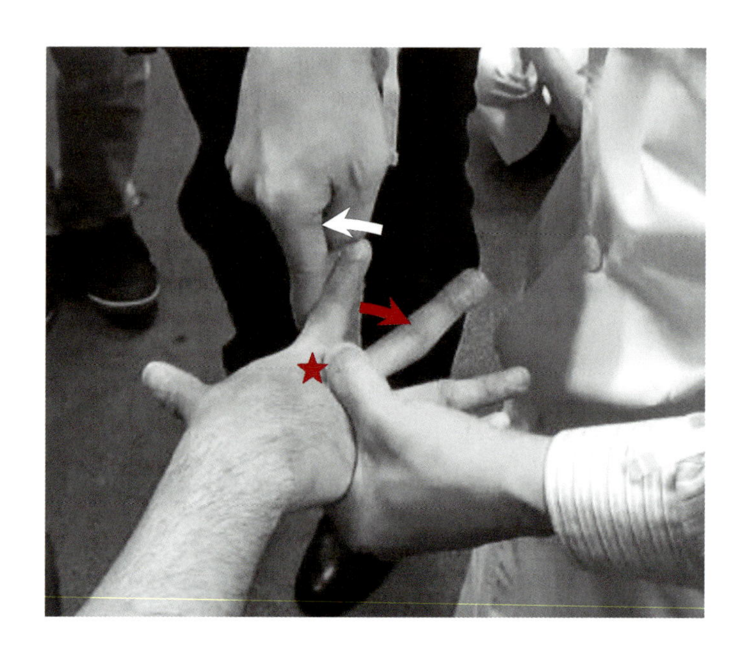

▶ Grading

重力なしの grading となる．

▶ 注意点

①検者の手をより遠位，遠位指節間関節（DIP 関節）部や示指末節などにあてて被検者の力に抵抗すると，検者の力が強過ぎて正常被検者でも break されてしまうので，避けるべきである．次の小指外転筋（ADM）と違って，上記の手技で行えば，break される健常者はおらず，信頼性が高い．

②高度の橈骨/後骨間神経麻痺ないし C8 障害で，ED が弱い，特に完全麻痺時には，そのままでは FDI に力を入れること自体ほとんどできなくて，FDI が弱いと見誤ることがある（図 a 左）．これを防ぐためには，検者の対側の手で示指基節～PIP 関節部を手掌手背側からはさむようにして MP 関節を強く伸展位に維持することで ED の作用を代償しながら示指の外転方向の純粋な力を評価する（図 a 右）．ここで，手掌を机などに置いて示指を外転させる方法もしばしば行われているが，それだけでは ED の力を十分に代償しているとは言えず不十分である．

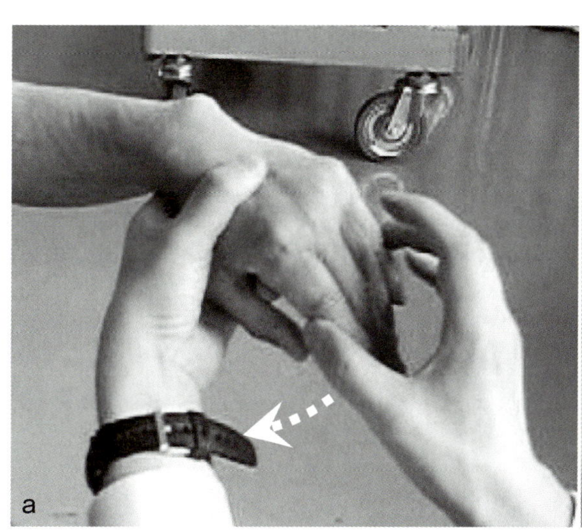

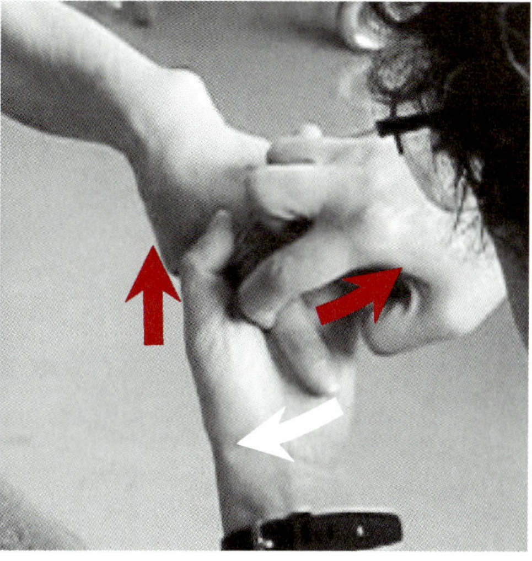

後骨間神経麻痺患者

左：ED が弱く手指伸展不能の状態では，そのままでは FDI に力を入れることはほとんどできない．

右：示指の掌側から支えることで FDI の筋力は正常とわかる．

針筋電図

▶ 検査肢位

仰臥位，前腕回内位で手掌をベッドにつけて置く．

▶ 針の刺入

示指を橈側に外転してもらって，1，2 指間に固く盛り上がる FDI 筋腹を同定する．この部位に近位側やや尺側に向かって針を刺入する．

▶ 安静時

手関節以遠の力をだらんと抜いてもらう．手指母指も若干屈曲位，軽く手掌を丸める感じとした方が力が抜けやすいことが多い．

▶ 随意収縮

検者の非検査手の指で被検者の示指を保持し，「指をパーに広げて下さい．人差し指を親指の方に寄せて下さい」と指示して，等尺性をなるべく維持しながら示指を橈側に外転する力を入れてもらう．

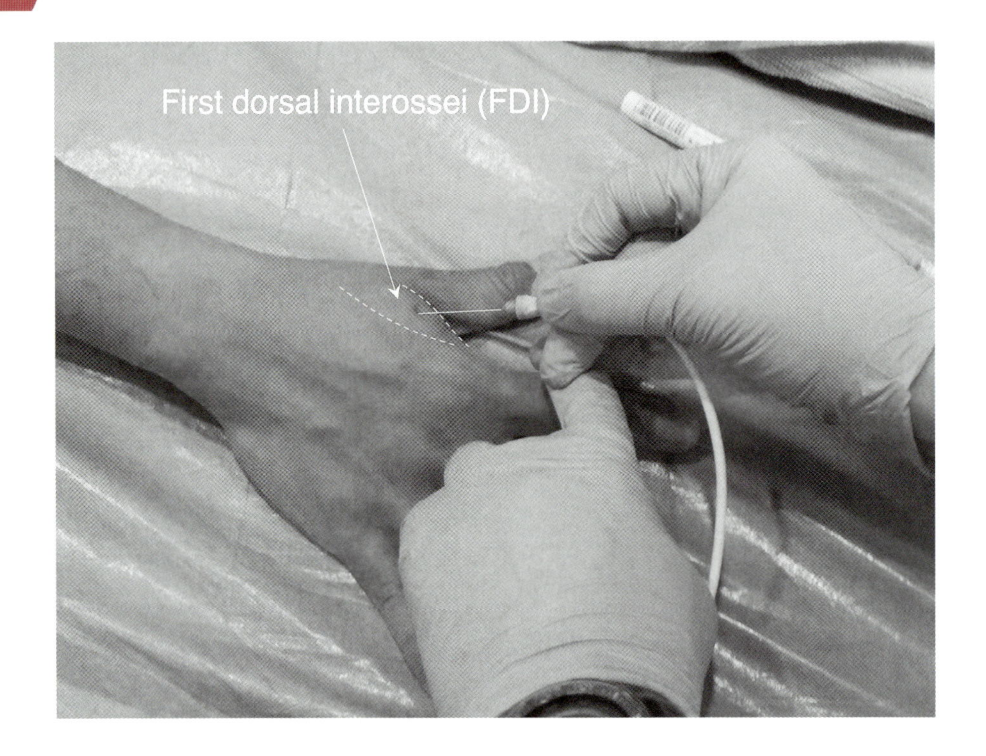

▶ **注意点**

① FDI は手背に位置するので，手掌側を刺す筋に比べると痛みが少ないので，しばしば被検筋として選ばれる．

② FDI の表面をしばしば静脈が走行しているので，それを避ける．

③ FDI のような小さい（短い）筋では，必然的に神経筋接合部の密度が高くなり，終板電位（終板雑音と終板棘波）が高頻度に出現する．これらは通常痛みを伴うので，当たった場合にはそのまま進めないで，わずかに引いて針の方向を変えてから再度進めるのがよい．

④この FDI での高頻度の終板電位の存在は，それを線維自発電位と間違えてはいけないのはもちろんだが，針移動を繰り返して多部位（通常 20 カ所）からのサンプルを行うべき安静時活動記録においても障害となる．

⑤ FDI の随意収縮は，神経原性の診断において「正常と異常の差が少ない」印象をしばしば受ける．つまり，健常者でも比較的高振幅 MUP がよく見られ，一方神経原性変化でも動員パターン減少がそれほど明確でない場合がある．このため FDI での神経原性の診断感度は，前述の安静時活動記録の困難さも併せて，それほど高くない印象を持っている．

臨床的事項

① C8 及び尺骨神経支配の代表筋であり，その筋力低下・筋萎縮の評価は，様々な疾患で重要なポイントとなる．前述のように ADM と比べると，physiological weakness がないことからも有用性が高い．

②筋力低下の有無は，ともに下垂指を主徴とする C8 障害（遠位型 CSA）と後骨間神経麻痺との鑑別に役立つ［113］.

③ ADM と明確な解離があり，ADM 正常，FDI 筋力低下が明確な場合は，手首部尺骨神経障害（ulnar neuropathy at the wrist; UNW）の Wu のタイプ 4＝深枝の小指球への枝の分岐後の障害

JCOPY 498-32818

を考える［136］.

④ ALSにおけるsplit handはよく知られている［137］［138］［139］. これからも推測されるように, FDIはALSで最も早く障害される筋のひとつであり, 下肢初発, あるいは球症状初発のALSでもFDIに既に筋力低下を認めることからALSと診断できる場合がしばしばあり, その筋力の評価はALS診断において極めて重要である.

⑤錐体路障害においてもEDやFDI/ADMは障害されやすい筋だが, APBや指屈筋は保たれやすい. これは実はC8が障害されてT1が保たれるパターンとかなり類似しており, 錐体路障害とC8障害の鑑別には注意を要する. 錐体路障害でも筋萎縮はしばしば見られることも, 鑑別が紛らわしい理由となる. 高度筋力低下があり, 中枢性か末梢性かの鑑別が問題となる時は, 針筋電図の動員パターンが鑑別に役立つ［140］.

⑥ FDIは既に述べたように針筋電図の被検筋, とりわけALSの被検筋として広く用いられているが, 前記のように, 終板活動が多く安静時活動検出がやや難しい, 随意収縮の正常と異常の差が少ないなどの限界もあり, 痛みも強い方であることも併せ, 筆者はさほど好んでいない. C8障害の証明にはFCUを通常用いている. ただし, FDIにはT1がかなり入ると思われるが［57］, FCUには逆にC7が多少入ると思われ, 両者の筋節は若干異なることには注意する.

2-1-33 小指外転筋

Abductor Digiti Minimi; ADM

◆筋節 ―――――― **C8**, T1
◆末梢神経 ―――――― 尺骨神経
◆作用 ―――――― 小指の外転

MMT

▶検査肢位

手掌面を床に向け，「指をパーに開いて下さい」と指示して，2〜5 指を伸展した状態でパーに開いて，小指を尺側に最大外転する．

▶固定

検者の非検査手で被検者の手，特に小指の中手骨〜MP 関節部をつかんで保持する（ED が弱い場合は後述）．

▶検者の手技

検査手の示指を被検者の小指の近位指節間関節（PIP 関節）部にあてて内転方向＝橈側に力を加え，小指の最大外転位を break できるかを見る．2 より弱い筋力については，小指を自然な位置から外転方向＝尺側に動かすことができるかを見る．

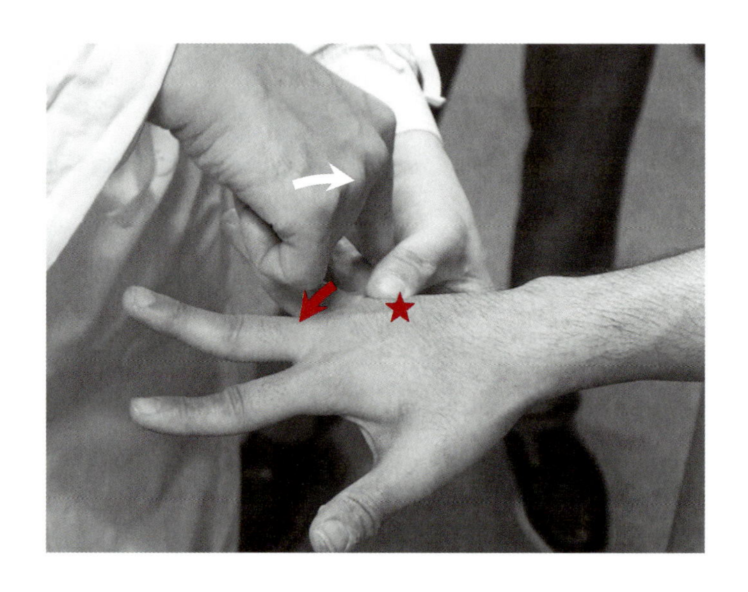

▶Grading

重力なしの grading となる．

JCOPY 498-32818

▶ 注意点

①健常者でも上記手技でbreakされる人とされない人がいる典型的な筋である．必ずしも若年壮年男性がbreakされず，高齢女性がbreakされるというわけではなく（その傾向はあるが），正常変異と捉えるべきである．左右差を見る必要があり，両側でbreakされるなら問題ない（筆者はその場合MMTは4/4とgradingし，physiologicalと注釈をつけている）．

②検者の手をより遠位，遠位指節間関節（DIP関節）部や小指末節などにあてて被検者の力に抵抗すると，さらに多くの健常者でもbreakされてしまうので，避けるべきである．

③被検者の小指外転を見るなら，検者も小指を用いて調べるべきという意見を見ることがあるが，これはすべての体部位でできることでもなく，また「力比べ」をしていることになり，break testとしてはその必要はない．筆者は普通に示指を用いてADMを調べている．

④ FDI同様，高度の橈骨/後骨間神経麻痺ないしC8障害で，EDが弱い，特に完全麻痺時には，そのままではADMに力を入れること自体ほとんどできなくて，ADMが弱いと見誤ることがある（図a左）．これを防ぐためには，検者の対側の手で小指基節～PIP関節部を手掌手背側からはさむようにしてMP関節を強く伸展位に維持することでEDの作用を代償しながら小指の外転方向の純粋な力を評価する（図a右）．

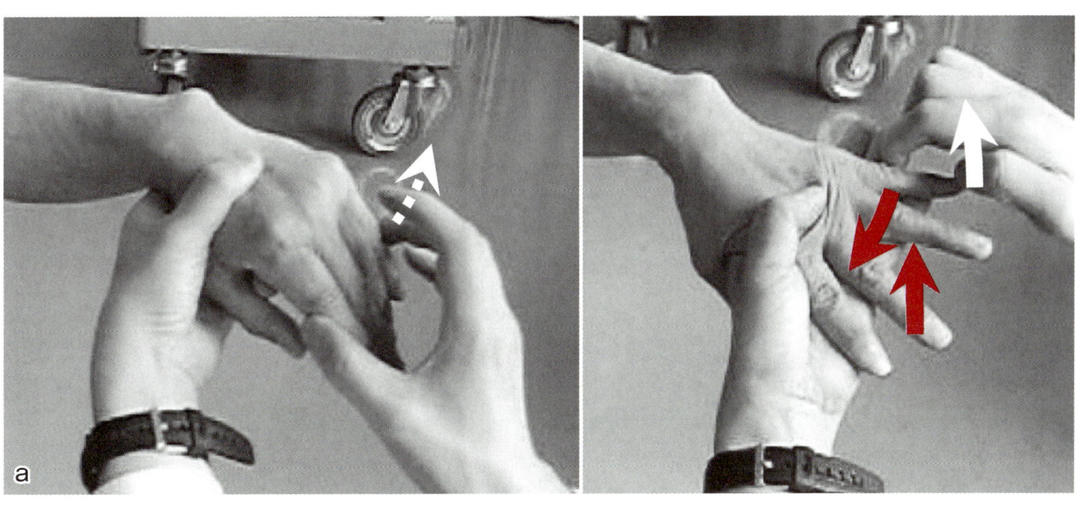

後骨間神経麻痺患者

左：EDが弱く手指伸展不能の状態では，そのままではADMに力を入れることはほとんどできない．

右：小指の掌側から支える（左下赤矢印．検者の対側手で被検者の小指掌側から上方に向かう力を入れていることを示す）ことでADMの筋力は正常とわかる．

針筋電図

▶ 検査肢位

仰臥位，前腕回内位で手掌をベッドにつけて置く．

▶ 針の刺入

小指を橈側に外転してもらって，手の尺側縁に固く盛り上がるADM筋腹を同定する．これに手背側から針を刺入する．

▶ 安静時

手関節以遠の力をだらんと抜いてもらう．手指も若干屈曲位，軽く手掌を丸める感じとした方が力が抜けやすいことが多い．

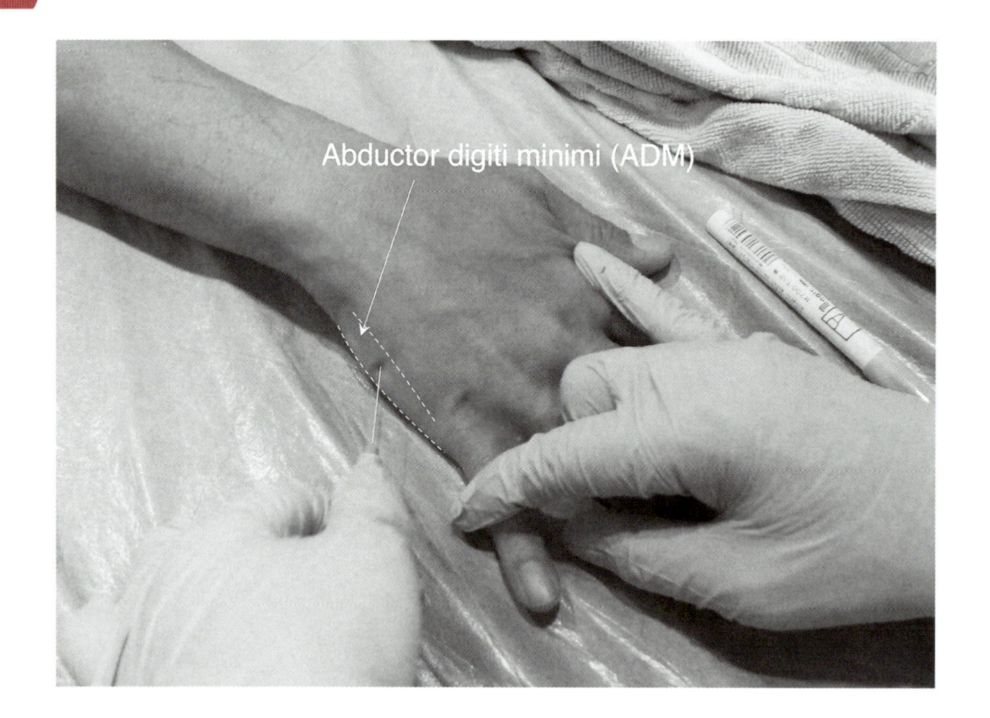

▶ 随意収縮

検者の対側の手指で小指を保持し，「指をパーに広げて下さい．私の指を小指で押して下さい」と指示して，等尺性をなるべく維持しながら小指を尺側に向かって外転する力を入れてもらう．

▶ 注意点

① ADM を覆う皮膚は手掌から手背にまたがる部分になる．手背側から刺入する方が痛みは少ない．

② FDI のところで述べたように，小手筋に共通する針筋電図の限界があり（終板活動が多い，正常でも高振幅 MUP が出やすい），さらに FDI に加えて ADM の針筋電図を行う意義があることは少なく，施行頻度は低い．

臨床的事項

① C8 及び尺骨神経支配である点で FDI 同様の意義を持つが，筋力の評価において physiological weakness がある点で，有用性は一般に FDI に劣る．

②手首部尺骨神経障害（ulnar neuropathy at the wrist; UNW）の Wu のタイプ 4［136］においては，FDI は障害されるが，ADM は保たれる．これを明確に証明するという目的が，筆者が ADM で針筋電図を施行する数少ないケースとなる．

③ ALS では split hand［137］［138］［139］のために，比較的障害されにくい．physiological weakness のために軽度の筋力低下検出が難しい場合があるのも FDI に劣る点となる．

④錐体路障害では FDI よりさらに障害されやすい．これはヒステリー性麻痺においても同様で，FDI は保たれるが，ADM に筋力低下を呈するのはヒステリー性麻痺のひとつの特徴と考えている．左右比較でこれを示すことができ，かつ指屈筋反射（Trömner 徴候，Hoffmann 徴候）に左右差がなければ，一側上肢のヒステリー性麻痺を示唆する所見となる．

コラム 11　胸郭出口症候群

胸郭出口症候群（thoracic outlet syndrome; TOS）ほど，学生でも習う疾患なのに疾患概念に大きな議論が残っている疾患はあまりないだろう．別稿でも詳しく解説しているように[210][211]，米国でも日本でも広く診断され第一肋骨切除術が積極的に行われていた TOS に対して，そのような疾患の存在は疑問であり（disputed neurogenic TOS），真の神経性胸郭出口症候群（true neurogenic TOS; TN-TOS）のみが確立した疾患概念であると主張したのが Cleveland Clinic の Wilbourn 博士である．Wilbourn 博士は 2007 年に亡くなられたのだが，筆者は 2005 年の米国神経筋電気診断学会（AANEM）で Wilbourn 博士の plexopathy の roundtable に参加し，終了後に個人的にお話もできたのは大切な思い出である．

TN-TOS は画一的な臨床像を呈する疾患で，母指球の萎縮を必発の徴候とする運動優位の慢性の経過を呈し，感覚障害は一般に軽微で，自覚他覚的にも欠如していることすらある．それでも内側前腕皮神経（MAC）の感覚神経活動電位（SNAP）はほとんどの例で消失しており，これを含む特徴的な神経伝導検査のパターンによって確定診断が可能である [211]．というかそれ以前に，慢性経過の筋力低下を示す症例で，本書で示したような MMT を詳細に検討して T1>C8 の障害分布が証明できれば TN-TOS を容易に疑うことができ，それで MAC の SNAP 異常が証明できれば（稀な T1 優位の CSA ではなく）TN-TOS と診断できる．

TN-TOS は非常に稀な疾患とされるが，筆者らは，かなりの例が診断されずに埋もれていて実際にはもっと多いのではないかという意見を表明している [211][212]．手術の絶対適応と言われるが [213][214]，実際には痛みやしびれがなく経過の長い例は，手術まで希望されないことも多い．行う場合は第一肋骨切除は不要で，鎖骨上窩アプローチで線維性索状物の摘除のみを行う小侵襲手術で十分である [213][215]．

2-1-34 第一掌側骨間筋

First Palmar Interossei; FPI

◆筋節 ――――――― （**C8**, T1）
◆末梢神経 ―――――― 尺骨神経
◆作用 ――――――― 示指の内転

MMT

▶検査肢位

手掌面を床に向け，「指を伸ばしたままでくっつけるようにして下さい．人差し指を中指側に寄せて下さい」と指示して，2～5 指を MP 関節では伸展したままお互いにくっつけて，示指を中指側に内転して，検者の示指を示指と中指ではさんだ位置を保持してもらう．

▶固定

検者の非検査手で被検者の手，特に中指の MP 関節部をつかんで保持する．

▶検者の手技

検査手の示指を被検者の示指の PIP 関節の尺側にあてて外転方向＝橈側に力を加え，示指内転位を break できるかを見る．

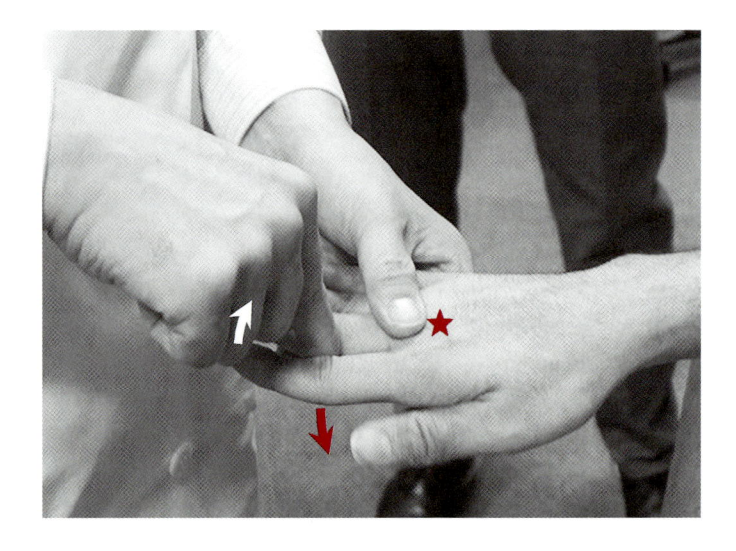

▶Grading

重力なしの grading となる．

針筋電図

行っていない.

臨床的事項

①錐体路障害で最も早く障害される筋である（故中野今治先生，personal communication).
②個人差で健常者でも break される場合があるので，左右を比較することが重要である.
③ MP 関節を屈曲するとおそらく FPI 以外（虫様筋，指屈筋群など）による示指内転の力が加わるので，FPI の筋力低下が検出しにくくなる．MP 関節伸展位を保持して調べる，左右比較においても MP 関節の角度を同程度にして調べることが重要である.

2-1-35 虫様筋

Lumbricales

◆筋節 ―――――― (**C8**, T1)
◆末梢神経 ―――――― 第一第二（示指，中指）正中神経，第三第四（環指，小指）尺骨神経
◆作用 ―――――― 各指の MP 関節を屈曲し，PIP，DIP 関節を伸展する．

MMT

示指〜小指の MP 関節を屈曲し，PIP，DIP 関節を伸展した姿位を作れるかでおおよその筋力を評価する．その姿位で PIP 関節の伸展保持を break する，ないしは，MP 関節の屈曲保持を break する［3］などの方法で MMT 検査も行われているが，いずれも固定が十分にできず，また，他の筋の作用との分離は困難であり，筆者は行っていない．

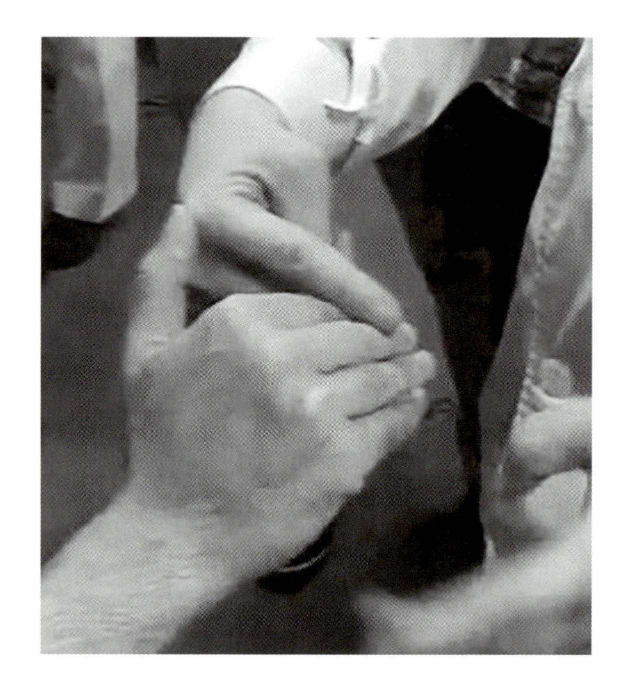

針筋電図

行っていない．

臨床的事項

①尺骨神経麻痺で虫様筋の筋力低下で鷲手（MP 関節過伸展，PIP・DIP 関節屈曲）が生ずるとして有名だが，実際には背側掌側骨間筋も鷲手の形成に関与する［141］.

②第二虫様筋（2L）は，CTS の評価のための NCS で用いられることで有名である．正中神経支配の 2L と尺骨神経支配の第一掌側骨間筋の潜時を比較する 2L-IO 法は比較法のひとつである．また 2L-CMAP は，APB-CMAP の消失した最重症 CTS でも保たれることが多い［133］.

2-2

体幹筋群

2-2-1 頸部前屈

neck flexor

胸鎖乳突筋，頸長筋，頭長筋，前斜角筋などの複合作用である.

◆筋節 ———— C1～C5
◆末梢神経 ———— 種々
◆作用 ———— 頸部前屈

MMT

▶検査肢位

仰臥位.「おへそを見るように首を持ち上げて下さい」と指示して，頸部を最大前屈位に保持してもらう.

▶固定

被検者の体重で固定の役割を果たす.

▶検者の手技

検査手の示指を前額部にあてて break できるかを見る.

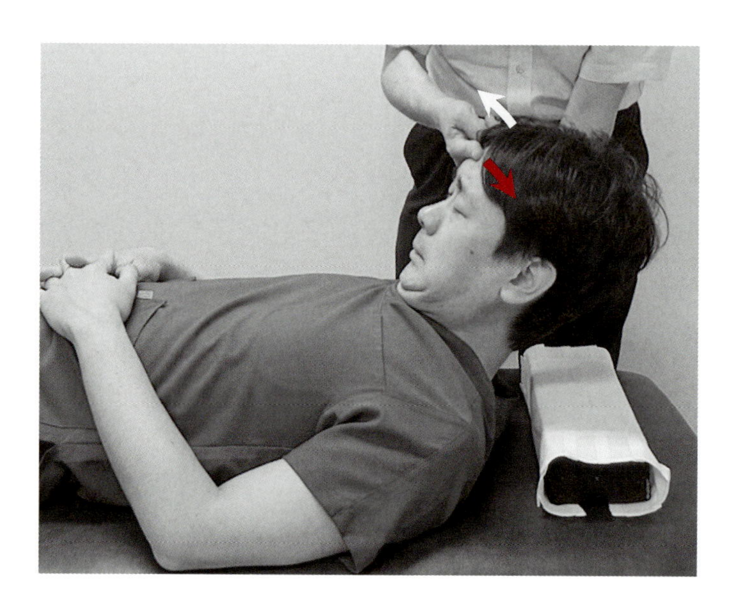

▶Grading

MMT 5, 4, 3 が正確に評価できる．2 の評価は座位でおおよそ行うことができる.

JCOPY 498-32818

▶ **注意点**

①検者が検査に何を用いるかで健常者でも break されるかどうかが変わってくる．手掌を用いている Kendall は，健常者でも break される例が多いので，この検査法に限界があるとしている［4］．示指 2 本を用いている成書もある［3］．筆者は示指 1 本を用いる方法で，健常者は break されず，病的な筋力低下があれば break される閾値をうまく捉えられていると感じている．

針筋電図

胸鎖乳突筋で論じる．

臨床的事項

①頸部前屈が障害されているか否かは，多くの疾患で重要な所見となる．
②ミオパチーでは，筋炎では最も早く筋力低下をきたす筋のひとつであるが［142］，多くの筋ジストロフィーでは障害されにくいので鑑別に役立つ．ただし，筋強直性ジストロフィー，rimmed vacuole を伴う遠位型ミオパチーでは，早期から障害される．
③ ALS で障害され得るが，ほとんどの頸椎症では障害されないので，両者の鑑別に役立つ．ただし，頸椎症でも障害が上位頸髄を含んで広汎に存在する場合（C3/4 中心のミエロパチーなど）には筋力低下をきたし得る．また，ALS では頸部前屈の障害の有無が予後に関係することが示され注目されている［143］．

2-2-2 胸鎖乳突筋

Sternocleidomastoideus; SCM

◆筋節 ―――――――― C3, C4, C5
◆末梢神経 ―――――― 副神経脊髄根（いわゆる脊髄副神経　spinal accessory nerve）
◆作用 ―――――――― 頸部回旋

MMT

▶検査肢位

仰臥位.「首を横に回して下さい」と指示して，頸部を検査側の SCM の反対方向に側方回旋した位置で保持してもらう.

▶固定

検者の非検査手で，被検者の対側肩あたりを押さえて固定する.

▶検者の手技

検査手の手掌を被検者の頬～下顎骨部分にあて，回旋を戻す方向の力を加えて，上記肢位を break できるかを見る.

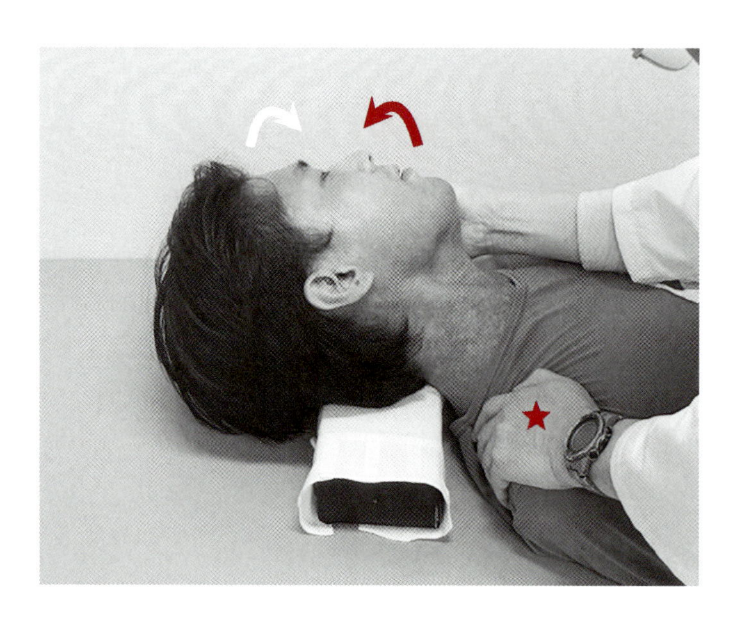

▶Grading

MMT 5, 4, 2, 1, 0 を評価できる．3 の評価として，側方回旋位で頭部を前屈する方法も用いられる．ただし，後述のように SCM のみの正確な筋力とは言えない.

JCOPY 498-32818

針筋電図

▶検査肢位

仰臥位．頸部を側方に軽く回旋した位置で，首を回す力を入れてもらうと，SCM 筋腹が同定できる．同部に刺入し検査する．

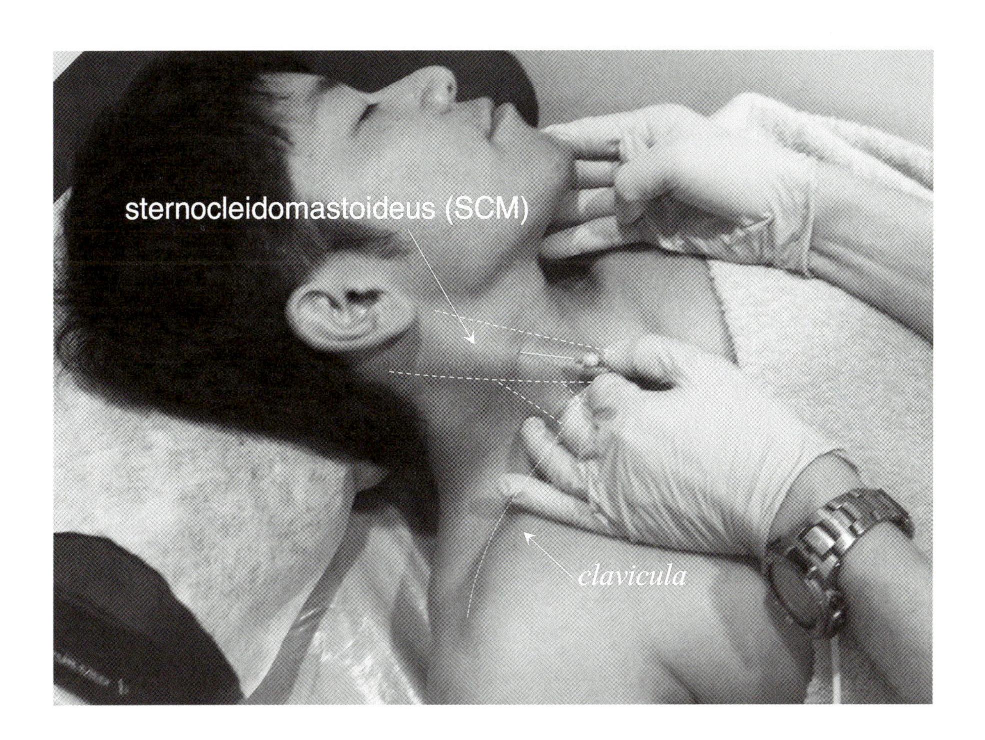

臨床的事項

①頸部回旋には SCM 以外にも多くの筋が関与する［3］．従って，頸部回旋の力で SCM を評価するのは正しいとは言えず，あくまで参考にとどまる．SCM がかなりの萎縮となる下記疾患でも，頸部回旋の力は保たれる場合がある．

② ALS では脳神経筋，あるいは上位の頸髄筋として評価対象とできるが，筆者らの検討では僧帽筋よりも有用性は低かったので［93］，検査対象とはしていない．

③筋強直性ジストロフィー，rimmed vacuole を伴う遠位型ミオパチーでは，早期から障害される．

2-2-3 頸部後屈

neck extensor

頭板状筋，頸板状筋，頭半棘筋・頸半棘筋・頭最長筋・頸最長筋胸などの傍脊柱筋群の複合作用である．

◆**筋節** ―――― C1〜C8
◆**末梢神経** ―――― 脊髄神経後枝
◆**作用** ―――― 頸部後屈

MMT

▶検査肢位

座位．頭部前後屈中間位で，「首を後ろに反らして下さい」と指示する．

▶固定

検者の非検査手で肩を保持する．

▶検者の手技

検査手を被検者の後頭部にあてて前屈方向に力を加え，上記肢位を break できるかを見る．

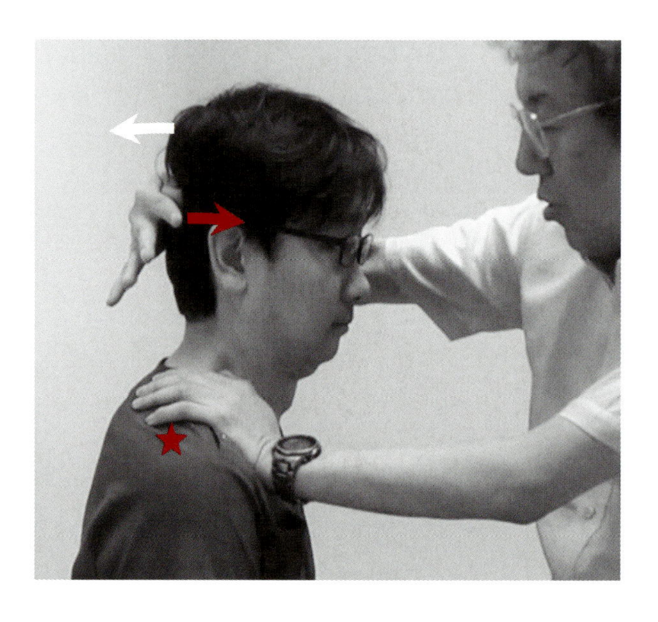

▶Grading

MMT 5, 4, が評価できる．2 もおおまかな評価ができる．

▶ **注意点**

①MMT 3の評価のために腹臥位で調べることも広く行われているが，生理的でなく，首への負担も大きいので注意が必要である．むしろ首下がり症例では，座位での前屈位から自力で中間位まで戻せるかどうかでMMT 3の指標とするのが望ましい．

②この方法でも頸部への負担はあるので，頸椎症が疑われる例などでは，頸部の急速な粗大運動を惹起しないよう注意しながら施行する．

③軽度の筋力低下はこの方法では見逃す可能性があるが，後述のDHSをきたす例で頸部後屈の筋力低下があるかどうかをチェックするにはこれで十分である．

針筋電図

頭板状筋で論じる．

臨床的事項

①首下がり症候群（dropped head syndrome; DHS）は多くの原因で生ずる比較的多い症候である[144][145][146]．原因疾患としては，Parkinson病，Lewy小体型認知症，ALS，重症筋無力症，筋炎・炎症性筋疾患，ネマリンミオパチー，顔面肩甲上腕型筋ジストロフィーなど多くのものが報告されている．その鑑別において，頸部後屈の筋力低下があるかどうかは最初の出発点となる．即ちParkinson病に代表されるジストニアによるDHSでは，頸部後屈の筋力低下は見られない．

2-2-4 頭板状筋

Splenius Capitus

◆筋節 ―――――― C2, C3
◆末梢神経 ―――――― 脊髄神経後枝
◆作用 ―――――― 頸部後屈（頭部後屈）

MMT

頸部後屈で記載.

針筋電図

▶ **検査肢位**

側臥位．頭の下に枕を置いて後頭部正中〜脊柱のラインがまっすぐになるようにする．頸部軽度前屈位.

▶ **針の刺入**

頭を後ろに軽くそらしてもらって，後頭骨の上項線から下方に斜めに走る頭板状筋の筋腹を同定す

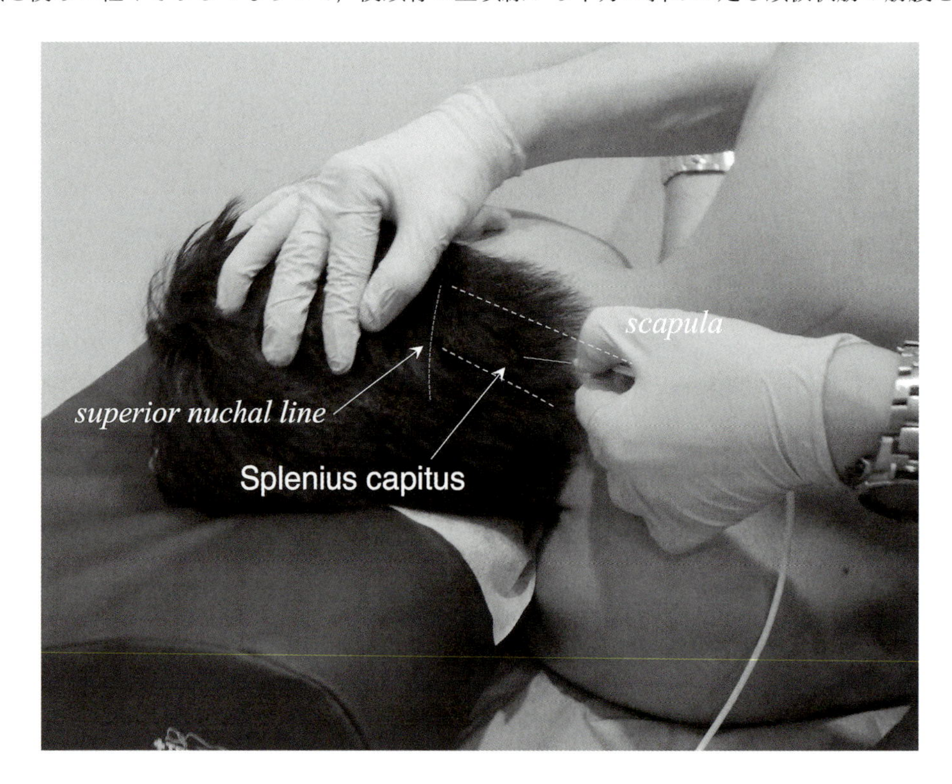

る．中位頸椎棘突起の外方 3 cm 程度でこの筋腹に刺入する．およそ髪の毛の生え際付近〜髪の毛の中が刺入点となる．

▶ 安静時

頸部前屈位で首の力を抜いてもらう．活動が残る場合にはさらに他動的に前屈を強くすると消える場合が多い．

▶ 随意収縮

検者の対側の手を後頭部にあてて，首を軽く後ろに反らしてもらう．

臨床的事項

① DHS の評価において重要な筋となる．ALS では明確な神経原性変化を認める．それ以外の疾患では，筋原性変化となることが多い．豊富な安静時活動が認められれば，筋炎や isolated neck extensor myopathy［144］などの炎症性筋疾患を疑うことになる．安静時活動がほとんどなく，単線維筋電図（SFEMG）で強い異常を認めた場合には，重症筋無力症を考える必要がある［147］．なお，Parkinson 病の首下がりでも頭板状筋で安静時活動と筋原性変化を認め，炎症性筋疾患が関与している可能性を示唆した報告もある［148］．

2-2-5 頸部傍脊柱筋

Cervical Paraspinalis, Paraspinal muscles; PSM

◆ **筋節** ―――――――― 各対応頸髄（C5〜T1 が検査対象）
◆ **末梢神経** ―――――― 脊髄神経後枝
◆ **作用・MMT** ――――― 対象外

針筋電図

▶ 検査肢位

調べたい側を天井側とした側臥位．頭の下に枕を置く．頸部はなるべく強い前屈位．「おへそを見るようにして下さい」と指示する．頸部の後面が正確に床面に垂直になるようにすることが重要．

▶ 針の刺入

MRI 矢状断も参考として，検査対象の髄節の頸椎（胸椎）の棘突起を同定する．その 1.5〜2 cm 程度外側，側臥位で上方，天井側に離れたところから針を刺入する．頭尾方向は皮膚面に垂直，内外側方向ではわずか（15 度程度）内方に向かって針を進める．

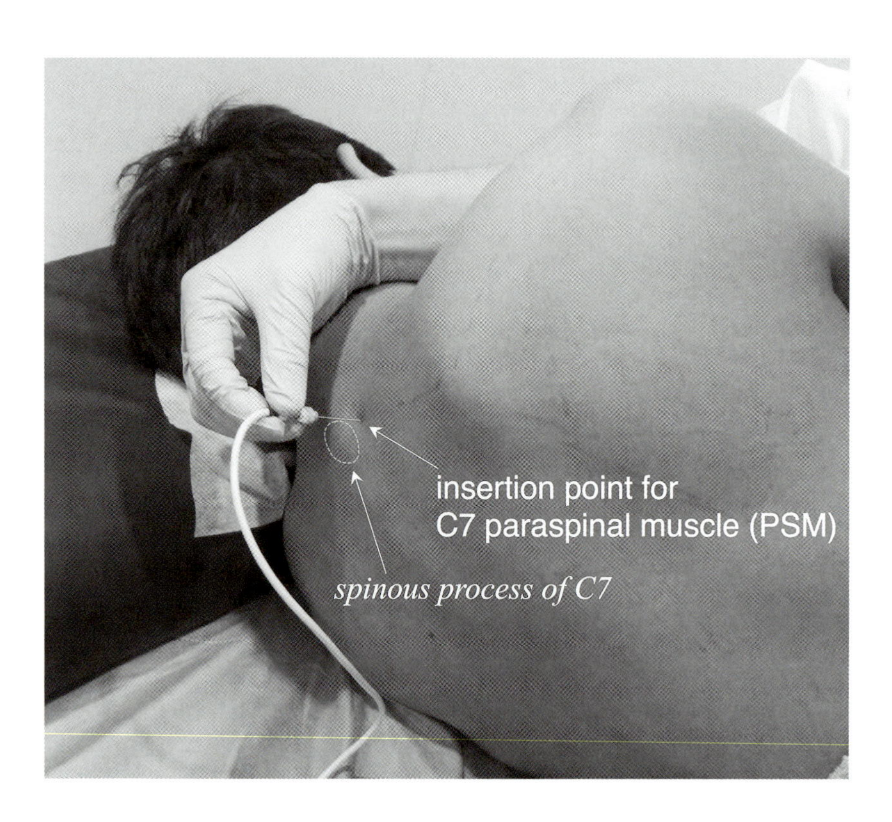

▶ 安静時

針を徐々に進めて安静時活動を検索する．椎弓である骨にぶつかったら，そこまでとする．骨にぶつかる直前の数 mm～1 cm が多裂筋（mutifides）である．

随意収縮は行っていない．

臨床的事項

①頸部神経根症の針筋電図による証明において，PSM の脱神経の証明は大きな価値を有するとされてきた［149］［150］．対応する上肢筋と同一髄節に脱神経があれば，髄節性の障害で，かつ後枝分岐部より近位の障害であると判明し，神経根症（ないし脊髄症）であるとの直接的証明となる．頸椎症性筋萎縮症（CSA）の診断においても有用である［83］．

②多裂筋が隣接する椎骨に対応する単一髄節で支配されていると考えられている［151］．従って想定される障害髄節に対応する棘突起（C8 障害なら T1 椎骨，T1 障害なら T2 椎骨）の真横で検査するとよい．これで脱神経が認められない場合は，1 つ下の椎体レベルで試す，ないし，同一部位でやや側方に針を向ける（側方にはより頭側の支配の PSM が並ぶ）などで，上下の髄節が調べられる可能性がある．

③上記の方法で，9 割程度の人では脱神経の判断に十分な弛緩が得られる．随意収縮が残る場合には，身体を揺すぶる他，被検者の前額部に手をあてて，さらに軽く前屈してもらうなどが有効な場合がある．

④ PSM では随意収縮 MUP も小さくて線維自発電位と紛らわしい場合があり，また終板棘波も比較的多い．あくまで規則的に発火する電位のみを線維自発電位として認識することが重要である．

2-2-6 胸部傍脊柱筋

Thoracic Paraspinalis, Paraspinal muscles; PSM

◆筋節 ―――――― T10で筆者は施行している.
◆末梢神経 ―――――― 脊髄神経後枝
◆作用・MMT ―――――― 対象外

針筋電図

▶検査肢位

調べたい側をベッド側とした側臥位．腰椎穿刺時と同様に，頸部前屈，背中を丸めて，股関節・膝関節も屈曲する．下肢については，天井側（検査対側）の足を強く曲げるとよい．背部の後面が床面に垂直になるようにする．「背中を丸くして，足を抱えるように曲げて，首はおへそを見るように曲げて下さい」と指示する．頭の下に枕を置く．

▶針の刺入

Jacobi線から数えて，T10の棘突起を同定する．その3cm程度外側，側臥位で下方，ベッド側に離れたところから針を刺入する．頭尾方向は皮膚面におよそ垂直，内外側方向はまっすぐ前方，ないしわずか内方（上方）に向かって針を進める．

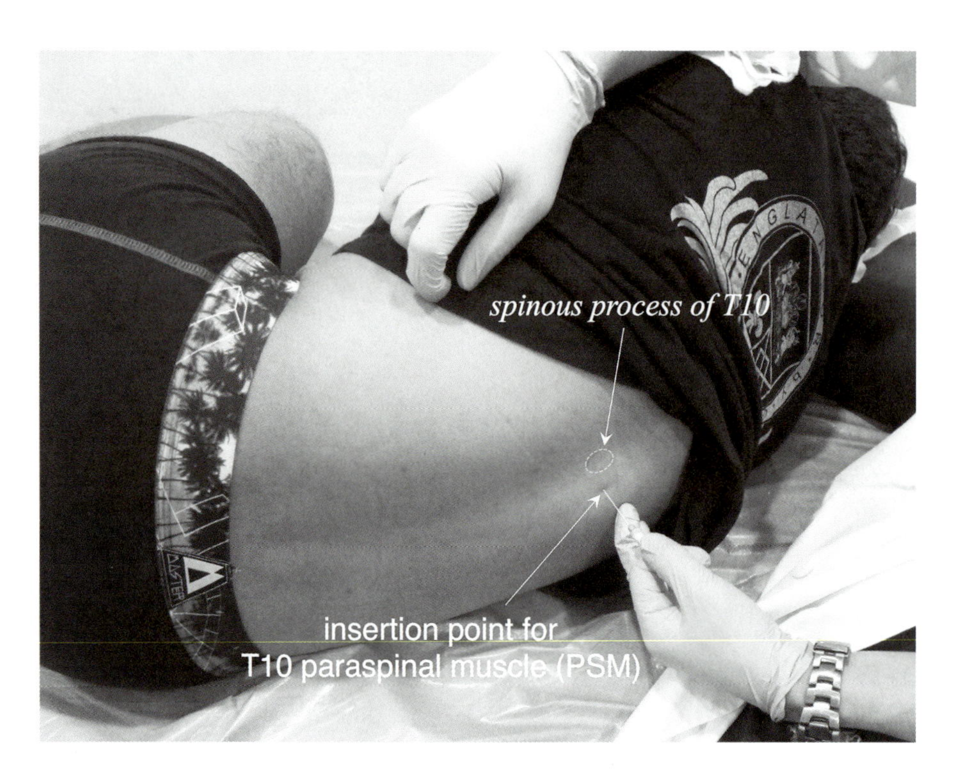

▶ 安静時

身体を揺すぶって全身の力を抜いてもらう．検査対側（天井側）の上肢をだらんと身体の前方に垂らしてもらうとよい．針を徐々に進めて安静時活動を検索する．

▶ 随意収縮

検査対側（天井側）の上肢を肘を伸ばして，同側の耳につける．検者が被検者の上腕部後面に手をあてて，後方に上肢を反らしてもらう．この方法で検査側（ベッド側）の PSM を賦活できる［62］．

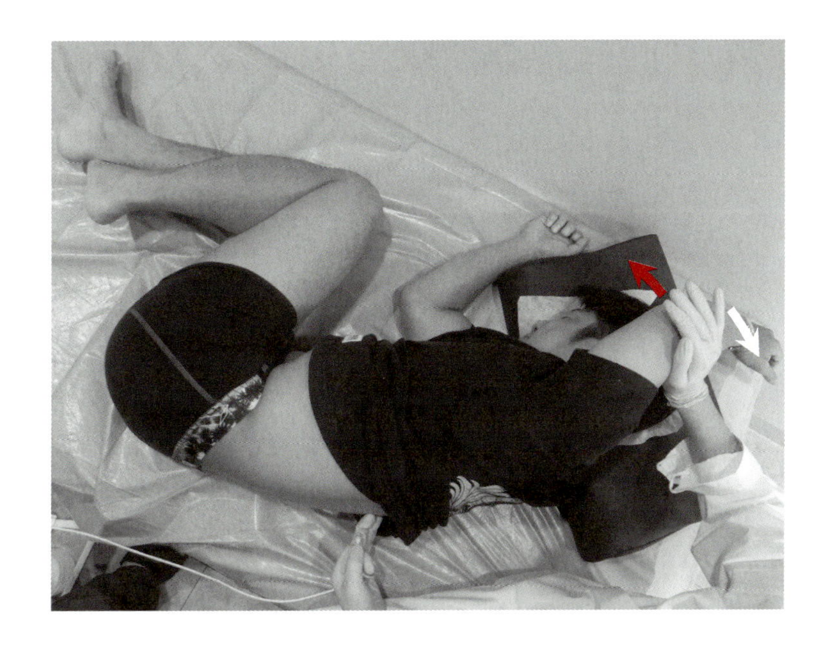

臨床的事項

① ALS の診断において第一に重要である．脱神経の出現率は高いが［94］，線維束自発電位は完全な安静がとりにくいため認識できることは多くはない．胸髄部では 1 筋のみで領域の下位運動ニューロン障害が診断できるが，R-EEC でも Awaji 基準でも脱神経と随意収縮時活動の所見の両者が必要である．
②異常があれば ALS の可能性は高く，診断的価値は高いが，一般に大きな姿勢変換が必要で，また痛みも強いとされており［119］，筆者はあまり好んではいない．
③筆者は T10 で行っているが，T6 などで行う場合もある．T10 が安静がとりやすい印象を持っている．
④筋炎でも傍脊柱筋が唯一の異常となる場合がある［104］［105］．その場合には，胸椎 PSM を選択するとよい．

腰部傍脊柱筋は，神経根症の診断に使われる場合もあるが，高齢健常者でも脱神経が出るとも言われており［152］（これに反対する意見もある［153］），筆者は行っていない．

2-3

下肢・下肢帯筋

2-3-1 腸腰筋：大腰筋＋腸骨筋

Iliopsoas: Psoas Major + Iliacus

◆筋節 ―――――― **L3, L4**
◆末梢神経 ―――――― 大腿神経，腰神経根
◆作用 ―――――― 股関節屈曲

MMT

▶検査肢位

仰臥位，股関節・膝関節とも 90 度屈曲位で，「足を自分の方に引っ張って下さい」と指示して，股関節を屈曲する力を入れてもらう．

▶固定

被検者の体重が固定の役割を果たす．

▶検者の手技

検査側上肢の手ないし前腕屈側を被検者の大腿遠位部伸側にあてて，股関節を伸展する方向の力を加え，上記肢位を break できるかを見る（図 a）．MMT 3 あるかないかの判定には，端座位で大腿を持ち上げられるかを見る（図 b）．

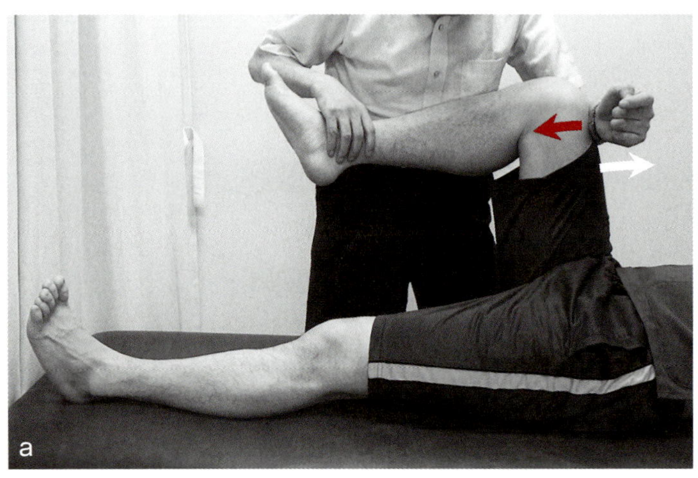
a

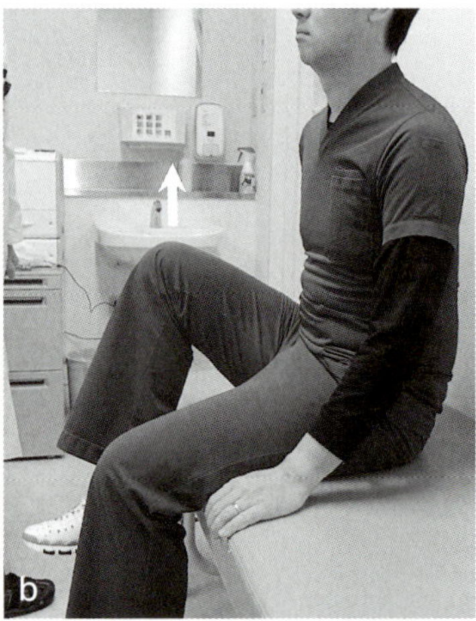
b

▶Grading

仰臥位と端座位を併用することで，5, 4, 3 が評価できる．2 は仰臥位でおよそ評価が可能である（側臥位とすると正確に評価できるがそこまでは面倒）．筋腹は股関節を曲げてしまうと触れにくいので，0 と 1 の区別は困難．

JCOPY 498-32818

▶ **注意点**

①腰椎椎体から起こる大腰筋と腸骨前内側面（腸骨窩）から起こる腸骨筋からなるが，作用としては腸腰筋として一括して評価する．

② MMT 3 以上は端座位で評価する方法も広く用いられているが［3］，近位部＝体幹・上半身の固定が不十分であり，わずかな筋力低下の検出は困難となる．仰臥位とすることで，上半身は体重で十分に固定されるので（股関節を中心とした上半身の前屈が体重によって防止される），MMT 5 かどうかの評価が正確となる．

③わずかな筋力低下の場合には，股関節屈曲を 90 度ではなく 120 度程度と鈍角にすることで，腸腰筋のモーメントが弱まって検出可能となる．

④仰臥位の股関節・膝関節伸展位から，股関節を持ち上げる方法で，股関節屈曲を評価することもしばしば行われているが，この肢位では大腿直筋の作用が腸腰筋よりも優位となるので，腸腰筋の評価には適さない．また，健常者でも break されることが多いこともこの方法の欠点である．

針筋電図

▶ **検査肢位**

仰臥位，股関節伸展．

▶ **針の刺入**

上前腸骨棘を同定し，股関節を軽く曲げてもらって，その付近から遠位〜やや内側に向かう大腿直筋（正確には起始は下前腸骨棘）と縫工筋の筋腹をまとめて同定する．次いで，大腿動脈の拍動を同定する．最後に上前腸骨棘から伸びる鼠径靭帯のラインを推定する．この三者で囲まれた三角形の中央に指を置き，再度股関節・膝関節を軽く曲げてもらって，腸腰筋の収縮を同定し，同部に針はあまり傾けないで刺入する．

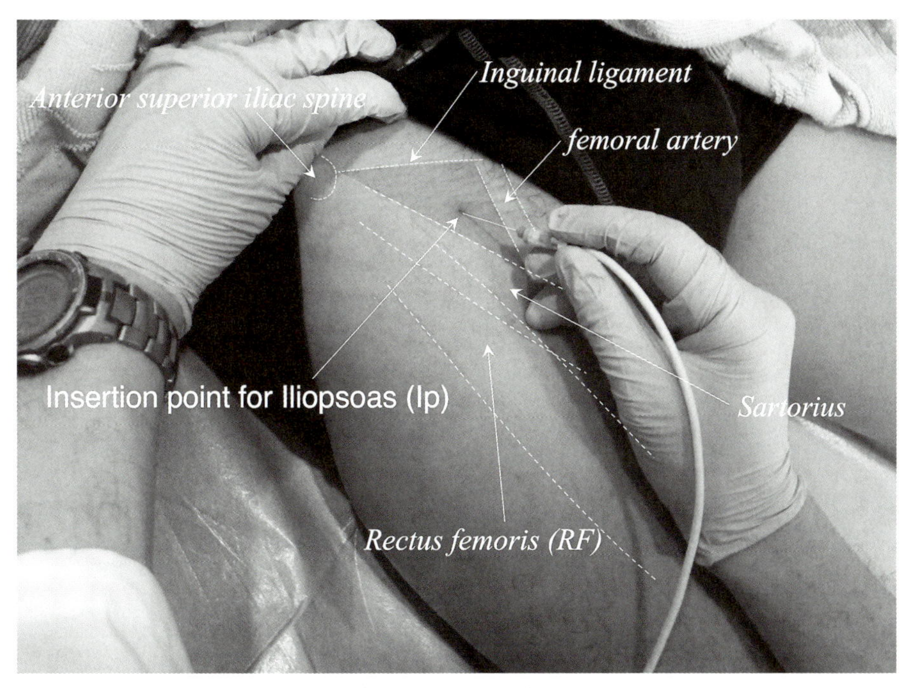

鼠径靭帯，大腿動脈，縫工筋（大腿直筋）で作られる三角形をシャドーで示した．
その中央に針を刺入する．

▶ 安静時

仰臥位，下肢を自然な軽度外転位としてもらうことで弛緩が得られる．

▶ 随意収縮

股関節・膝関節を軽く曲げてもらう．

▶ 注意点

①針が頭側にずれると腹腔内に，内側によると大腿神経，大腿動脈に刺入される．遠位に放散する強い痛みを訴えた場合は大腿神経の可能性があり，針を戻す．

②しかし，多くの未熟な検者の間違いは，頭側に寄ると腹腔に，内側に寄ると大腿神経・動脈に入ることを恐れて，尾側・外側に寄り過ぎて，縫工筋や大腿直筋を検査してしまうことである．上記の三角形と，その底の腸腰筋の収縮をきちんと同定して刺入することがコツとなる．

③腸腰筋は正常でも複合反復放電（CRD）が見られることが知られている［154］．

臨床的事項

①多くの成書では［6］［56］［60］，L2ないしL3支配としているが，筆者らの検討では，意外なことにL4支配が主で，次いでL3の支配が入っていると考えている［66］．L4障害で明確な筋力低下をきたす．

②筋炎（多発筋炎，皮膚筋炎）で早期より筋力低下が見られる筋のひとつであり，線維自発電位/陽性鋭波（Fib/PSW）の検出感度は，従来の報告でも比較的高いが［104］［105］，筆者は四肢筋の中で最も高い印象を持っている．即ち，筆者らは，筋炎での針筋電図は生検施行の可能性が高い上腕二頭筋でまず検査を行い，ここでFib/PSWが見られない場合には，次の選択として腸腰筋を検査する．腸腰筋も陰性だが筋障害をどうしても証明したい場合には，傍脊柱筋の検査を考慮する［104］［105］．

③錐体路障害において，下肢で最も早く筋力低下をきたす筋である（ほぼ同程度の感度が母趾伸展）．このため，下肢筋力低下が中枢性（錐体路性）か下位ニューロン性かの鑑別のために腸腰筋の針筋電図が有用な場合がある．

コラム 12　筋炎の針筋電図：特に被検筋選択について

筋炎（多発筋炎・皮膚筋炎）の筋力低下は，本文でも書いたように，頸部前屈と腸腰筋で最も鋭敏に検出できる．筋炎の針筋電図は，安静時の線維自発電位・陽性鋭波（Fib/PSW）と，随意収縮時の筋原性変化で特徴付けられ［216］，特に Fib/PSW は必発であって，症状がまだ出現していない無症候性高 CK 血症の段階や，いわゆる amyopathic DM と思われる症例でも証明されることがあるほど感度が高い．

筋炎の診断基準にも針筋電図が含まれていることから［217］［218］，内科などから針筋電図を依頼されるケースも多いであろう．この場合の被検筋選択については本文中での各筋の部分でも述べたが，ここにまとめておく．施行筋としてはまず最初に上腕二頭筋を選択する（上述のように同筋の筋力低下がなくても Fib/PSW が出現することは多い）．これは上腕二頭筋が生検筋としても最適であるためであり，上腕二頭筋で Fib/PSW が見られれば，この筋を生検筋として推奨して，検査も通常 1 筋のみで終了する．問題は上腕二頭筋の Fib/PSW が明確でない例である．ともかく筋炎による筋障害があるかどうかを確かめたいという問題設定の場合がほとんどなので，次に腸腰筋の検査を施行する．筋力同様，四肢筋では腸腰筋が一番感度が高いと考えられるからである［104］．腸腰筋も正常だがそれでも筋障害を証明したいという場合には傍脊柱筋（通常胸部）を調べるが［105］，そこまで必要な例は多くない．ただし，腸腰筋も傍脊柱筋も生検には向かないので，これらの異常が証明できても生検好適筋を探すためには，三角筋や大腿四頭筋（外側広筋ないし大腿直筋）を調べることとなる．筋 MRI も生検部位選択に用いられるが，非特異的所見には注意を要する．

2-3-2 大殿筋

Gluteus Maximus; GMax

◆**筋節** ―――――――― (L5, S1)
◆**末梢神経** ―――――― 下殿神経
◆**作用** ―――――――― 股関節伸展

MMT

▶検査肢位

方法1　仰臥位，股関節・膝関節を伸ばした位置で，「足をベッドに押し付けて下さい」と指示して，股関節伸展位を保持してもらう（図a）.

方法2　仰臥位，股関節を135度程度に曲げて，膝関節を曲げて足がベッドに自然につくようにする.「足をベッドに押し付けるように股関節を伸ばして下さい」と指示して，股関節を伸展する力を入れて上記肢位を保持してもらう（図b）.

▶固定

検者の非検査手を骨盤の上前腸骨棘付近にあてて強く押さえて固定する.

▶検者の手技（方法1，方法2共通）

検査側上肢の前腕屈側を被検者の膝の後面にあてて，それぞれの肢位をbreakできるかを見る.

▶Grading

MMT 5, 4は評価できるが，他はおおよその目安になる．この方法では2と3の区別もできない.

▶注意点

①方法1の感度は低く，軽度の筋力低下は検出できない．方法2でも多くの健常者で，被検者は検者の力に勝って，股関節を伸展してしまうので検査肢位の保持自体が困難となる．それでも，方法1ではbreakできない一部の人の筋力低下を，方法2は検出できる場合があるので，この順で試すとよい.

②多くの成書では，腹臥位で股関節を曲げて下肢を後方に持ち上げる方法が記載されている［3］［4］．これはMMT 3の評価を可能とするためである．しかし，この運動は非生理的であり，このために健常者の多くでbreakされること，腹臥位にする姿勢変換が必要であることから筆者は用いていない．MRCは筆者と類似の仰臥位での方法を記載している［6］.

③Daniels［3］は，方法1の姿位で検者が腸骨棘を押さえるのではなく，検者が被検者の身体全体を持ち上げた時に股関節が曲がらないか，即ち被検者の体重をGMaxで支えて股関節伸展を保持できるかを見るのを，もうひとつの方法として記載している（図c）．これはよい方法であり，併用して行ってみてもよい.

④筆者の方法では，方法2でもおそらく軽度の筋力低下は検出できず，感度は高くないと思われる．しかし，その限界は知った上で，仰臥位でできること，breakされない検査法がすべての正常者で

JCOPY 498-32818

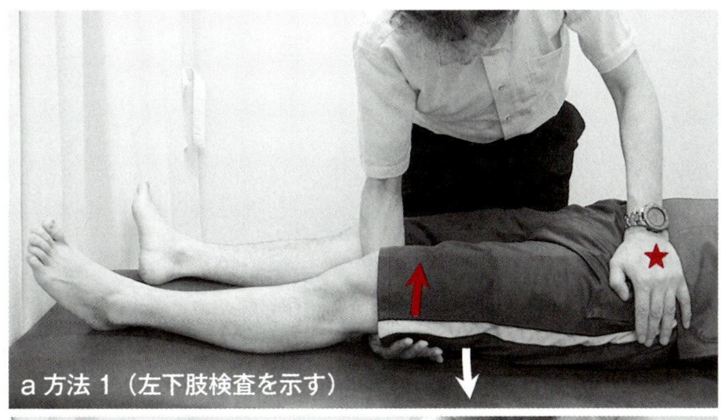

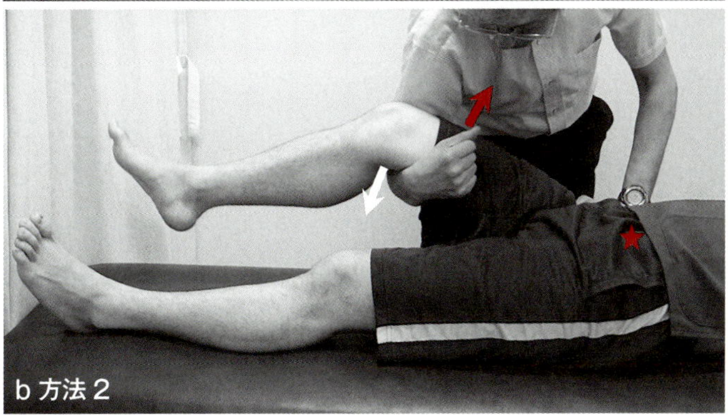

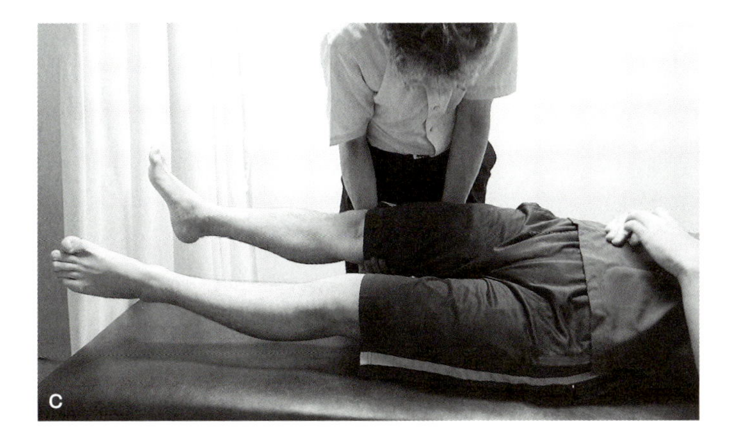

あることを優先してこの方法を用いている.

針筋電図

▶ 検査肢位

腹臥位.

▶ 針の刺入

下肢全体を後方に持ち上げてもらうと，大殿筋の筋腹が殿部に明確に同定できる．同部に刺入する．

▶ 安静時

腹臥位のままで体全体の力を抜いてもらう．

▶ 随意収縮

股関節を軽く後方に伸展して下肢を持ち上げてもらう．

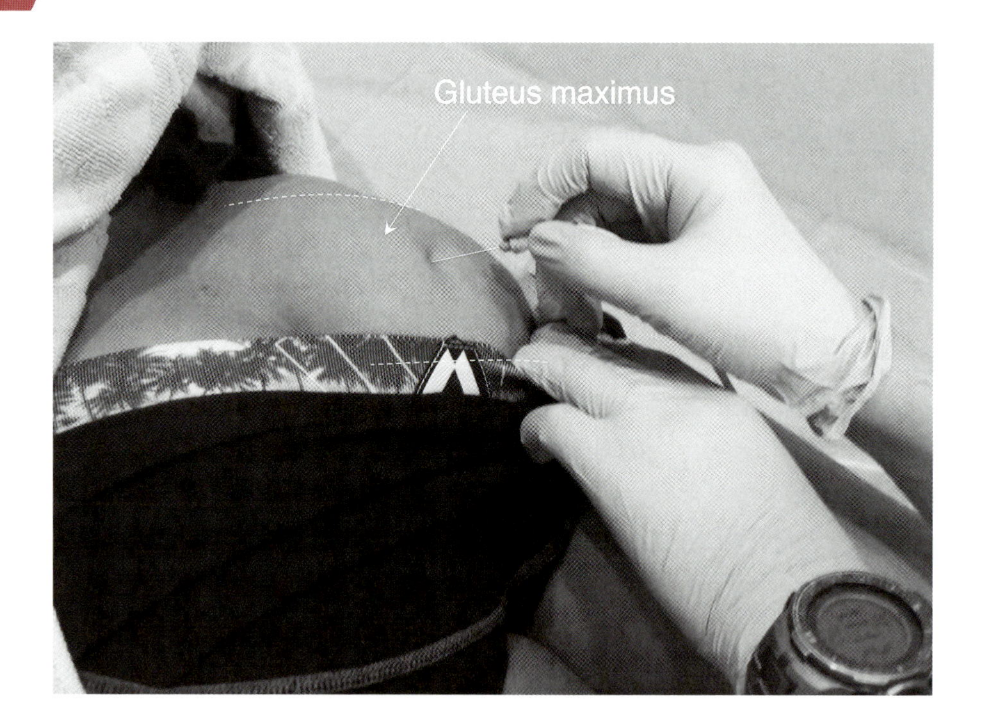

臨床的事項

①錐体路障害においては下肢で最も筋力低下をきたしにくい筋となる．拮抗筋である腸腰筋がMMT 1〜2であっても，GMaxはMMT 5という場合もある．完全麻痺の回復過程でも最初に動き始める．

②筋節はS1中心とされるが，実際にはS1障害でも筋力低下をきたすことはほとんどなく，針筋電図変化も軽いことが多い．筋節は多髄節にわたっているのかもしれない．この点でGMaxの針筋電図検査の有用性は高くなく，筆者はあまり行っていない．

③上記２つの要因から，錐体路性，髄節性の２つの大きな疾患群で筋力低下はきたしにくい．ミオパチーでもDuchenne型などジストロフィノパチーでは早期筋力低下をきたすが，これが例外的なぐらいで，例えば筋炎でも腸腰筋に比べるとはるかに筋力低下は生じにくい（針筋電図変化も腸腰筋よりは少ないと報告されている［104］）．このように多くの疾患では障害されない中，ヒステリー性麻痺ではほとんどの例で筋力低下をきたす［155］（Hoover徴候もそれを用いている）．従って，GMaxが，特に筆者の検査法で筋力低下を認める場合には，かなりの高確率でヒステリー性麻痺を疑うことになる．

JCOPY 498-32818

コラム 13　錐体路性の筋力低下分布

錐体路性の筋力低下分布については本書の各筋でも述べてきたが，ここでまとめてみたい．成書での記載は，上肢は伸筋優位，下肢は屈筋優位の筋力低下をきたすとされているぐらいで [219] [220] [221]，個々の筋レベルの詳細な記載は多くない．このような屈伸筋の差はないとする記載もあるほどだが [222] [223]，筆者は全くこれには同意しない．錐体路障害の筋力低下分布は非常に特徴的・定型的で，分布の検討だけで錐体路性であるという診断は下せると考えている．

上肢については，2005 年に故中野今治先生より，上肢前方挙上（三角筋前部筋束）と掌側骨間筋（FPI）が最も鋭敏だという自説をお聞きし，その後それが正しいことを実感している．これらに次ぐのが ADM で（physiological weakness もあるので左右比較が必要），FDI や ED の筋力低下が出るのはこれらより後と感じている．

下肢では，屈筋群の中でも，腸腰筋≒母趾伸展＞下肢外転（このあたりに他の足趾伸展）＞hamstrings＞TA の順で障害されやすいと感じている．平山も腸腰筋，足趾伸展が早期に障害されるとしているのは筆者と近いが，前脛骨筋も同列においている [220]．筆者は前脛骨筋は最大背屈のみを見ているので感度が低い可能性はある．中間の角度での信頼性を持った評価はいまだできていない．これらの拮抗筋である伸筋/抗重力筋群，即ち，大殿筋，内転筋群，大腿四頭筋，下腿三頭筋は，錐体路障害ではそう簡単には筋力低下はきたさない．特に大殿筋は本文にも書いたように極めて障害されにくい．

2-3-3 中殿筋

Gluteus Medius; GMed

◆**筋節** ―――― **L5**, S1
◆**末梢神経** ―――― 上殿神経
◆**作用** ―――― 股関節外転

MMT

▶ 検査肢位

仰臥位．膝関節は伸ばして，両下肢をそれぞれ15度程度外転した位置．下肢の内外旋は中間位とし，極端な外旋位を避ける．「両足を開いて下さい」と指示して，この肢位を保持してもらう．

▶ 検者の手技

検者の両方の手を，被検者のそれぞれの下肢の下腿遠位，外果付近にあて，両下肢を内転する方向の力を加えて，上記肢位をbreakできるかを見る．

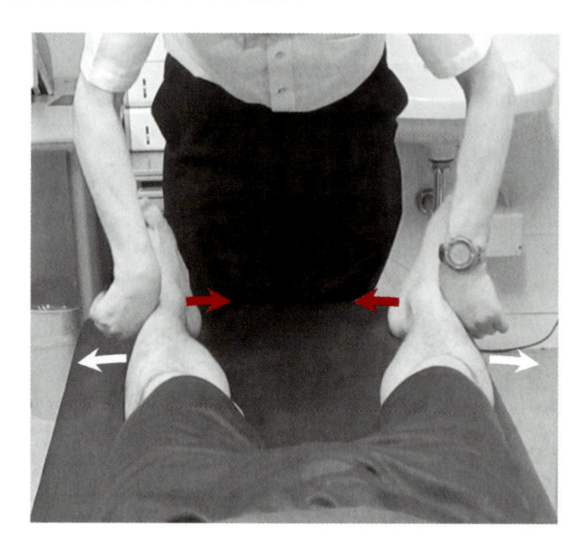

▶ Grading

MMT 5, 4, 2, 1, 0を正確に評価できる．この方法では2と3の区別はない．

▶ 注意点

①必要に応じて，一側下肢ずつ検査してもよい．その場合は被検者の対側下肢を固定する．

②特にGMedが弱い人では，下肢を外旋して外転運動を行おうとする人がしばしばいる．下肢を外旋すると大腿直筋などを使って外転が可能であるからである．このため，内外旋中間位を保つことが重要である．

③ MMT 3は側臥位にすれば評価できる．信頼性の高い方法と思われるが，姿勢変換が必要なため，

JCOPY 498-32818

筆者は通常行っていない.

針筋電図

▶ 検査肢位

仰臥位.

▶ 針の刺入

下肢全体を外転してもらうと，腸骨稜から大転子に延びる中殿筋の筋腹が明確に同定できる．この筋腹中央に，腸骨稜から数 cm 尾側，身体の前後面中央〜やや後方寄り付近で刺入する.

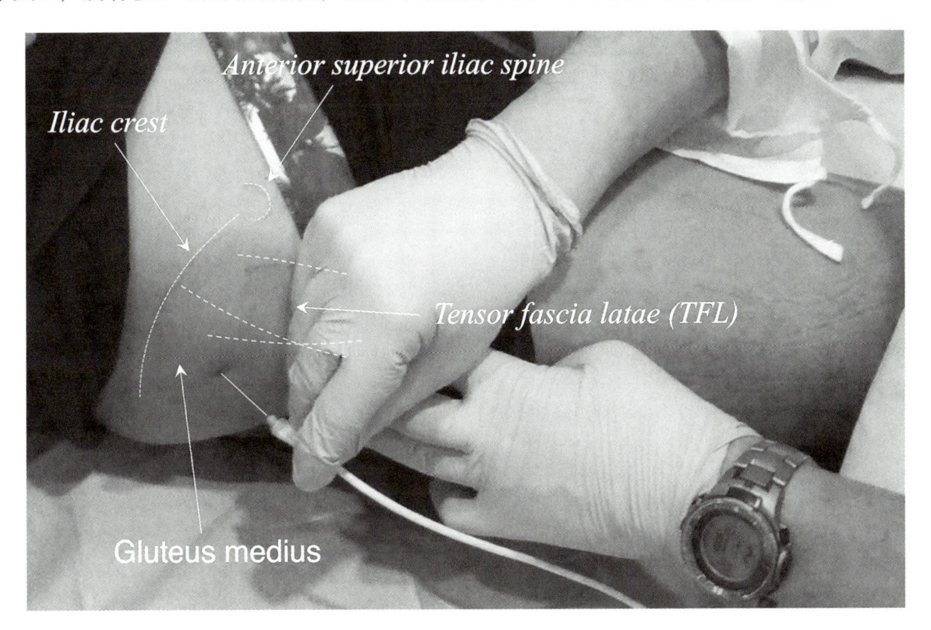

▶ 安静時

仰臥位で体全体の力を抜いてもらう.

▶ 随意収縮

検者の対側の手を大腿遠位〜膝部外側にあてて，股関節を軽く外転してもらう.

臨床的事項

①錐体路障害においては比較的早期に筋力低下をきたす．腸腰筋，母趾足趾の伸筋についで感度が高いと感じている.

② L5 だが総腓骨神経支配でない最近位の筋であり，下垂足症例において，この筋の筋力低下があれば，L5 障害を示唆するもので，非常に重要な所見となる．ただし，L5 障害による下垂足例でも，GMed の筋力低下をきたすのは約半数であり，GMed の筋力が正常であっても L5 障害を否定はできない（この場合に後述の TFL の針筋電図が重要となる).

③針筋電図については，GMed ではパンツを降ろさないといけないのに対し，TFL ではその必要がない．これを大きな理由として，筆者は TFL の検査の方を好んでいる.

④外転の筋力低下を，器質性麻痺とヒステリー性麻痺の鑑別に利用したのが Sonoo 外転試験であり［155］［156］［157］，一側性の下肢外転の筋力低下がある，ないしは，筋力低下に左右差がある時には，検査可能である.

2-3-4 大腿筋膜張筋

Tensor Fascia Latae; TFL

- ◆筋節 ―――― **L5**
- ◆末梢神経 ―――― 上殿神経
- ◆作用 ―――― 股関節外転

MMT

中殿筋で調べる下肢外転に含まれている．独立した評価はできない．

針筋電図

▶ **検査肢位**

仰臥位．

▶ **針の刺入**

腸骨稜で上前腸骨棘から後方7～8 cmの範囲がTFLの起始となる．下肢全体を外転してもらって，上記起始部分から尾側に約15 cm，舌平目状に伸びているTFLの筋腹を同定する．この筋腹を

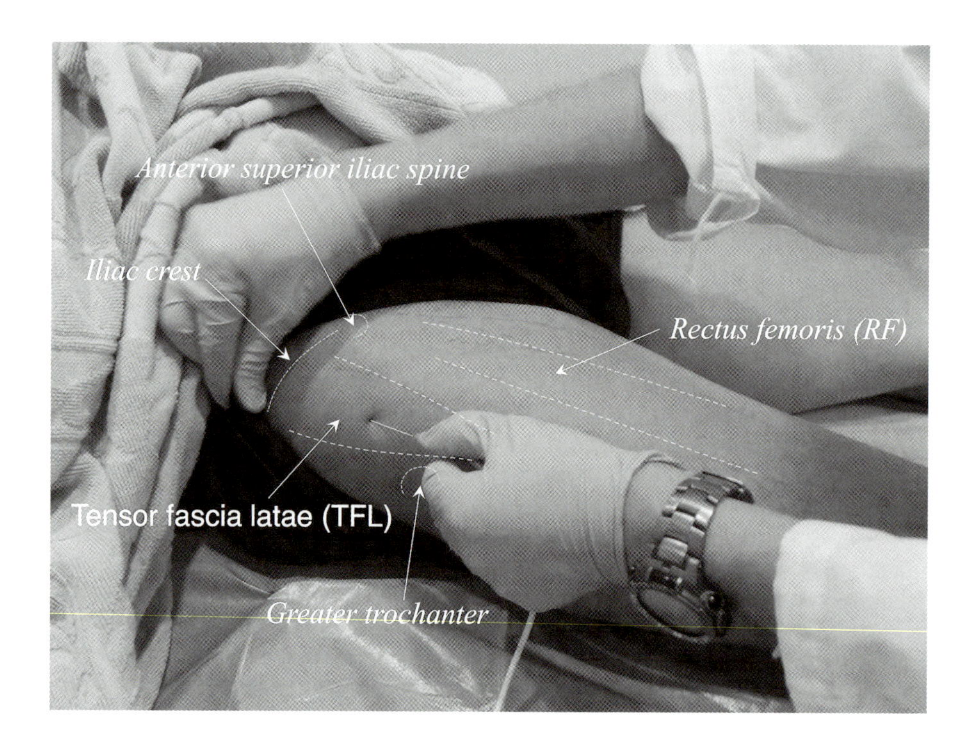

JCOPY 498-32818

そのまま尾側にたどると，脛骨外側顆に向かう固い索状物である腸脛靭帯（iliotibial band）に移行する．TFL筋腹が大転子のやや前方近位に位置することも参考になる．同定できた筋腹（あるいは萎縮が強い場合は，上記で想定される筋腹存在部位）の中央に針を刺入する．

▶ **安静時**

仰臥位で体全体の力を抜いてもらう．

▶ **随意収縮**

検者の対側の手を大腿遠位〜膝部外側にあてて，股関節を軽く外転してもらう．

臨床的事項

①中殿筋と並んで，L5だが総腓骨神経支配でない最近位の筋であり，中殿筋と違ってパンツを降ろす必要がなく，パンツの尾側から容易に到達できるので，針筋電図検査には筆者はTFLを好んで用いている．

②下垂足をきたすL5障害例では，下肢外転の筋力低下が明確でなくても，TFLの針筋電図は高度変化を示していることがほとんどであり，この意味で有用性が非常に高い．

2-3-5 内転筋群

leg adductors

大内転筋，長内転筋，短内転筋，恥骨筋，薄筋などの作用.

◆**筋節** ――――――――― L2, L3, L4（大内転筋はより広汎）
◆**末梢神経** ――――――― 閉鎖神経
◆**作用** ――――――――― 股関節内転

MMT

▶検査肢位

仰臥位．股関節・膝関節は伸ばして，両下肢を内転してくっつけた位置.「両足を閉じて下さい」と指示して，この肢位を保持してもらう.

▶検者の手技

検者の両方の手を，被検者のそれぞれの下肢の下腿遠位，内果付近にあて，両下肢を外転する方向の力を加えて，上記肢位をbreakできるかを見る.

MMT 2を評価するには，下肢の適度の外転位から内転して正中まで動かしてこられるかを見る.

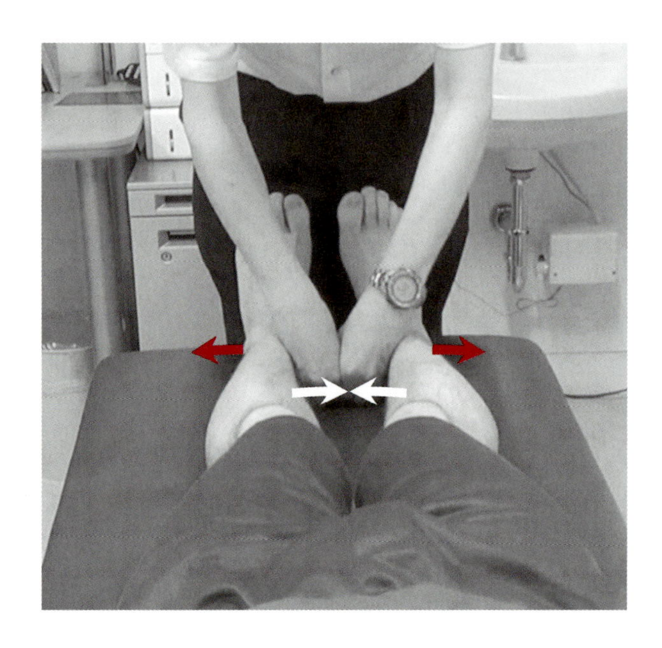

▶Grading

MMT 5, 4, 2, 1, 0を正確に評価できる．この方法では2と3の区別はない.

JCOPY 498-32818

▶注意点

①必要に応じて一側下肢ずつ検査してもよい.

② MMT 3 は側臥位で評価できなくはないが，過内転で生理的な動作の評価ではなくなる．筆者は行っていない.

針筋電図

各構成筋ごとに述べる.

臨床的事項

①錐体路障害では筋力低下をきたしにくい.

②髄節性障害でも高位腰髄障害は多くないので障害はきたしにくい．内転＝外転，あるいは内転＞外転の障害は，ヒステリー性筋力低下の特徴となる.

③筋疾患では，GNE ミオパチー（縁取り空胞を伴う遠位型ミオパチー；DMRV）で早期に障害される.

2-3-6 長内転筋

Adductor Longus; AL

◆**筋節** ―――――― L2, **L3**, L4
◆**末梢神経** ―――――― 閉鎖神経
◆**作用** ―――――― 股関節内転

MMT

下肢内転に含まれる．独立した評価はできない．

針筋電図

▶ **検査肢位**

仰臥位．股関節を軽く外転．

▶ **針の刺入**

股関節軽度外転位から内転する方向に力を入れてもらう．大腿近位 1/3 から近位部で，薄筋の前方に恥骨部から斜めに外側尾側に伸びる索状の AL の筋腹を同定し，針を刺入する．

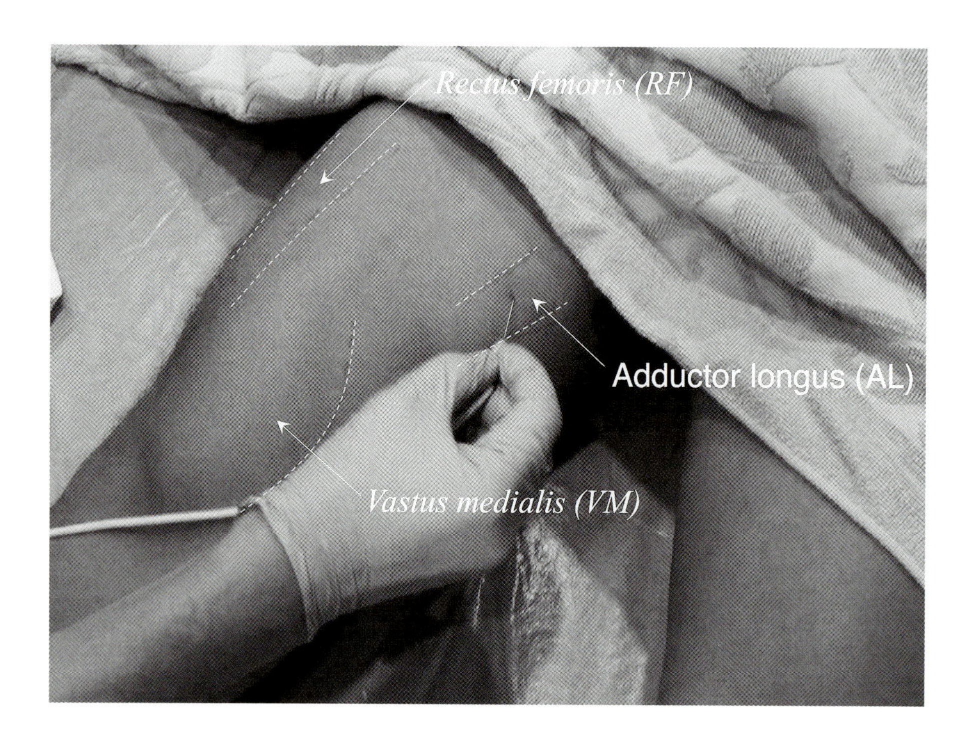

▶ 安静時

仰臥位で下肢全体の力を抜いてもらう．

▶ 随意収縮

検者の対側の手を大腿遠位〜膝部内側にあてて，股関節を軽く内転してもらう．

臨床的事項

①薄筋と並んで閉鎖神経支配筋のうち針筋電図で評価可能な数少ない筋．純粋な内転筋群では唯一．
② DMRV など，内転筋群の障害が強い全身疾患では評価が有用な場合がある．

2-3-7 大内転筋

Adductor Magnus

◆**筋節** ―――― L2, L3, L4, L5, S1
◆**末梢神経** ―――― 閉鎖神経，坐骨神経
◆**作用** ―――― 股関節内転

MMT

下肢内転に含まれる．独立した評価はできない．

針筋電図

大腿中央レベルで，薄筋の後方，半膜様筋の前方の隙間で表層に位置する．同部での検査は可能だが，次述の理由であまり行うことはない．

臨床的事項

①閉鎖神経と坐骨神経両者の支配を受けるとされ，筋節も明確でないので，局在診断上の意義は乏しいために，調べる必要があると感じることは少ない．

コラム 14　Rimmed vacuole を伴う遠位型ミオパチー（DMRV）

Rimmed vacuole を伴う遠位型ミオパチー（distal myopathy with rimmed vacuole; DMRV; GNE ミオパチー）も特徴的な筋力低下分布のみから容易に診断できる疾患である．最も特徴的なのは大腿部での大腿四頭筋＞大腿屈筋群の解離であり，これは筋 CT においても特徴的な所見として診断に役立つ [224] [225]．前脛骨筋＞下腿三頭筋の障害もよく知られているが，これは必ずしも明確でない例もある [224]．また大腿内転筋群の障害が早期から強く現れるのも特徴で [224] [226]，このために開脚して，かつ大腿四頭筋に頼るために腰椎を前彎して腹を突き出したような独特の歩き方となる．これは（表現が適切かというと議論が残るが）「雄大な歩き方」とも形容される．これは元をたどると，水澤英洋先生，故川井充先生などの示唆に基づくもので，ふんぞり返ったような歩き方が特徴であることを強調したものである．前記の大腿部での大腿四頭筋 vs. 大腿屈筋群・内転筋群の解離は，下腿筋がほとんど障害されない近位型の DMRV でも同じように見られ [227] [228]，普遍的なこの疾患の特徴と言える．また，胸鎖乳突筋や頸部前屈が早期から障害されるのも，多くの筋ジストロフィーとは異なる特徴である（筋強直性ジストロフィーとは共通する）．

DMRV は早期には CMT などと誤診されやすい疾患である．近いうちに治療が導入される可能性も高く，このような臨床特徴をしっかりと理解して，早期診断を下すように心掛けてほしい．

2-3-8 縫工筋

Sartorius

◆**筋節** ———— **L2**, L3
◆**末梢神経** ———— 大腿神経
◆**作用** ———— 股関節屈曲外旋位で下肢を前方に挙上する.

MMT

分離しての評価は困難.

針筋電図

▶ 検査肢位

仰臥位.

▶ 針の刺入

下肢を股関節で軽く屈曲，外旋位，膝関節も軽く屈曲位として，前方（仰臥位なので天井側）に挙上してもらうと，上前腸骨棘から脛骨内側顆（鵞足）に向かって，大腿前面を斜めに横断する，幅5

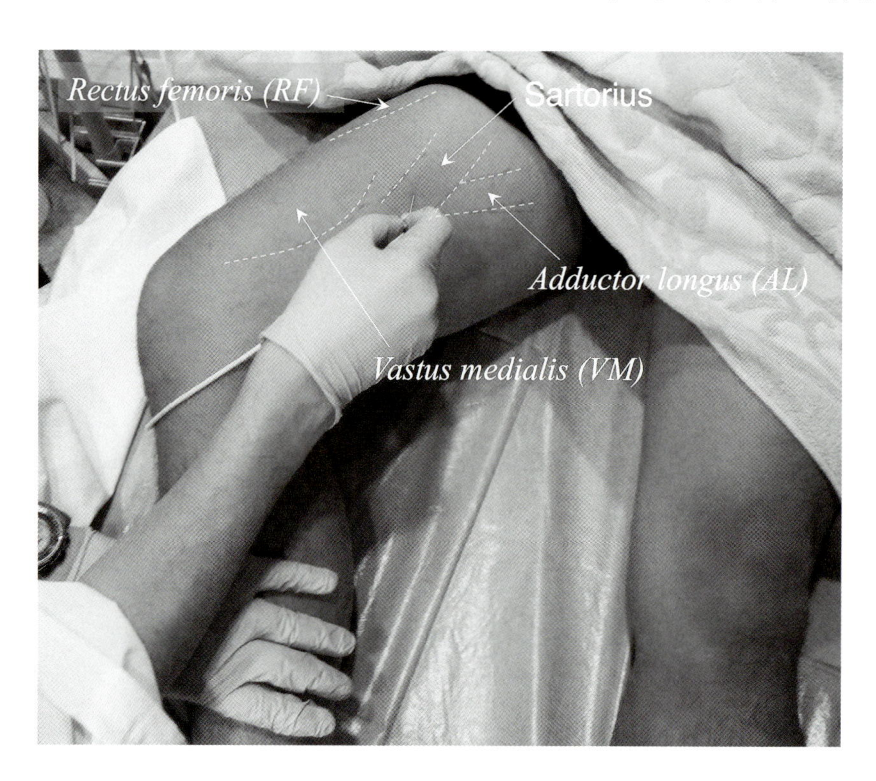

cm 程度の縫工筋筋腹が同定できる．これに刺入する．

▶ 安静時

仰臥位で股関節屈曲外旋位のまま，下肢の力を抜いてもらう．

▶ 随意収縮

そのまま調べる側の下肢を天井側に軽く挙上する力を入れてもらう．

臨床的事項

① L2 支配が主体と思われ，筆者が筋節についての経験を持っている筋としては，下肢で最も上方の筋である．この点での有用性があるかもしれない．

2-3-9 大腿四頭筋

Quadriceps Femoris; QF

大腿直筋，内側広筋，外側広筋，中間広筋の総称．

◆筋節 ―――― **L3, L4**
◆末梢神経 ―――― 大腿神経
◆作用 ―――― 膝関節の伸展

MMT

▶検査肢位

仰臥位，股関節 30～45 度程度屈曲，「膝をピーンと伸ばして下さい．膝から下を持ち上げて下さい」と指示して，膝関節を伸展位（わずか屈曲位；後述）で保持してもらう（図 a）．

▶固定

検者の非検査側上肢の前腕屈側を被検者の膝の後面にあてて空中でしっかり保持する．

▶検者の手技

検査手を被検者の下腿遠位部前面にあてて押し下げる力を加えて，膝関節伸展位を break できるかを見る．この時固定手には強い押し下げる力が加わる．

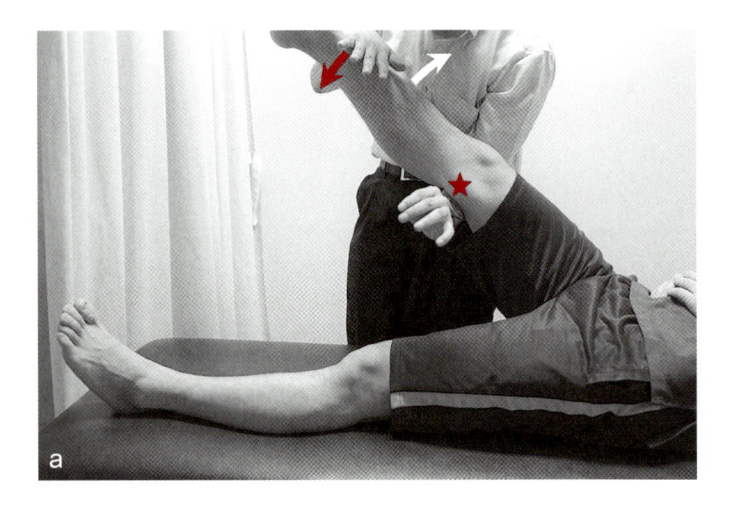

▶Grading

MMT 5, 4, 3 が正確に評価できる．2 の正確な評価は側臥位にする必要が生ずるので面倒である．筋腹は容易に触れるので 1 と 0 の区別が可能．

▶ **注意点**

①膝関節を完全に伸展するとロックがかかるので，わずかな屈曲位で検査するのがよい．

②このようにしても，大腿四頭筋は相当強い筋なので，わずかな筋力低下は膝関節伸展位では見逃される．膝関節を伸展位から 60 度程度（さらに感度を高くするには 90 度程度）屈曲した肢位とすることで，伸展された QF 各筋の収縮力は弱まるので，わずかな筋力低下が検出可能となる（図 b）．この場合左右同じ角度で調べることが，左右差の正確な評価のために必要である．筆者は膝関節伸展位では break されないが，60 度程度の屈曲位で break される場合を MMT 4+としている．

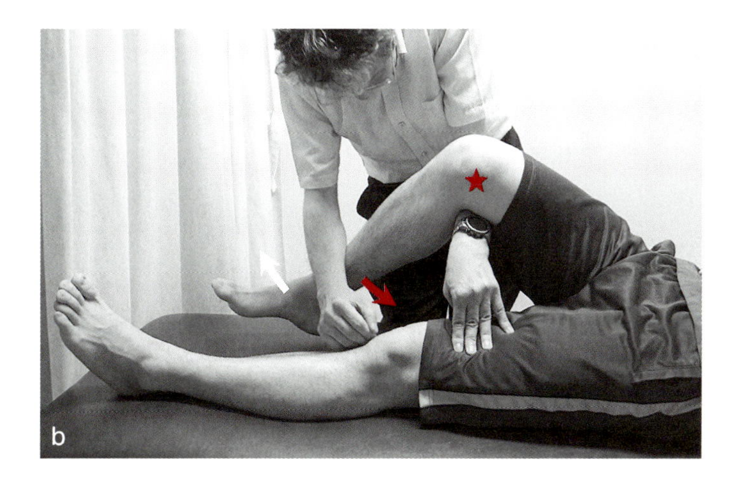

針筋電図

各構成筋ごとに述べる．

臨床的事項

①錐体路障害では抗重力筋である QF は筋力低下をきたしにくい．

②筋疾患で，封入体筋炎，ジストロフィノパチー（Duchenne 型，Becker 型筋ジストロフィー）では筋力低下を早期よりきたすが，GNE ミオパチー（縁取り空胞を伴う遠位型ミオパチー；DMRV）では保たれることがよく知られている．

2-3-10 大腿直筋

Rectus Femoris; RF

◆**筋節** ―――― L3, **L4**
◆**末梢神経** ―――― 大腿神経
◆**作用・MMT** ―――― 大腿四頭筋で記述．下前腸骨棘から起始する 2 関節筋で，仰臥位股関節伸展位から，膝関節を伸展したまま股関節をわずかに持ち上げる時には RF が主に作用するが，これで分離して評価することはやっていない．

針筋電図

▶ **検査肢位**

仰臥位，股関節・膝関節とも伸展．

▶ **針の刺入**

膝関節を伸展したまま股関節を曲げて下肢を挙上してもらうと，下前腸骨棘から膝蓋骨にまっすぐ

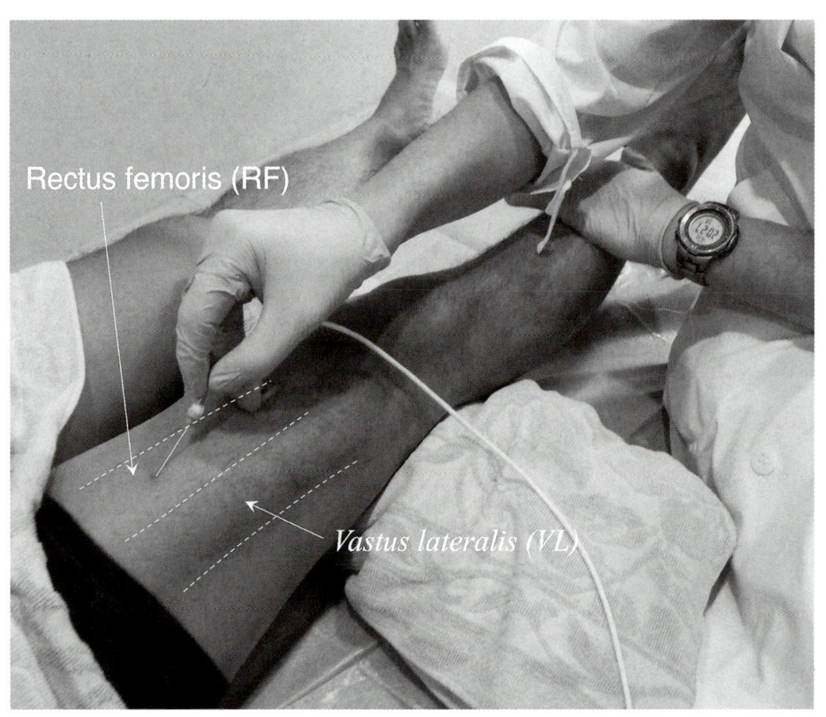

膝の下に枕（ここではタオルケットを巻いて使っている）を入れて，随意収縮を調べる姿勢．

JCOPY 498-32818

向かう，幅 4〜5 cm 程度の RF の筋腹が触れる．大腿中央よりやや近位部で同定しやすい．その筋腹の内外側中央に刺入する．

▶ 安静時

仰臥位で下肢の力を自然に抜いてもらうことで弛緩が得られる．

▶ 随意収縮

検者の対側の手を被検者の膝の後面に置き，「足をベッドに押し付けて下さい」と指示することで収縮が得られる．あるいは「膝を伸ばしたまま下肢を持ち上げて下さい」と指示してもよい．これらの方法で十分な収縮が得られない場合は，膝の後面に適切な高さの枕を置いた上で，「膝をピーンと伸ばして下さい」と指示する．

▶ 注意点

①十分強い随意収縮は，膝をベッドに押し付ける方法では得られない場合がある．その場合に，どうしても強い収縮を見る必要があるなら，膝の後面に枕を置く方法をとる．
②膝の下に枕を置いて膝関節を伸ばしてもらう場合には，下腿を前面から押し下げて被検者が膝関節を伸展する力に抵抗すると同時に，下腿後面にも手を回して下腿の重さを支え，力が抜けた時に膝関節が急に屈曲しないように，即ち等尺性収縮を保つように注意する．特に，RF はやや固い筋なので，等尺性が崩れた時の針の曲がりに注意する．
③ QF に共通して，随意収縮 MUP はやや大きく，神経原性変化と紛らわしい場合がある．

臨床的事項

① QF の中では比較的わかりやすい筋として，検査に用いられることも多い．
② QF のうちでは L4 支配が強いと考えられる [66]．

2-3-11 内側広筋

Vastus Medialis; VM

◆**筋節**———————— **L3**, L4
◆**末梢神経**—————— 大腿神経
◆**作用・MMT**———— 大腿四頭筋で記述．RF 以外の 3 筋は 1 関節筋となる．

針筋電図

▶検査肢位

仰臥位，股関節・膝関節とも伸展．

▶針の刺入

膝の後面に検者の手を入れ，下肢をベッドに押し付けてもらう，あるいは膝を伸ばしたまま下肢全体を持ち上げてもらうと，膝蓋骨上端の数 cm 近位内側に筋腹が盛り上がる．その筋腹中央，膝蓋骨上端から 5 cm 程度近位の高さに刺入する．大腿全体の中ではかなり遠位寄り，遠位 1/4 あたりになる．

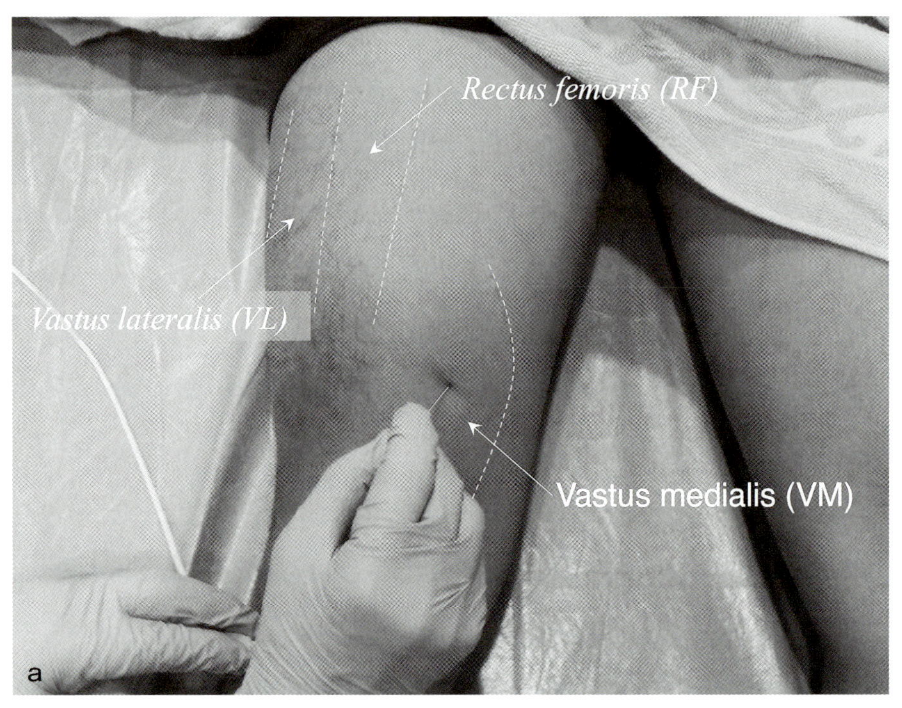

安静時活動記録時には針先を内側に向ける．

▶ **安静時**

仰臥位で下肢の力を自然に抜いてもらうことで容易に弛緩が得られる．筋活動が残る時は下肢全体を内外旋するように揺すぶる．

▶ **随意収縮**

検者の対側の手を被検者の膝の後面に置き，「足をベッドに押し付けて下さい」と指示することで収縮が得られる．この方法で十分な収縮が得られない場合は，膝の後面に適切な高さの枕を置いた上で，「膝をピーンと伸ばして下さい」と指示する．

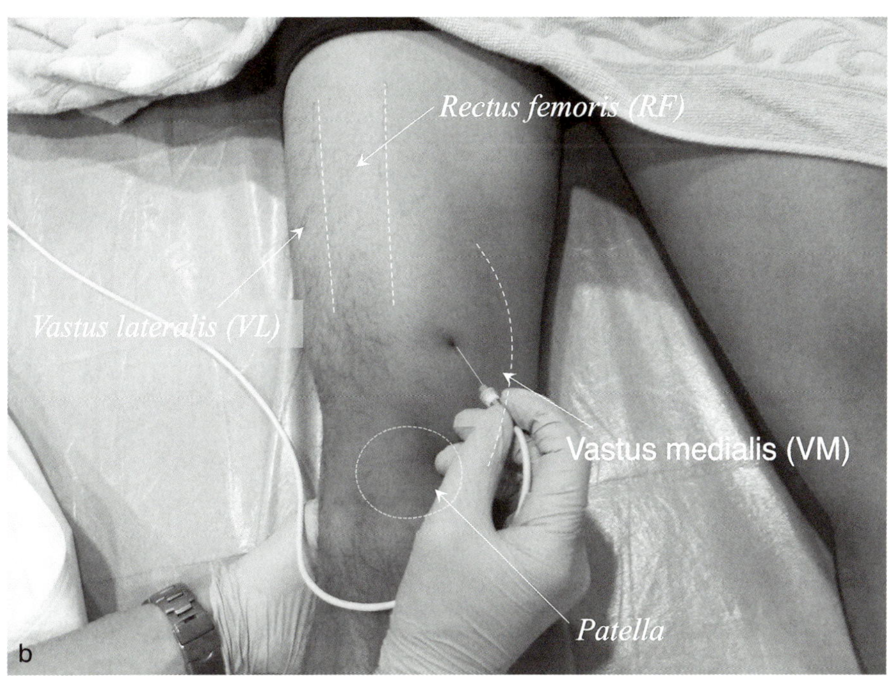

膝をベッドに押し付けてもらう方法．随意収縮時活動記録時には針先を外側に向けるとよい．

▶ **注意点**

①種々注意点はRFと共通．ズボンをめくって検査する場合には，QF中では最も遠位にあるので検査を行いやすい．

②安静時活動，特に線維束自発電位は筋の内側寄りで（図a），しっかりしたMUPは筋腹の外側寄り，RFに近い方で（図b）得られることが多い．

臨床的事項

①筆者らはALSの評価のための筋として好んで用いている．線維束自発電位の出現頻度も高い［94］．

② QFのうちではL3支配が強いと考えられる［66］．

2-3-12 外側広筋

Vastus Lateralis; VL

◆**筋節** ―――――― (L3, L4)
◆**末梢神経** ―――――― 大腿神経
◆**作用・MMT** ―――― 大腿四頭筋で記述．RF 以外の３筋は１関節筋となる．

針筋電図

▶ **検査肢位**

仰臥位，股関節・膝関節とも伸展．

▶ **針の刺入**

膝の後面に検者の手を入れ，下肢をベッドに押し付けてもらうと，大腿前面外側に広く筋腹が盛り上がる．その筋腹中央に刺入する．大腿全長の遠位近位中央付近になる．

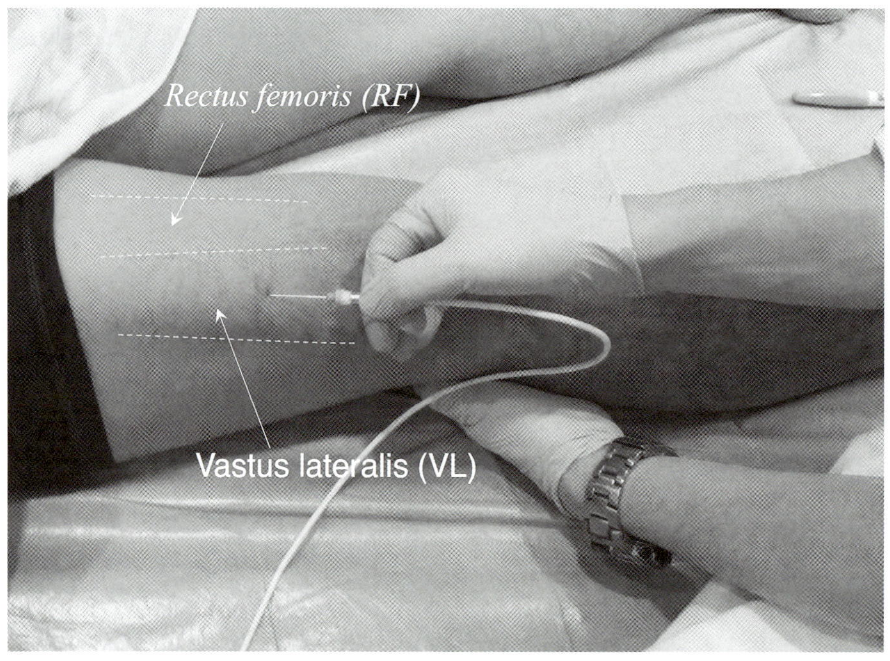

検者の非検査手を被検者の膝の後面に置き，検者に足をベッドに押し付けてもらって VL の随意収縮を得ている．

▶ **安静時**

仰臥位で下肢の力を自然に抜いてもらうことで弛緩が得られる．

▶ **随意収縮**

検者の対側の手を被検者の膝の後面に置き,「足をベッドに押し付けて下さい」と指示することで収縮が得られる．この方法で十分な収縮が得られない場合は，膝の後面に適切な高さの枕を置いた上で,「膝をピーンと伸ばして下さい」と指示する.

▶ **注意点**

①種々注意点は RF と共通.

臨床的事項

①大きい筋であり，筋生検の好適筋．全身的なミオパチーの場合，筋生検との対応を見る場合に選択される．同一筋で針筋電図と筋生検を行う場合には，膝蓋骨上端からの距離をおよそ決めて，針先の操作はそれ以下，生検はそれ以上とすることで，針筋電図と同一筋での生検が可能である.
②筋節支配については，確実なデータを有していない.

2-3-13 大腿屈筋群

hamstrings

半腱様筋，半膜様筋，大腿二頭筋長頭・短頭，薄筋の総称．正確には hamstrings とは薄筋を除く4筋の総称である．

◆**筋節** ―――― **L5, S1**（薄筋は主に L3）

◆**末梢神経** ―――― 脛骨神経（半腱様筋，半膜様筋，大腿二頭筋長頭），総腓骨神経（大腿二頭筋短頭），薄筋（閉鎖神経）

◆**作用** ―――― 膝関節の屈曲．大腿二頭筋短頭以外は，骨盤に起始し，下腿に終わる2関節筋．大腿二頭筋短頭のみ，膝関節のみをまたぐ1関節筋．

MMT

▶検査肢位

仰臥位，股関節90度，膝関節90度屈曲．「膝を曲げて下さい」と指示して，膝関節90度屈曲位を保持してもらう．

▶固定

検者の非検査側の手で被検者の膝をつかんで固定する．

▶検者の手技

検査側上肢の前腕遠位屈側を下腿遠位部後面にあてて押し上げる力を加えて，膝関節90度屈曲位をbreakできるかを見る．

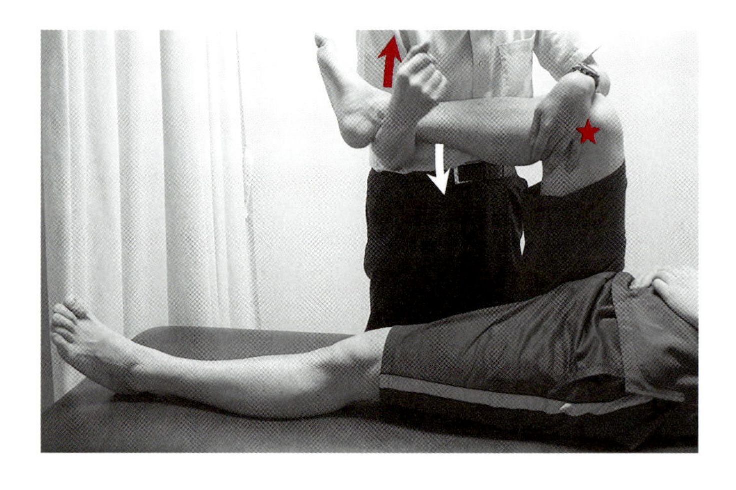

▶Grading

5, 4, 1は評価できるが，姿勢変換（側臥位）を行わないと2の正確な評価は困難．おおよその

JCOPY 498-32818

grading となる．3 については次述.

▶ **注意点**

① MMT 3 の評価のために，腹臥位で股関節伸展，膝関節のみ屈曲させて調べることが広く行われている［3］［4］．しかし，この方法では 2 関節筋の諸筋は十分な力を発揮できず，1 関節筋である大腿二頭筋短頭のみの力を評価することになる．このために大腿屈筋力は弱くなり，正常者でも break されないポイントを見つけることが困難となる.

②軽度の筋力低下の検出のためには，膝関節 70 度程度の屈曲位，即ちわずか鈍角にして，それでも break されないかを見ることが役立つ場合がある．この場合は，左右で対称な肢位で検査を行うことが重要となる.

針筋電図

各構成筋ごとに述べる.

臨床的事項

①錐体路障害で比較的障害されやすいが，腸腰筋，母趾背屈ほどではない.

②髄節性病変では L5 のみの障害ではほとんど筋力低下をきたさない．L5/S1 の 2 髄節が障害されて，初めて筋力低下を生じる.

2-3-14 半腱様筋

Semietendinosus; ST

◆筋節 ———— **L5**, S1
◆末梢神経 ———— 脛骨神経
◆作用・MMT ———— 大腿屈筋群で記述

針筋電図

▶ 検査肢位

腹臥位．股関節伸展，膝関節 60～90 度屈曲位．

▶ 針の刺入

被検者に膝を曲げる力を入れてもらい，膝窩内側から近位に幅 3 cm 程度の索状に硬く（腱様に）延びる ST の筋腹を同定する．大腿中央付近の高さでこの筋腹に刺入する．

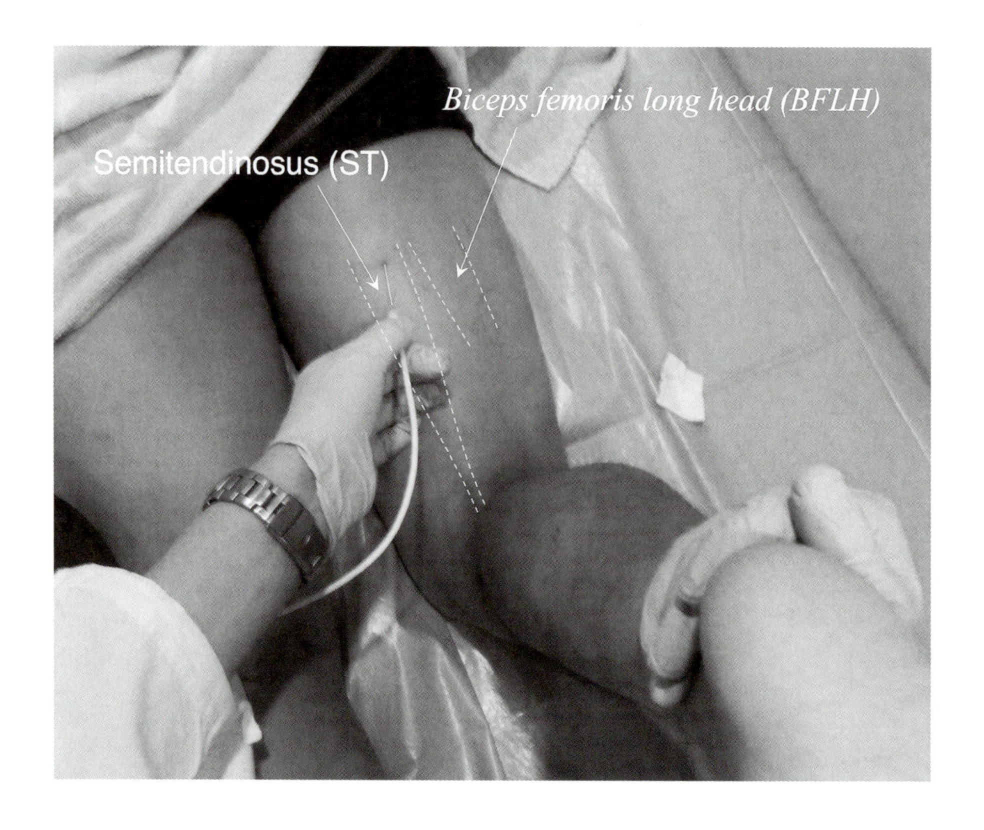

▶ 安静時

腹臥位で，膝関節を伸ばして下肢の力を自然に抜いてもらう．

JCOPY 498-32818

▶ 随意収縮

針を一旦皮下まで抜いて，膝関節を60～90度程度の屈曲位にしてもらい，再度同定した筋腹に刺入する．検者の対側の手で下腿部を保持し，「膝を曲げて下さい」と指示することで収縮が得られる．

▶ 注意点

①名前の通り，腱かと思う硬さだが，普通に筋腹となっている．

②安静時は膝関節伸展位，随意収縮は屈曲位となるので，上記のように断裂を防ぐためには一旦皮下まで抜く必要がある．また随意収縮検査中も下腿を非検査手で保持して，急に膝関節が伸びることがないように注意することで，等尺性を保つ．

臨床的事項

①大腿屈筋群の中でL5支配であり，L5神経根症か，腓骨神経麻痺かの鑑別に役立つ筋のひとつとなる．

半膜様筋（semiemembranosus）

◆末梢神経：脛骨神経

大腿中央のレベルでは，STの内側に位置する．STと同じ意義と考えられ，より同定しやすいSTを通常検査するので，半膜様筋の検査経験はほとんどない．髄節もSTと同じL5中心と思われるが確証はない．

2-3-15 大腿二頭筋長頭

Biceps Femoris Long Head; BFLH

◆**筋節** ———— L5, **S1**
◆**末梢神経** ———— 脛骨神経
◆**作用・MMT** ———— 大腿屈筋群で記述

針筋電図

▶ 検査肢位

腹臥位．股関節伸展，膝関節をわずかに屈曲．

▶ 針の刺入

被検者に膝を曲げる力を入れてもらい，腓骨頭から近位に伸びる腱と，その延長上，ST 筋腹の外側に幅 4〜5 cm で索状に存在する BFLH の筋腹を同定する．大腿中央付近の高さでこの筋腹に刺入する．

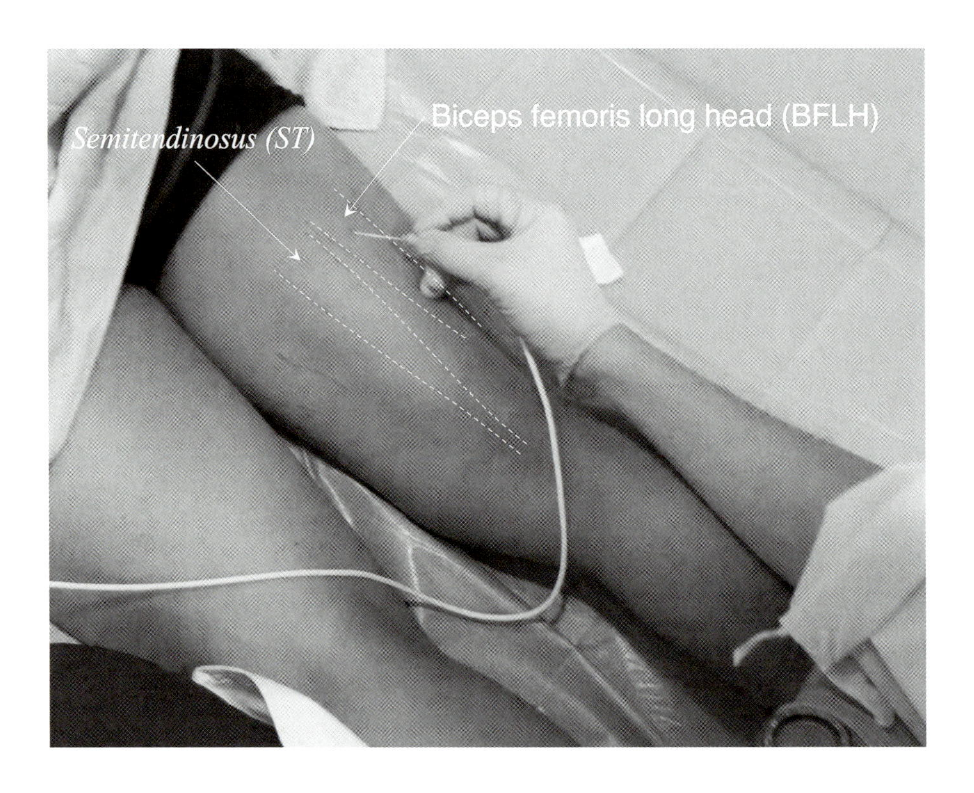

▶ 安静時

腹臥位で，膝関節を伸ばして下肢の力を自然に抜いてもらう．

▶ **随意収縮**

針を一旦皮下まで抜いて，膝関節をわずかに=30度程度屈曲してもらい，再度同定した筋腹に刺入する．検者の非検査手で下腿部を保持し，「膝を曲げて下さい」と指示することで収縮が得られる．

▶ **注意点**

①上記のように，STは膝関節が90度近くまで曲がった方が同定しやすいが，BFLHは膝関節をわずかに曲げる肢位の方が同定しやすい．

臨床的事項

①大腿屈筋群の中でS1支配となる．

2-3-16 大腿二頭筋短頭

Biceps Femoris Short Head; BFSH

- ◆**筋節** ―――― L5, **S1**
- ◆**末梢神経** ―――― 総腓骨神経
- ◆**作用・MMT** ―――― 大腿屈筋群で記述

針筋電図

▶ 検査肢位

腹臥位．股関節伸展，膝関節をわずかに屈曲．

▶ 針の刺入

被検者に膝を曲げる力を入れてもらい，腓骨頭から近位に伸びるBFLHの腱を同定する．BFSHの筋腹を直接に触れるのは難しいが，膝窩中央から5cm程度近位で，同定できるBFLH腱に接してわずか（1～2cm以内）内側に針を刺入すると，BFSH筋腹に刺入される．

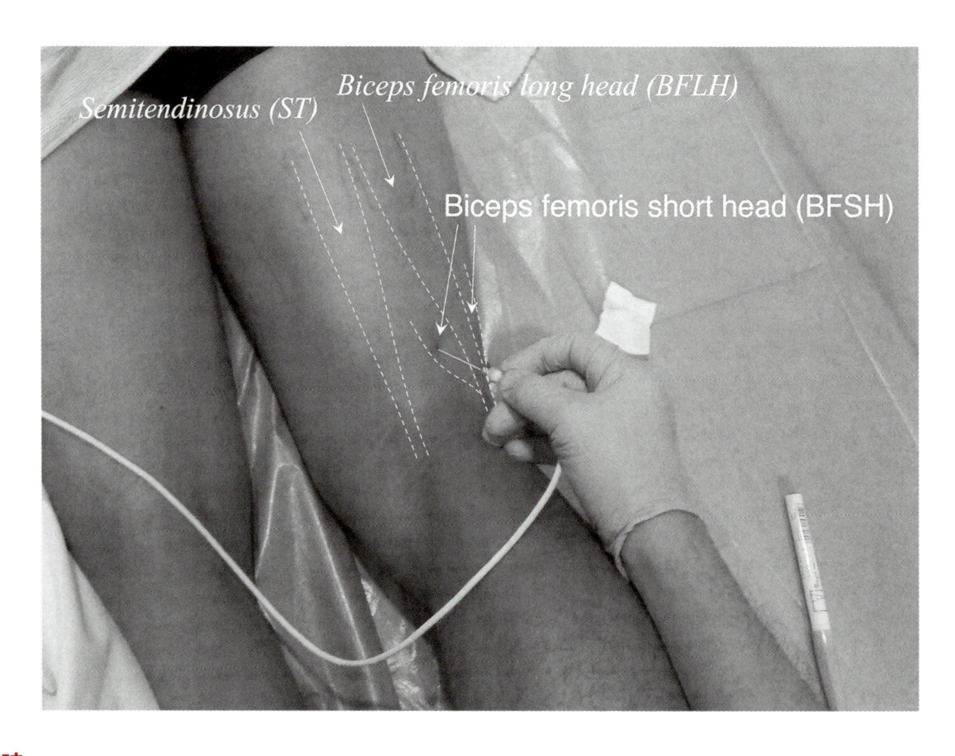

▶ 安静時

腹臥位で，膝関節を伸ばして下肢の力を自然に抜いてもらう．

JCOPY 498-32818

▶ **随意収縮**

検者の対側の手で下腿部を保持し，「膝を曲げて下さい」と指示して，膝関節をわずかに=30度程度屈曲してもらうことで収縮が得られる．

▶ **注意点**

① BFSH筋腹はBFLH腱の外側にも存在するが，内側の方が幅が広く安心して検査できる．

臨床的事項

①大腿屈筋群の中で唯一総腓骨神経支配であることが有名であり，下垂足の局在診断に有用な筋としばしば記載されている．しかし，この筋は主にS1支配であり，L5障害では正常か，あるいは所見は軽度である．従って，下垂足の鑑別で最も重要な，腓骨頭部での総腓骨神経麻痺と，L5神経根症の鑑別においては役立たないことが多い．即ち，前脛骨筋が異常，BFSHが正常という所見は，腓骨頭部での総腓骨神経麻痺，L5神経根症両者に共通するものであり，この所見から腓骨頭部に病変が局在できたとすると，誤りとなることが多い点に十分留意すべきである．下垂足症例では，より近位のL5筋，即ちTFLなどが正常なことが証明できた場合に初めて，BFSHの所見から坐骨神経〜総腓骨神経走行中での局在診断が可能となる．

2-3-17 薄筋

Gracilis

◆**筋節** ―――――――― L2, **L3**
◆**末梢神経** ―――――― 閉鎖神経
◆**作用・MMT** ――――― 大腿屈筋群で記述

針筋電図

▶ 検査肢位

腹臥位（図 b）または仰臥位（図 a）.

▶ 針の刺入

腹臥位でも仰臥位でも，被検者に膝を曲げる力を入れてもらい，脛骨内側顆から近位に伸びる ST の固い筋腹を同定する．その前方に同じく脛骨内側顆から恥骨の方に向かう幅 3 cm 程度で長い索状の，薄筋の筋腹を同定する．大腿中央のレベルでその筋腹に刺入する．

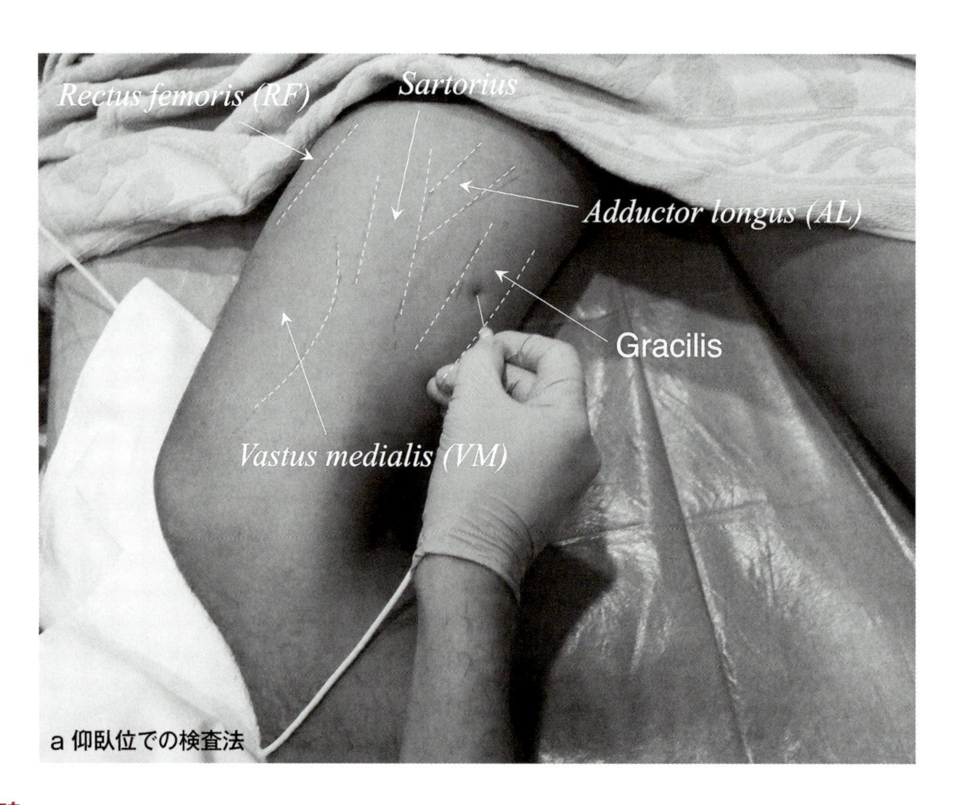

a 仰臥位での検査法

▶ 安静時

腹臥位でも背臥位でも，股関節・膝関節を伸ばして下肢の力を自然に抜いてもらう．

▶ 随意収縮

検者の対側の手で下腿部を保持し，「膝を曲げて下さい」と指示して，膝関節をわずかに屈曲してもらう．仰臥位の場合は股関節も同時に少し屈曲することが必要となる．

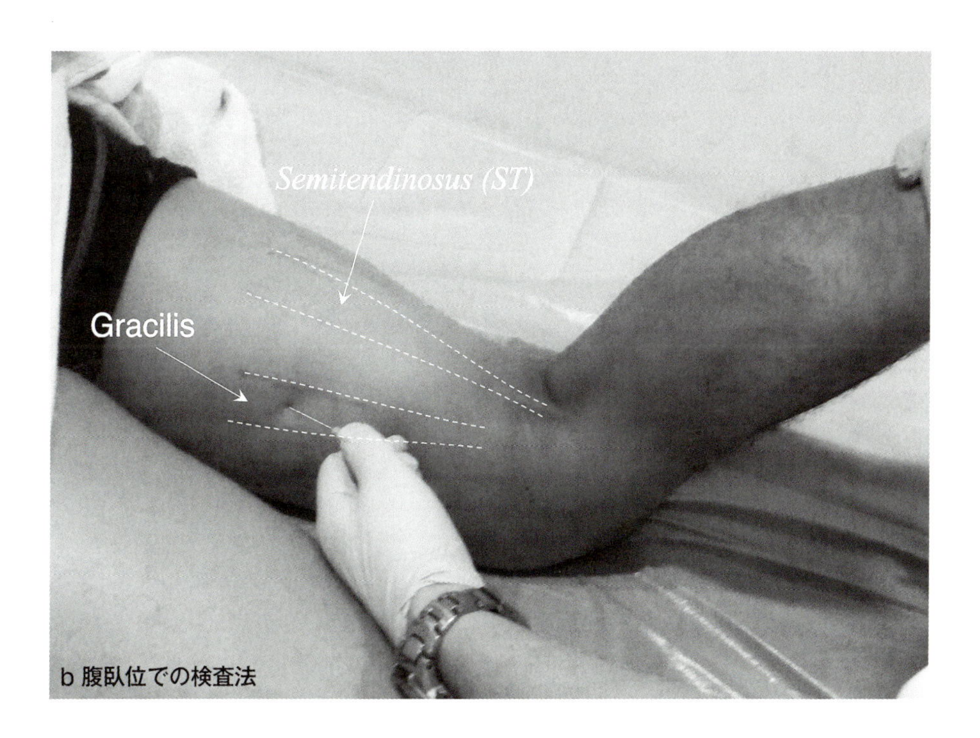

b 腹臥位での検査法

▶ 注意点

①腹臥位の方が全容が見えて，検査は容易だが，仰臥位でも大腿内側面に筋腹を同定して検査することは可能である．大腿屈筋群の他の筋に引き続いて検査を行う時は腹臥位で，大腿前面の筋（大腿四頭筋）に引き続いて検査を行う時は背臥位のままで行うとよい．

②膝関節を大きく曲げなければ，安静時→随意収縮時に皮下まで針を抜く必要はない場合もある．

③薄筋は筋層の最も表面にある，細長い索状物として容易に触れることができる．その後方には半膜様筋を経て ST が，また前方には大腿四頭筋をはさんで，同じく脛骨内側顆付近から斜め上前方に向かう縫工筋がある（これらが鵞足　pes anserinus を形成する）．これらの関連する構造も同定して，間違いなく薄筋に刺すことが重要である．

臨床的事項

①大腿屈筋群に含まれるが，L5/S1 支配である他筋とは全く筋節が異なる．針筋電図で hamstrings の異常を確認したあと，薄筋を調べて完全に正常であれば，腰仙部の髄節性の障害（ないし坐骨神経障害）であることが明確になる．

② L3 障害か，大腿神経障害かの鑑別にも用いることができる．

2-3-18 前脛骨筋

Tibialis Anterior; TA

◆筋節 ―――――― L4, **L5**
◆末梢神経 ―――――― 深腓骨神経
◆作用 ―――――― 足関節の背屈，背屈位での内反

MMT

▶検査肢位

仰臥位，股関節・膝関節伸展.「足首を上に反らして下さい」と指示して，足関節の最大背屈位を保持してもらう.

▶固定

被検者の体重で固定の役目を果たすが，検者の非検査手で被検者の下腿部を握っておくとよい.

▶検者の手技

検査手を足背にあてて足関節を底屈させる方向の力を加えて，足関節最大背屈位を break できるかを見る.

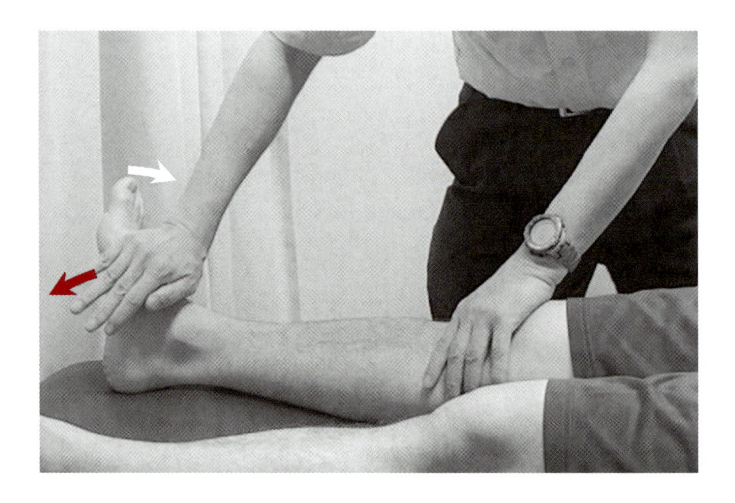

▶Grading

5, 4, 2, 1 が正確に評価できる．上肢同様，足関節より遠位での関節運動においては，重力の効果はなく，筆者は 3 抜きの grading を行っている（**1-1-7**）．前脛骨筋は Daniels でも重力効果のない筋での記載となっている [3].

▶注意点

①足関節最大背屈位での前脛骨筋の力は相当強いので，軽度の筋力低下は見逃す可能性がある．最大

背屈以前の中間位で検査するとより軽度の筋力低下を検出できる可能性があるが，筆者はやっていない.

針筋電図

▶ 検査肢位

仰臥位.

▶ 針の刺入

被検者に足関節を背屈してもらうと，下腿前面で脛骨縁外側に盛り上がる幅 3～4 cm 程度の TA の筋腹を容易に同定できる．その最も盛り上がった部分，筋腹の全長の近位 1/3 付近を目安に針を刺入する.

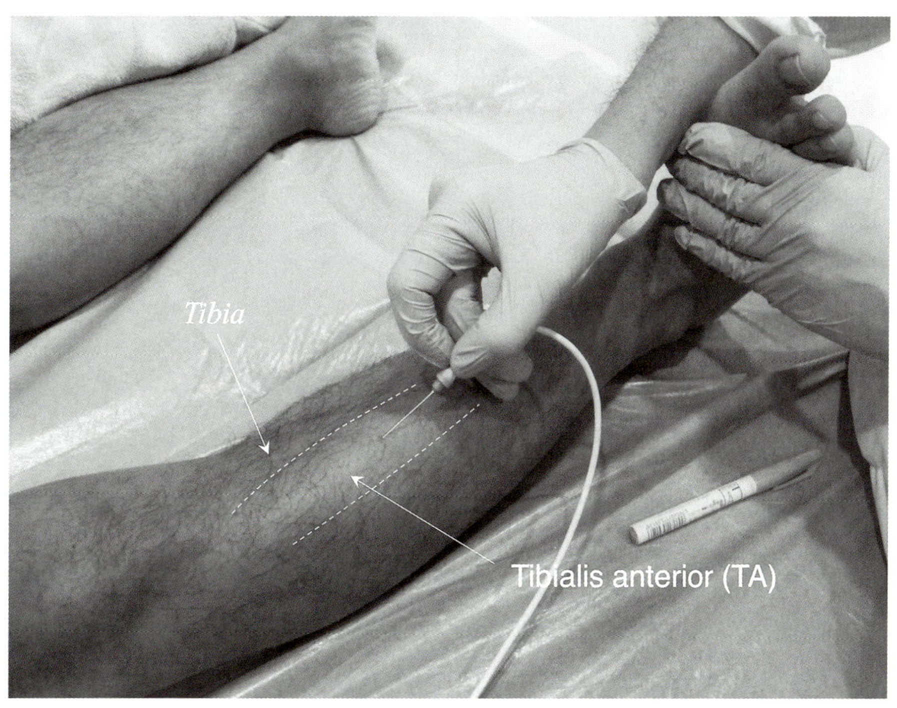

もう 2, 3 cm 程度近位で刺入してもよい.

▶ 安静時

足関節を自然な背屈位に保ったまま，下肢の力を自然に抜いてもらう.

▶ 随意収縮

検者の非検査手で被検者の足を持ち，「足首を上に反らして下さい」と指示して，足関節を背屈してもらう．力が抜けた時に底屈する関節運動が大きく起こることを防ぐために，足底側にも検者の非検査手をかけておくことが必要である.

▶ 注意点

① TA は固い筋なので，上記の手法で等尺性を保ち，筋断裂，さらには，針の曲がりを防ぐことが重要である.

② TA は加齢に伴う潜在性の腰の変化によって，神経原性変化が出やすい筋である．このため，grading で軽度（あるいは中等度）の神経原性変化の場合には病的意味付けができない場合がある.

③また，TA は GcMH ほどではないが，正常でも線維束自発電位が出得る筋とされる．

臨床的事項

① TA の麻痺によって下垂足をきたすものであり，臨床的に重要な筋である．下垂足は総・深腓骨神経麻痺，L5 神経根障害の他，坐骨神経麻痺，仙骨神経叢障害，さらにミオパチー，ALS，錐体路障害（次述のように典型的ではない．円蓋部病変では起こり得る）などでも起こる．
②最も頻度の高い L5 神経根障害と腓骨神経麻痺の鑑別については，総腓骨神経以外の L5 筋や，大腿二頭筋短頭などを参照のこと．
③ミオパチーでは縁取り空胞を伴う遠位型ミオパチー（DMRV; GNE myopathy）で早期に障害されることが有名だが，下腿屈筋から始まる例，近位筋から始まる例もある．
④ TA については L5 支配か L4 支配かという議論が以前からあるが，L5 神経根症が多くの場合に下垂足をきたすことからも，L5 支配が中心であることは間違いないと思われる．しかし他の L5 筋に比べるとやや上位であることは確かであり，L5 障害なのに TA の麻痺が他筋より軽い例は時に見られる．
⑤抗重力筋でない筋であり，錐体路障害で障害されやすいとされるが，多くの場合，腸腰筋，大腿外転，大腿屈筋に比べると最後に障害される筋となる場合が多い．「錐体路障害では遠位筋優位に障害される」という古くからの主張［158］［159］は下肢では必ずしも成り立たない．
⑥ ALS においても被献筋としてしばしば選択される．筆者らの検討では，より近位の VM に比べると，TA の方が Fib/PSW は出やすいが，線維束自発電位は出にくい［94］．ALS の TA では不規則な線維自発電位（irregular fibrillation potential）がしばしば見られる．

JCOPY 498-32818

コラム 15　下垂足の鑑別

下垂足の鑑別は重要な神経学的テーマである．これは前脛骨筋（TA）の筋力低下によって生ずるが，鑑別の最初のポイントは，下腿三頭筋も障害されているのか否かである．もし下腿三頭筋も障害されているなら，下肢遠位筋を広汎に侵す疾患を考えることになり，CMT，ALS，坐骨神経やL5/S1の障害などの鑑別を進める．もちろん前コラムのDMRVも下垂足をきたすものであり，神経原性か筋原性かも最初の鑑別ポイントで，このためにはTAの針筋電図が有用である．

下腿三頭筋は保たれてTAが障害されている場合の代表的な原因は，腓骨神経麻痺とL5神経根症である．両者の鑑別において重要なのは，L5筋節だが腓骨神経支配ではない筋であり，これには，脛骨神経支配の下腿筋である後脛骨筋・長趾屈筋・長母趾屈筋，脛骨神経支配のmedial hamstringsである半腱様筋・半膜様筋，上殿神経支配の中殿筋・大腿筋膜張筋などがある［150］．本書の各筋の項目でも言及したように，これらの筋に筋力低下がないかを見るだけで，鑑別ができる．腓骨神経麻痺の証明には神経伝導検査が有用だが，ルーチン検査のEDB記録ではなく，TAで記録するとよい．針筋電図でも上記のL5だが総腓骨神経支配でない筋を調べることが重要で，筆者はFDL（本文で書いたように，TPよりも表面にあり刺しやすい），TFLの2筋を調べることにしている．ここで総腓骨神経支配の大腿二頭筋短頭（BFSH）を調べることが下垂足の局在に重要と成書でも強調されているが［229］，本文でも触れたようにこの筋はS1支配であり［150］，BFSHが正常だから病変はそれより以遠と結論すると間違いであり，L5障害でも同じ所見となり得ることに注意すべきである．

2-3-19 足趾背屈

toe extensors

長趾伸筋と短趾伸筋の作用.

◆筋節 ———— L5
◆末梢神経 ———— 深腓骨神経
◆作用 ———— 足趾の背屈

MMT

▶検査肢位

仰臥位，股関節・膝関節伸展. 足関節は軽く背屈位.「足の趾を上に（自分の方に，自分の頭の方に）反らして下さい」と指示して，足趾の最大背屈位を保持してもらう.

▶固定

検者の非検査手で足部を保持して固定する.

▶検者の手技

検査手の手指１本を被検者の 2〜5 趾の趾背にあてて足趾を底屈させる方向の力を加えて，足趾の最大背屈＝主に中足基節関節の最大背屈位を break できるかを見る.

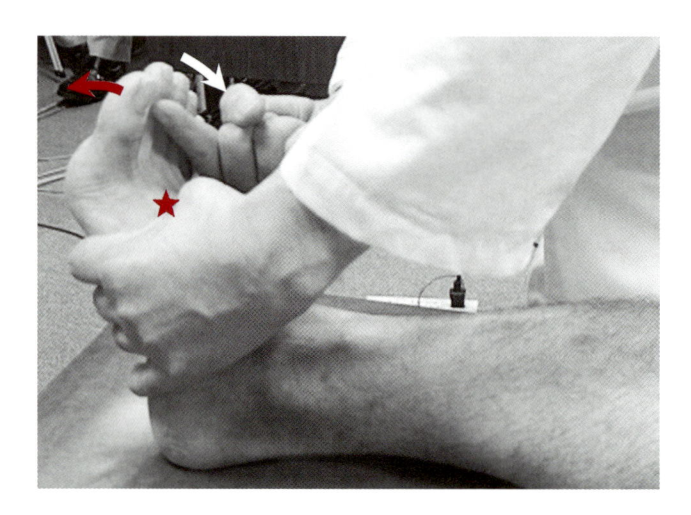

▶Grading

重力なしの grading. 0 か 1 かの鑑別には，下腿前面での長趾伸筋の筋腹の同定が必要となる.

▶注意点

①長趾伸筋と短趾伸筋の作用を分離しての評価はできないので，筆者は toe extensors と総称している.

②足趾背屈は健常者でも break される人が，多くはないが存在する．

針筋電図

各筋で述べる．

臨床的事項

① TA 同様，L5 障害でも総・深腓骨神経麻痺でも障害される．
②錐体路障害では TA よりも高頻度に筋力低下をきたすが，母趾背屈ほどではない．

2-3-20 長趾伸筋

Extensor Digitorum Longus; EDL

◆筋節 ―――――― **L5**
◆末梢神経 ―――――― 深腓骨神経
◆作用 ―――――― 足趾背屈．足趾末節に終止するが，その収縮は実際には中足基節関節，PIP・DIP関節をまたいで足趾全体を背屈させる．

MMT

足趾背屈で記載．

針筋電図

▶検査肢位

仰臥位．

▶針の刺入

まず被検者に足全体を背屈してもらい，幅3〜4cmのTAの筋腹を同定する．次いで，足趾全体のを背屈底屈を繰り返してもらうと，下腿前面でTAに接して外側で動いているやはり幅3cm弱のEDLの筋腹が同定できる．TA刺入点よりは遠位，下腿の中央〜やや遠位寄りのレベルで針を刺入

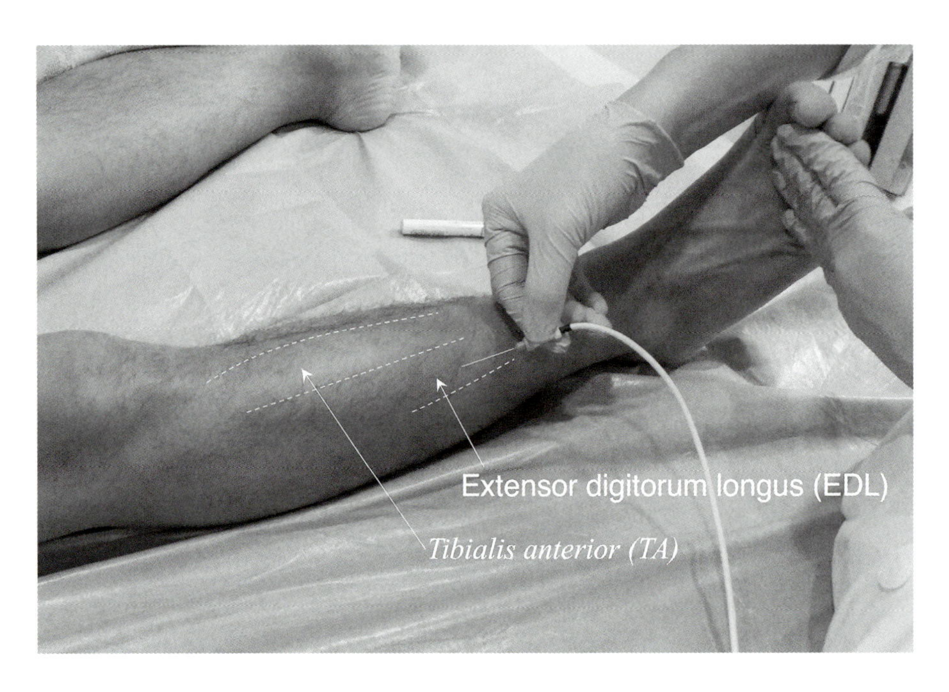

JCOPY 498-32818

する.

▶ 安静時

足趾，足関節を含む下肢の力を自然に抜いてもらう.

▶ 随意収縮

検者の非検査手で足趾を持って，「足の指を反らして下さい」と指示して，足趾を背屈してもらう.

▶ 注意点

① TA に比べて EDL は触れにくく，また被検者が TA と分離して賦活することも難しい. TA の外側，長腓骨筋の前方（内側）には EDL があると考えてよいが，下腿の近位部では両筋に覆われるので，下腿中央付近が皮膚表面からの到達が容易となる.

臨床的事項

①一般に TA と区別して針筋電図で評価する必要があることは少ないが，TA に L4 の関与が大きく，L5 障害で足趾背屈の障害が目立つ場合には，EDL の検査を行ってもよい.

2-3-21 短趾伸筋

Extensor Digitorum Brevis; EDB

◆**筋節** ―――――― **L5**
◆**末梢神経** ―――――― 深腓骨神経（及び，副深腓骨神経）
◆**作用** ―――――― 足趾背屈．足趾中節に終止するが，実際の足趾の背屈は EDL のみで可能である．

MMT

足趾背屈で記載.

針筋電図

▶ **検査肢位**

仰臥位.

▶ **針の刺入**

被検者に足趾を背屈してもらい，足背の小趾への EDL 腱（及び第三腓骨筋腱）の外側に盛り上がる EDB の筋腹を同定して，針を刺入する．

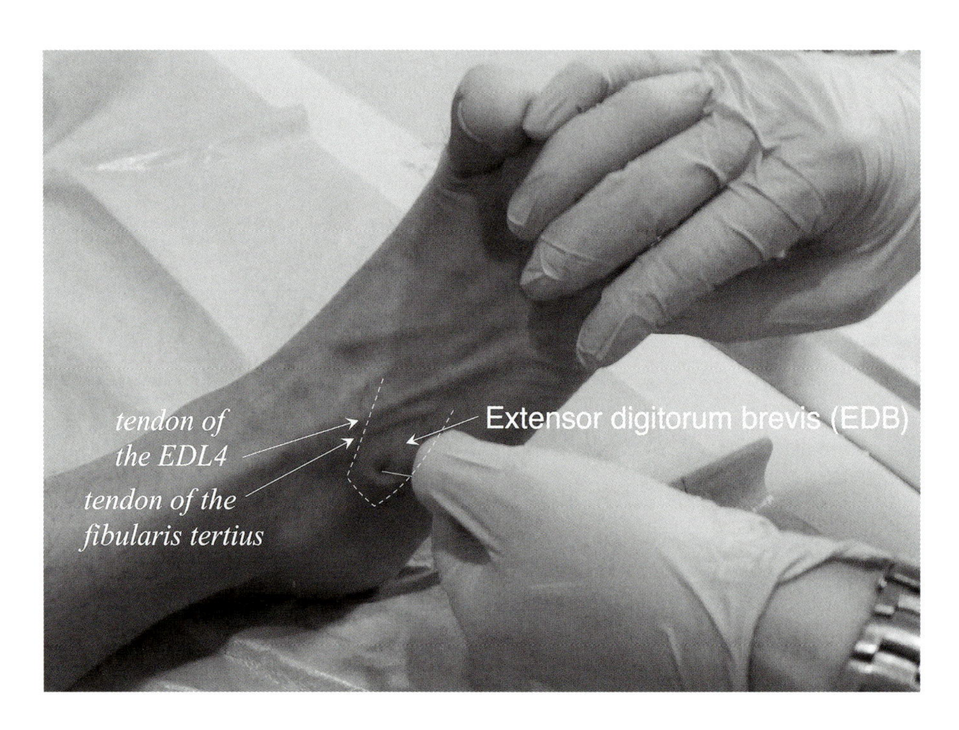

JCOPY 498-32818

通常の弛緩で安静時，足趾背屈で随意収縮時活動が得られる．

臨床的事項

①EDBは，深腓骨神経の神経伝導検査（NCS）にも用いられる筋で電気診断医にはよく知られているが，変異が大きい筋としても有名である．極端な場合EDBが欠如する健常者もいる [160]．日本人は正座をするため足関節前方で深腓骨神経が圧迫されるのでEDBが潜在性に障害されやすいという意見もあるが [161] [162]，NCSでの振幅の変異は欧米人でも大きい [163]．
②このため針筋電図でも健常者でも陽性鋭波，線維束自発電位などの異常が記載されており，随意収縮の変化もかなり見られる．検査もかなり痛く [119]，またTAなどと分離して評価する必要があることも多くないことから，EDBの針筋電図をわざわざ行うことはあまりない．
③NCSにおいてよく知られているように，副深腓骨神経（浅腓骨神経の分枝）によるEDBの支配も2〜3割の健常者で見られる．この点も局在診断上念頭に置く必要がある．
④ただし，前足根管症候群（anterior tarsal tunnel syndrome）の客観的診断のためには，NCSでのEDB記録深腓骨神経伝導検査の遠位潜時延長に加え，EDBの針筋電図の評価が有用という主張もある [164] [165] [166]．健常者ではEDBで線維自発電位は少なくとも見られないという報告もあり [167]，これを支持している．

2-3-22 母趾背屈

big toe extensors

長母趾伸筋（extensor hallucis longus; EHL）と短母趾伸筋（extensor hallucis brevis; EHB）の作用．おそらく主に前者．

◆**筋節**——L5
◆**末梢神経**——深腓骨神経
◆**作用**——母趾の背屈

MMT

▶**検査肢位**

仰臥位，股関節・膝関節伸展．足関節は軽く背屈位．「足の親指を上に（自分の方に，自分の頭の方に）反らして下さい」と指示して，母趾の最大背屈位を保持してもらう．

▶**固定**

検者の非検査手で足部を保持する．

▶**検者の手技**

検査手の示指を被検者の母趾趾節間関節（IP 関節）部，即ち基節遠位の背側にあてて足趾を底屈させる方向の力を加えて，母趾中足基節関節（MP 関節）の最大背屈位を break できるかを見る．

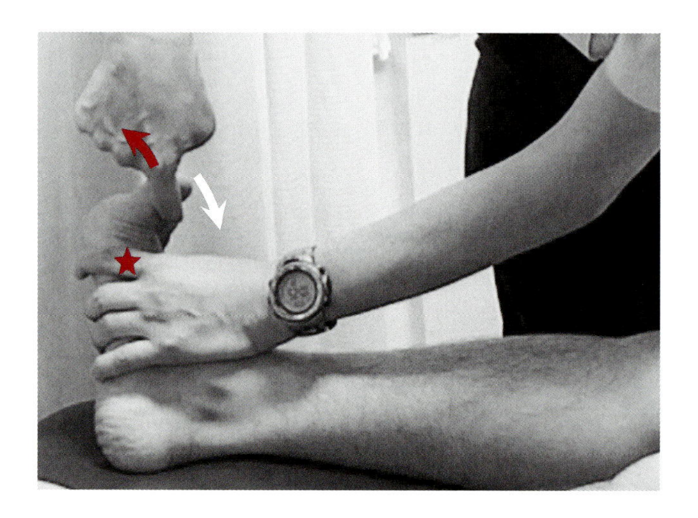

▶**Grading**

重力なしの grading．EHL の筋腹は通常触れないので，0 と 1 の区別もできない．

JCOPY 498-32818

▶ **注意点**

① EHL は IP 関節を，EHB が MP 関節を伸展すると思われているかもしれないが，実は EHL は IP 関節・MP 関節両者を伸展可能であって，EHL と EHB の作用の分離は困難である［3］［4］．筆者は MP 関節の伸展を評価して，これを big toe extensors と総称している．これは主に EHL を評価しているものと考えられる．Hara らは，IP 関節の評価より MP 関節の評価の方が信頼でき，これを great toe extensor と称すべきという，筆者らと全く同じ意見を提出している［168］．
②母趾背屈は生理的にも break される人が，多くはないが存在する．

針筋電図

EHL の針筋電図は可能かもしれないが，下腿遠位部の深部に位置しており痛みも強い［119］．なので筆者はほとんど行っていない．検査方法については成書を参照していただきたい［40］［60］［62］．

臨床的事項

① TA 同様，L5 障害でも総・深腓骨神経麻痺でも障害される．
②錐体路障害では腸腰筋と並んで，あるいはそれ以上に，最も高頻度に筋力低下をきたす筋であり，その評価は重要である．
③ EHL は，下肢筋では，固有足筋を除くと筋腹が最も遠位に存在する．このため距離依存性の障害をきたす多発ニューロパチーなどにおいても，評価がやや難しい固有足筋の次に早期に筋力低下をきたす．種々疾患で母趾背屈不能が初発症状となる場合も多い．この意味でも MMT の評価が重要な筋である．

2-3-23 腓骨筋群

fibular muscles

長腓骨筋と短腓骨筋からなる．

◆筋節 ―――――― L5
◆末梢神経 ―――― 浅腓骨神経
◆作用 ―――――― 足の外反

MMT

▶検査肢位

仰臥位，股関節・膝関節伸展，足関節背屈位で，「足を外側に反らすようにして下さい」と指示して，足の背屈・最大外反位を保持してもらう．

▶固定

検者の非検査手で被検者の下腿遠位部をつかんで保持する．

▶検者の手技

検査手で足の外側をつかんで内反させる方向の力を加えて，足の最大外反位を break できるかを見る．

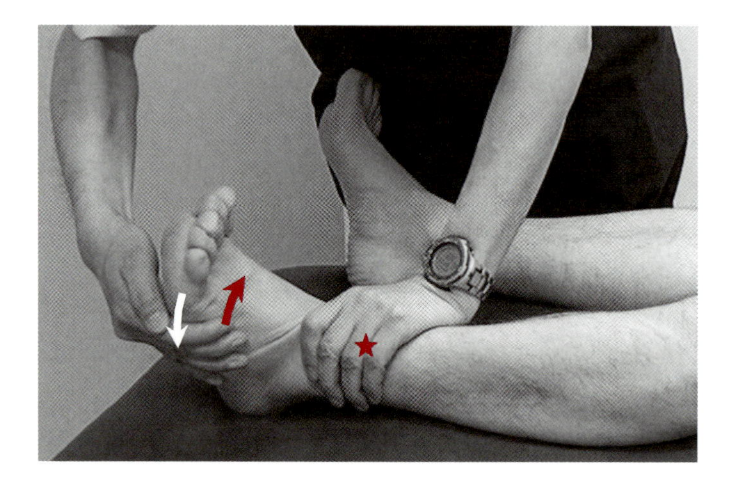

▶Grading

重力なしの grading となる．

▶注意点

①長腓骨筋と短腓骨筋の作用を分離しての評価はできない．

針筋電図

各筋で述べる.

臨床的事項

①下垂足例で，TA など深腓骨神経支配筋には筋力低下があるが，腓骨筋群は保たれているという解離があれば，深腓骨神経麻痺と診断できるが，そのような例は多くはない.

2-3-24 長腓骨筋

Fibularis Longus; FL

かつて Peroneus Longus と呼ばれたが，現在の解剖学名称は Fibularis Longus である［108］.

◆**筋節** ———— **L5**
◆**末梢神経** ———— 浅腓骨神経
◆**作用** ———— 足の外反

MMT

腓骨筋群で記載.

針筋電図

▶ 検査肢位

仰臥位.

▶ 針の刺入

被検者に足を外反してもらい，腓骨頭から遠位に向かう幅 2～3 cm の FL の筋腹を同定する．腓骨頭から少なくとも 5～6 cm 遠位，下腿の近位 1/4～1/3 付近のレベルで針を刺入する.

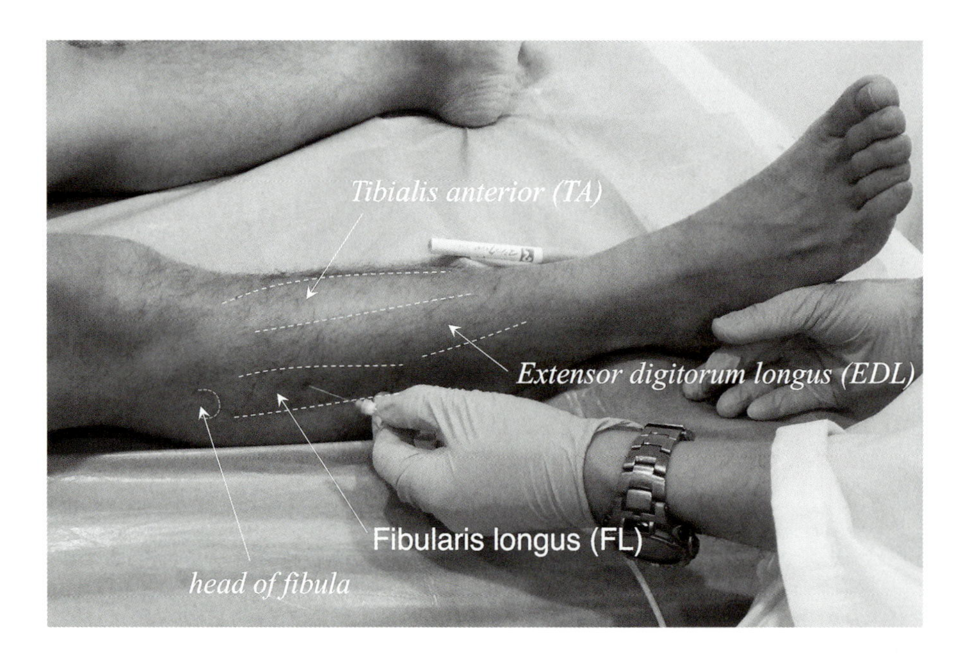

JCOPY 498-32818

▶ **安静時**

足関節を含む下肢の力を自然に抜いてもらう．下肢を軽い外旋位にすると力が最も抜ける．

▶ **随意収縮**

検者の非検査手で足を持ち，「足を外側に反らすようにして下さい」と指示する．

▶ **注意点**

① FL のすぐ後方には腓腹筋外側頭の筋腹があるので間違えないようにする．また検査部位が近位に寄り過ぎると，腓骨頭の遠位を後方から前方に回旋する総腓骨神経を傷つける可能性がある．

臨床的事項

①臨床的意義は，腓骨筋群 MMT と同じ．

短腓骨筋（Fibularis Brevis; FB）は FL と末梢神経支配も筋節も同じであり，独立して評価する意味はない．ただし FB と腓腹神経とを同時に採取する神経筋生検が行われることがあり，その生検所見と比較するための FB の針筋電図の意義があるかもしれないが，そのような観点での研究はほとんど行われていない．

2-3-25 下腿三頭筋

Triceps Surae

腓腹筋内側頭，腓腹筋外側頭，ヒラメ筋の総称．

◆筋節 ―――― L5, **S1**
◆末梢神経 ―――― 脛骨神経
◆作用 ―――― 足関節底屈．腓腹筋は膝関節・足関節をまたぐ２関節筋（足関節は実際には複数の関節からなるが，機能的には１関節と考えてよい［4］），ヒラメ筋は足関節のみをまたぐ１関節筋である．

MMT

▶ **検査肢位**

仰臥位，股関節・膝関節伸展，「足を下にぎゅっと踏みつけて下さい」と指示して，足関節最大底屈位を保持してもらう．

▶ **固定**

検者の非検査手で下腿遠位部を保持する．

▶ **検者の手技**

検査手を足底にあてて，足関節を背屈させる方向の力を強く加えて，足関節最大底屈位を break できるかを見る．

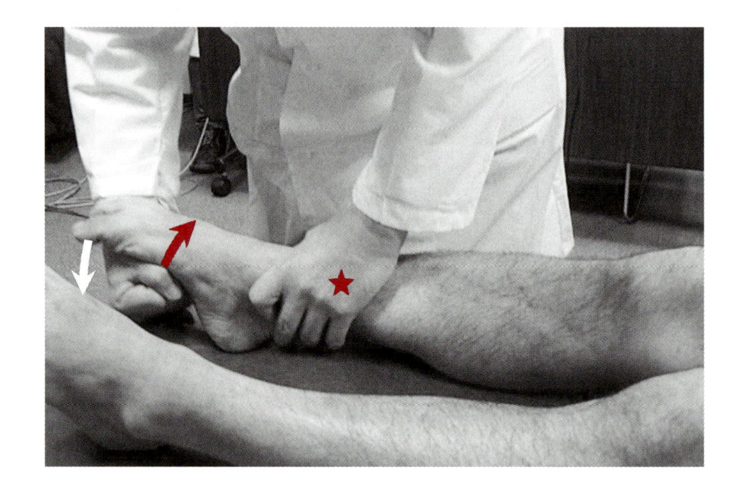

▶ **Grading**

重力なしの grading となる．

▶ **注意点**

①これは一般に広く知られているDanielsの方法［3］とは全く異なる．Danielsは下腿三頭筋の「重力に抗する」とは立位で全体重をかけてもそれに抗して下腿三頭筋の力でかかとを上げることだとしている．しかし，この定義は下腿三頭筋のみの特殊なものである．例えば大腿四頭筋も同様に抗重力筋であって，同様に扱うなら，立位でしゃがんだ位置から立ち上がることができることをMMT 3としてよいわけだが，そのようにはしていない．また，Danielsの定義の，片足で立って爪先立ちでかかとを上げるのを25回できるというMMT 5の動作は健常者にも容易ではない（この回数の定義自体が，Danielsの教科書の版によって変動している［169］）．以上詳しくは**1-1-7**を参照のこと．

②筆者の上記の方法は，下腿三頭筋の軽度の筋力低下は見逃す可能性があることは確かだが，膝を伸ばした状態で足関節最大底屈位を保持するというのは生理的な動作ではなく，ある程度の筋力低下があれば，この方法で検出できると感じている．もしどうしても軽度の筋力低下を評価する必要がある場合には，爪先立ちなどDanielsの方法を援用してもよいであろう．

③ここで，足関節最大底屈位でなく，中間位～背屈位の方が下腿三頭筋の最大短縮位でないので弱くなり軽度の筋力低下も検出できると思われるかもしれないが，これはそうではないと感じている．つまり，上記のように最大底屈位からの底屈は非生理的な運動なのでここで最大筋力は発揮できないようにできていると思われる．従って，上記の筆者の方法で，慣れれば比較的軽度の筋力低下の検出が可能である．

④前記のように腓腹筋は2関節筋，ヒラメ筋は1関節筋だが，筆者はそれを区別しての筋力評価は行っていない．

針筋電図

各筋で述べる．

臨床的事項

①抗重力筋なので，錐体路障害ではかなり高度の麻痺となるまで下腿三頭筋筋力は保たれる．

②S1障害で筋力低下が明確に生ずるほぼ唯一の筋（他は固有足筋）．またS1神経根症では下腿三頭筋が肥大を示し，CKも上昇することがあり［170］［171］［172］［173］［174］［175］，筋生検で炎症様の所見が見られることさえある［174］．

③ミオパチーでは，三好型遠位型筋ジストロフィー，即ち，ジスフェルリノパチーで早期から筋力低下を生じる．

2-3-26 腓腹筋内側頭

Gastrocnemius Medial Head; GcMH

- ◆筋節 ―――――― L5, **S1**
- ◆末梢神経 ―――――― 脛骨神経
- ◆作用 ―――――― 足関節底屈（＋膝関節屈曲）

MMT

下腿三頭筋で記載.

針筋電図

▶検査肢位

仰臥位，股関節・膝関節を伸展，下肢をわずかに外旋させた肢位．足関節は底屈背屈中間位ぐらい.

▶針の刺入

被検者に足関節を底屈してもらうと，下腿三頭筋全体が大きく盛り上がってくる．仰臥位でも前面から容易に認識できる，腓腹筋内側頭筋腹の中央，下腿の近位 1/3 付近のレベルで針を刺入する.

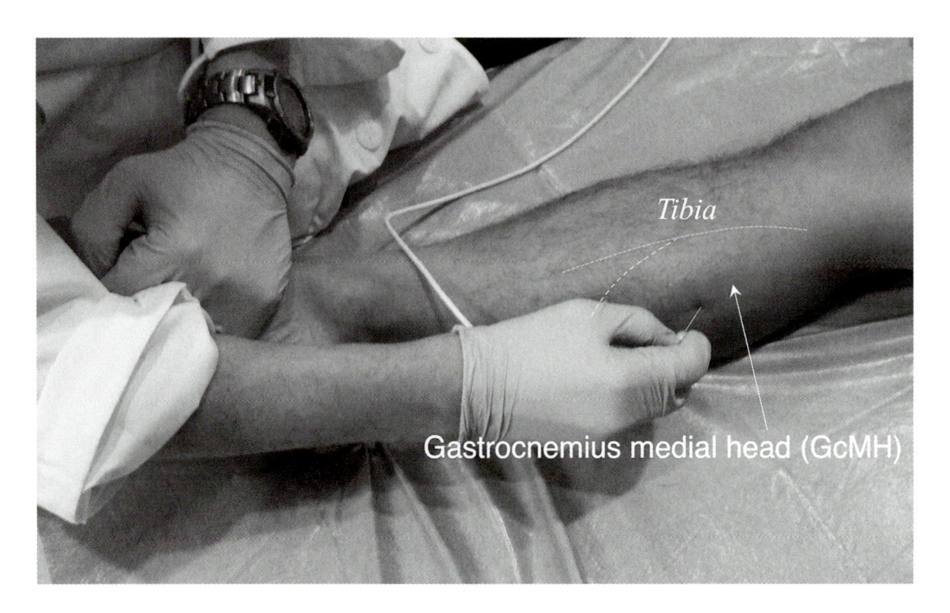

▶安静時

下肢の軽い外旋位で足関節を含む下肢の力を自然に抜いてもらう.

JCOPY 498-32818

▶ **随意収縮**

検者の非検査手の母指示指を図 a のように母指を被検者の足の母趾球基部，示指を足背の第一中足頭付近にかけて，「足を下にぎゅっと踏みつけて下さい」と指示する．この検者の非検査手の母指と示指には強い力がかかる．

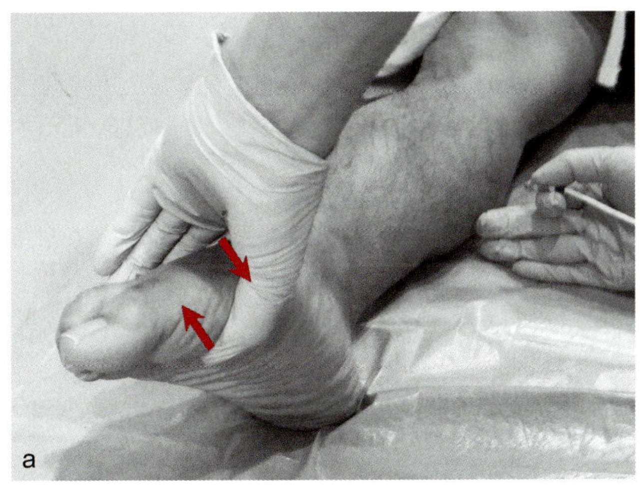

GcMH に十分な力が入ると，被検者の足底にあてた検者の非検査手の母指，足背にあてた示指には強い力がかかる．

▶ **注意点**

①図 a の方法を用いても，腓腹筋の最大収縮を得るのは容易ではない．最大収縮より弱い段階での動員パターンや MUP 形態を主な評価対象とする．

②腓腹筋は不思議なことに神経原性変化があると思われても，MUP の高振幅化が明確でない（かえって MUP が低振幅になることもある）ことがあり，いずれにしても針筋電図での詳細な評価には適さない筋である．このことは筋生検部位としても腓腹筋は避けることと一般にされているのと関係があるかもしれない．

③また，腓腹筋では，正常でも線維束自発電位が見られ得ることが記載されている [176]．このことから ALS での評価筋としても適切ではないと思われる．

この他，腓腹筋外側頭（gastrocnemius lateral head; GcLH），ヒラメ筋（soleus）においても針筋電図検査は難しくないが，GcLH では腹臥位とする必要があることもあり，筆者はあまり行っていない．臨床的意義としても GcMH と分けて検査する意義はあまりないと思われる．

2-3-27 後脛骨筋

Tibialis Posterior; TP

◆筋節 ——— **L5**
◆末梢神経 ——— 脛骨神経
◆作用 ——— 足関節底屈位での足関節内反

MMT

▶ **検査肢位**

仰臥位，股関節・膝関節伸展．足関節底屈位で「足首を下に踏んだままで足を内側に反らすようにして下さい」と指示し，最大内反位を保持してもらう．

▶ **固定**

検者の非検査手で被検者の下腿遠位をつかんで保持する．

▶ **検者の手技**

検査手を被検者の足の内側やや足底よりにあてて足関節を外反〜やや背屈させる方向の力を加えて，足関節最大内反位を break できるかを見る．

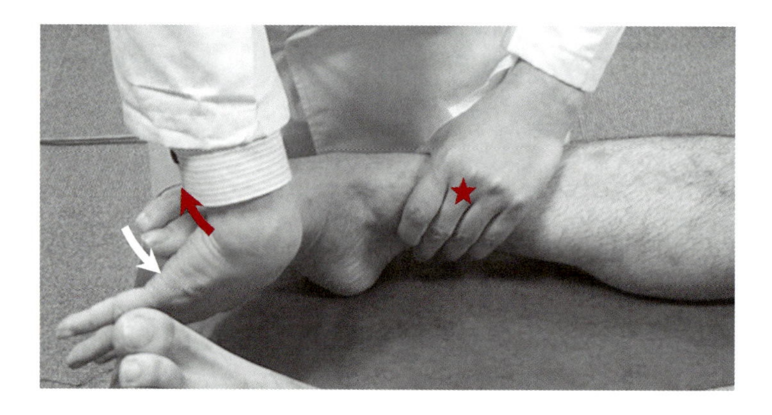

▶ **Grading**

重力なしの grading となる．

▶ **注意点**

①足関節背屈位での内反は TA によっても可能なので，十分な底屈位で検査することが重要である［4］．

②従って，検者は心持ち後方から前外方に持ち上げるような力を加えると，背屈と同時に内反する TA の作用ではできない動作となるので，TP のみの評価に役立つ．

針筋電図

▶ 検査肢位

仰臥位，TP の MMT 時とほぼ同じ肢位だが，安静時をとるために無理に最大位には持っていかない．下肢は軽い外旋位.

▶ 針の刺入

内果下端から約 8 cm 上方で，脛骨内側縁の約 1 cm 後方から針を刺入する．下腿の冠状面に並行に頭尾軸には垂直にまっすぐ針を進める．通常 2〜3 cm 進めば TP に刺入される．足の内反の力を軽く入れてもらい，TP 内に刺入されているかを確認する.

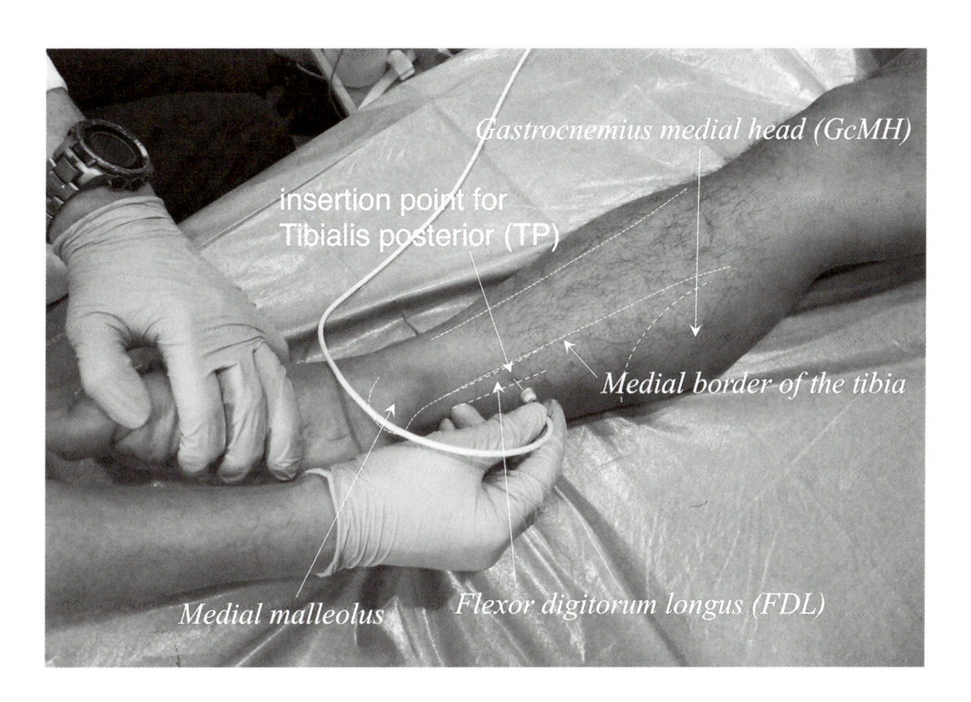

▶ 安静時

上記肢位で，下肢の力を自然に抜いてもらう.

▶ 随意収縮

検者の非検査手で足を持ち，「足首を下に踏んだままで足を内側に反らすようにして下さい」と指示して，TP を賦活させる．あまり強く力を入れさせると，等尺性でなくなるので弱めの力にとどめ，また，非検査手で足部を十分に保持して等尺性をなるべく保つよう留意する.

▶ 注意点

①このようにかなり深部にまで針を進める必要があるので，上記のような等尺性の維持には十分気をつける.

②針の進む経路の近くには，長趾屈筋（FDL）筋腹，脛骨神経，後脛骨動脈などがある．血管・神経よりも後方から刺すことになるが，万一放散する痛みや出血のあった場合には直ちに針を戻して適切に対処する.

③ FDL 筋腹を貫通する形になることが多い．このために次述のように同意義の FDL の検査の方が優先される.

臨床的事項

① TP は総腓骨神経支配でない L5 筋の代表であり，その筋力低下の有無は下垂足の鑑別においてたいへん重要となる．このためには上記のような正確な方法で MMT を調べることが大切となる．

②同じ L5 支配筋にはより近位に半腱様筋（半膜様筋），中殿筋などがあるが，これらは同じ L5 病変で障害されても病変が軽く筋力低下を呈さない場合が多い（中殿筋では半数程度，大腿屈筋群は前記のように他髄節の筋もあるのでほとんどの場合筋力は正常）．これに対して TP は下垂足のあるほどの L5 障害では必ず筋力低下をきたすので有用性が高い．

③しかし，針筋電図については，上記のようにやや深部に位置するので手軽に行える筋ではない．TP に到達する手前にある長趾屈筋（FDL）が次述のように臨床的にはほぼ同意義となるので，針筋電図については FDL で行えば十分であることがほとんどである．

2-3-28 長趾屈筋

Flexor Digitorum Longus; FDL

◆**筋節** ———— **L5**, S1
◆**末梢神経** ———— 脛骨神経
◆**作用** ———— 足趾の遠位指節間（DIP）関節，即ち末節の屈曲

MMT

▶検査肢位

仰臥位，股関節・膝関節伸展，足関節は背屈位で「足の趾を下に曲げて下さい」と指示し，基節〜末節の最大屈曲位を保持してもらう．

▶固定

検者の非検査手を使って足関節を背屈位に保持した上で，非検査手の母指と示指以下で被検者が底屈した基節から中節をしっかり挟んで固定する．

▶検者の手技

検査手の手指を被検者の足趾末節の底側にあてて，DIP関節を伸展する方向に力を加え，末節の最大底屈位をbreakできるかを見る．第2趾，第3趾あたりが検査しやすい．

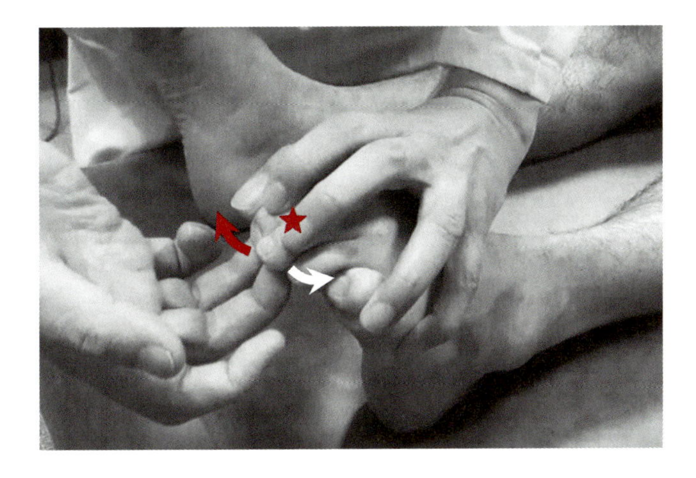

▶Grading

重力なしのgradingとなる．あまり細かいgradingは難しい．後述のFDL筋腹を触れれば1と0も区別できる．

▶注意点

①足関節背屈位に保持して検査することが重要であり，底屈位になると十分な力を入れることができない場合がある．

②健常者でも break される人が時に見られる.

③第2趾，第3趾が検査しやすいが，どれかの足趾のみで十分な力が入れられる場合もある．その場合は最大に力の入る足趾で評価すればよい.

④ MMT 検査施行中に，しばしば足底筋や下腿三頭筋がつる（有痛性筋痙攣）ことがあり，その場合は一旦休んで，痙攣を解除した後に再度施行する．これは他の足趾屈筋や下腿三頭筋，TP などの検査でも同じである.

針筋電図

▶ 検査肢位

仰臥位，足関節は自然な背屈位．下肢は軽い外旋位.

▶ 針の刺入

被検者に足趾を底屈してもらうと，下腿遠位 1/4 付近の脛骨内側縁の後方に幅約 1 cm の FDL 筋腹が同定できる．底屈を繰り返してもらうとわかりやすい．内果下端から約 8 cm 上方で，この筋腹に向かって，針を刺入する．脛骨内側縁の約 1 cm 後方となり，TP の針の刺入点と同じである.

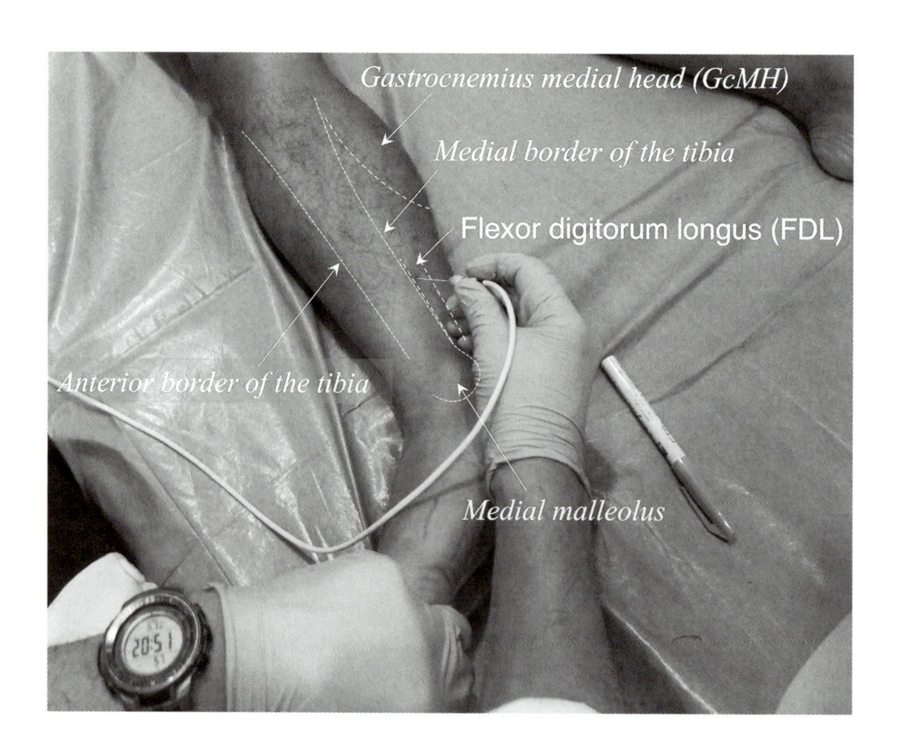

▶ 安静時

足趾を含む下肢の力を自然に抜いてもらう.

▶ 随意収縮

検者の非検査手で足から足趾を保持した上で「足の趾を下に曲げて下さい」と指示して FDL を賦活する.

▶ 注意点

① FDL 筋腹の横断面は小さいので，あまり奥には行かないようにする．また針を遠位から近位に向かって斜めにすることである程度のサンプルの長さが確保できる.

② FDL 筋腹のやや前方には，脛骨神経，後脛骨動脈などがある．万一放散する痛みや出血のあった

JCOPY 498-32818

場合には直ちに針を戻して適切に対処する．

臨床的事項

①FDL は TP と同じく，腓骨神経支配の L5 筋であり，その筋力の評価は下垂足の鑑別に有用である．時に生理的にも break される人がいることが欠点となるが，左右を比べることでこの欠点を補うことができる．細かい grading は難しく，おそらく軽度の筋力低下検出が難しいことも併せ，臨床的な評価の有用性としては TP に劣るかもしれないが，TP と併せてルーチンに評価するとよい．

②針筋電図については，表面に位置するので，TP よりはるかに容易に検査できる．従って，腓骨神経支配の L5 筋の筋電図変化の証明には，こちらをまず用いるべきである．FDL で明確な判断が得られない場合のみ，TP の検査を考慮する．

2-3-29 短趾屈筋，固有足筋

Flexor Digitorum Brevis; FDB, intrinsic foot muscles

◆**筋節** ———— **S1**, S2
◆**末梢神経** ———— 脛骨神経
◆**作用** ———— 足趾の近位指節間（PIP）関節，即ち中節の屈曲．実際には中足基節（MP）関節，即ち基節の屈曲にも関与すると思われ，主にMP関節での作用を評価している．MP関節の屈曲にはこの他足底方形筋（quadratus plantae），足の虫様筋（lumbricalis of the foot），さらにはFDLも関与するが [3]，これら他の固有足筋の作用も併せてここでは便宜上FDBと呼ぶ．

MMT

▶**検査肢位**

仰臥位，股関節・膝関節伸展，足関節は背屈位で「足の趾を下に曲げて下さい」と指示し，基節〜末節の最大屈曲位を保持してもらう．

▶**固定**

検者の非検査手で被検者の足をつかんで背屈位とし，足底側から中足骨を含む足をしっかりつかんで保持する．

▶**検者の手技**

検査手の手指を被検者の第2〜5足趾の基節〜中節の丸く曲がった底側にあてて，MP関節を伸展する方向に力を加え，基節の最大底屈位をbreakできるかを見る．

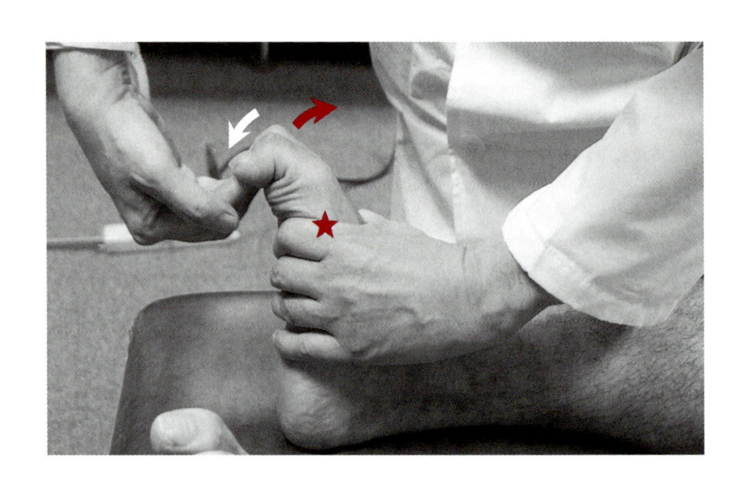

JCOPY 498-32818

▶ Grading

重力なしの grading となる．筋腹は触れないので，0 と 1 の区別はできない．

▶ 注意点

① FDL 同様，足関節背屈位の方が十分な力が入れやすい．

②健常者でも break される，あるいは MP 関節最大屈曲位まで随意的に曲げられない人がいるので左右比較が必要である．

針筋電図

針の刺入が極めて痛い足底の深部にあるので，通常検査は行わない．

臨床的事項

①手指では FDP が強い場合には FDS の筋力低下を検出することは難しいが，足趾では FDL が強い人でも上記の方法で FDB（と他の固有足筋）の筋力低下を検出できる．

② FDB を含む固有足筋は人体で最も長い運動神経軸索に支配されており，距離依存性の障害をきたす多発ニューロパチーでは最初に障害される．その現れが Charcot-Marie-Tooth 病（CMT）での槌状趾（hammer toe）と凹足である．CMT で自覚症状が出る前から足変形はしばしば存在することからもわかるように，FDB や固有足筋の筋力低下は動作を障害せず，本人の自覚症状とはならない．従ってこれらの筋の MMT 検査で筋力低下を検出できれば診断上の意義は大きい．

③ FDB の筋節については，S2 以下とする説もあるが［53］，筆者の経験では下腿三頭筋と同様 S1 が主体と考えている．従って S1 障害（L5/S1 障害），特に見逃されやすい上部円錐部の障害が槌状趾をきたし，CMT など末梢神経障害と間違えられることがある［177］．

2-3-30 長母趾屈筋

Flexor Hallucis Longus; FHL

◆**筋節** ——— **L5**, S1
◆**末梢神経** ——— 脛骨神経
◆**作用** ——— 母趾の指節間（IP）関節，即ち末節の屈曲

MMT

▶検査肢位

仰臥位，股関節・膝関節伸展，足関節は背屈位で「足の親指（親指の先）を下に曲げて下さい」と指示し，基節と末節の最大屈曲位を保持してもらう．

▶固定

検者の非検査手を足底側からあてて足関節を背屈位に保持した上で，被検者が底屈した基節を検者の対側の母指と示指以下でしっかりはさんで保持する．

▶検者の手技

検査手の示指を被検者の母趾末節の底側にあてて，IP関節を伸展する方向に力を加え，末節の最大底屈位をbreakできるかを見る．

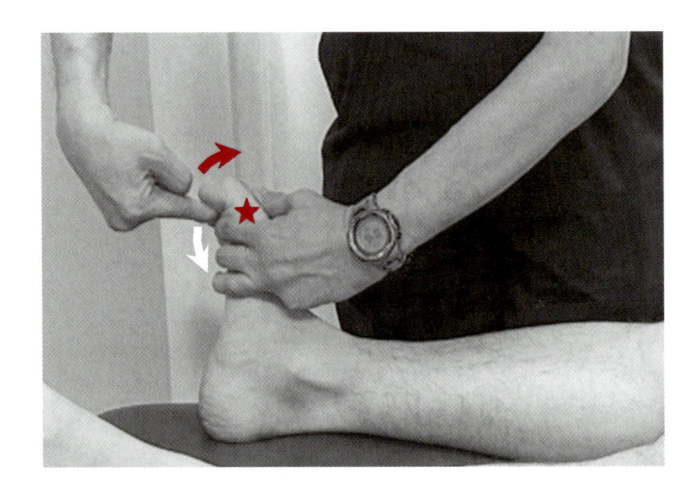

▶Grading

重力なしのgradingとなる．筋腹は触れないので，0と1の区別はできない．

▶注意点

①足関節背屈位に保持して検査することが，FHLでは特に重要である．底屈位になると多くの人では十分な力を入れることができない．筆者は以前このことに気付かず，FHLでのMMTは健常者

でも break されることが多いと記載していたが［5］，足関節背屈位保持を心掛けるようになってから，ほとんどの健常者で break されない MMT 検査ができるようになった．

②この方法でも break される健常者も稀にいるが，FDL よりは少ない．

針筋電図

下腿遠位屈側の深部に位置するので，筆者は検査を行っていない．痛みも強いとされている［119］．どうしても必要な場合は成書を参照のこと［60］．

臨床的事項

①意義は FDL，TP と同じで，脛骨神経支配の L5 筋として重要である．生理的な break が比較的少ないことから FDL より有用かもしれない．

2-3-31 短母趾屈筋

Flexor Hallucis Brevis; FHB

◆**筋節**——**S1**, S2
◆**末梢神経**——脛骨神経
◆**作用**——母趾の中足基節（MP）関節，即ち基節の屈曲

MMT

▶検査肢位

仰臥位，股関節・膝関節伸展，足関節は背屈位で「足の親指を下に曲げて下さい」と指示し，基節（& 末節）の最大屈曲位を保持してもらう．

▶固定

検者の非検査手で被検者の足をつかんで足関節背屈位とし，足底側から第一中足骨をしっかり保持する．

▶検者の手技

検査手の示指を被検者の母趾基節の底側にあてて，MP 関節を伸展する方向に力を加え，基節の最大底屈位を break できるかを見る．

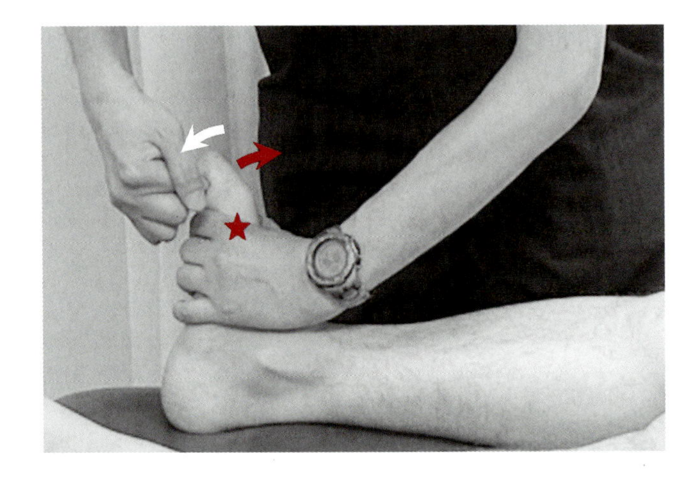

▶Grading

重力なしの grading となる．FHB 筋腹は後述の筋電図に述べるように触れるので，0 と 1 の区別も行おうと思えば可能である．

▶注意点

① FHL 同様，足関節背屈位の方が十分な力が入れやすい．底屈位で行うと足底筋の有痛性筋痙攣を誘発しやすい．

②健常者での break はほとんどない．

針筋電図

FHB 筋腹は，母趾を底屈してもらうと，足の第一中足骨内縁の底側に触れることができる（図 a）．また同じ価値を持つ筋として，NCS で用いることでよく知られている母趾外転筋（abductor hallucis; AH）を調べることも可能である（図 b）．しかし足底への針の刺入は極めて痛く［119］，これらの筋の検査はどうしても必要な時に限定すべきである．しかも特に AH において健常者での Fib/PSW や線維束自発電位の出現も報告されており（FHB は調べられていないが同様の可能性が高い）

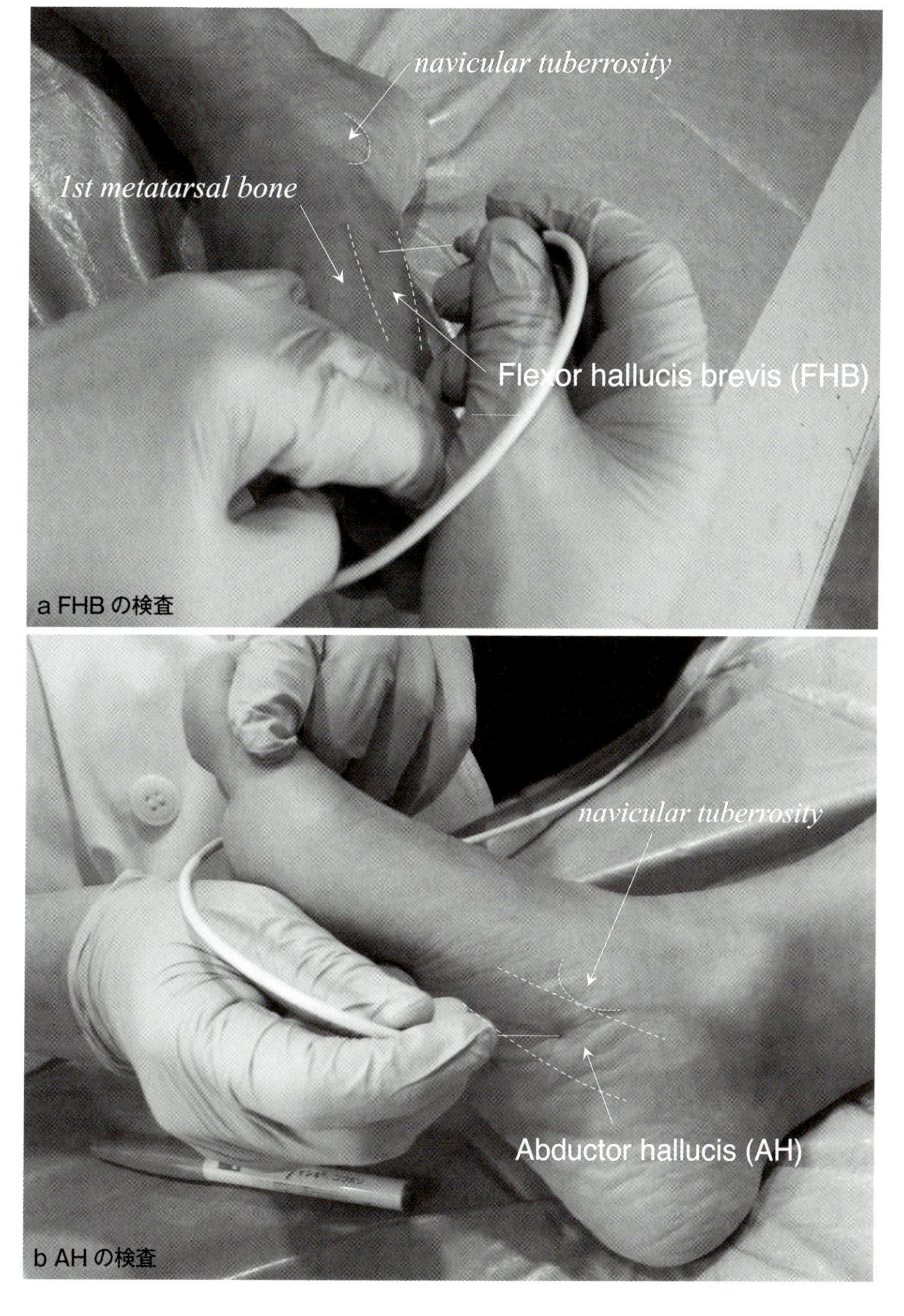

a FHB の検査

b AH の検査

[178][179]，その点も問題となる．

臨床的事項

①臨床的意義は筋節も含めてFDBと同じだが，FDB（と他の固有足筋）に比べると，FHLが強い場合には，FHBの筋力低下は検出できにくい印象があり，感度としてはFDBに劣る．生理的なbreakが少ないことは利点となる．FHBでも筋力低下が検出できるなら，確実な固有足筋の筋力低下と考えてよい．

②足根管症候群（tarsal tunnel syndrome）における固有足筋の針筋電図は診断に役立つかもしれないが［180］，その価値は十分に証明されていない［181］．

文献

1）園生雅弘．プライマリケアとしての神経内科学と神経筋電気診断学．帝京医学雑誌．2011; 34: 321-31.
2）園生雅弘．神経筋電気診断の strategy. 神経治療学．2017; 34: 224-8.
3）Hislop HJ, Avers D, Brown M. Daniels and Worthingham's Muscle testing: techniquies of manual examination and performance testing. 9th ed. Philadelphia: W. B. Saunders; 2014.
4）Kendall FP, McCreary EK, Provance PG, et al. Muscles: testing and function with posture and pain. 5th ed. Baltimore: Lippincott Williams & Wilkins; 2005.
5）園生雅弘．筋力低下：徒手筋力テストについて．脊椎脊髄ジャーナル 2014; 27: 8-16.
6）Guarantors of Brain. Aids to the examination of the peripheral nervous system. 5th ed. Edinburgh: Saunders Elsevier; 2010.
7）Gordon AM, Huxley AF, Julian FL. The variation in isometric tension with sarcomere length in vertebrate muscle fibres. J Physiol. 1966; 184: 70-92.
8）Dyck PJ, Boes CJ, Mulder D, et al. History of standard scoring, notation, and summation of neuromuscular signs. A current survey and recommendation. J Peripher Nerv Syst. 2005; 10: 158-73.
9）Dyck PJ, Kratz KM, Lehman KA, et al. The Rochester Diabetic Neuropathy Study: design, criteria for types of neuropathy, selection bias, and reproducibility of neuropathic tests. Neurology. 1991; 41: 799-807.
10）van der Ploeg RJ, Oosterhuis HJ, Reuvekamp J. Measuring muscle strength. J Neurol. 1984; 231: 200-3.
11）MacAvoy MC, Green DP. Critical reappraisal of Medical Research Council muscle testing for elbow flexion. J Hand Surg Am. 2007; 32: 149-53.
12）Florence JM, Pandya S, King WM, et al. Intrarater reliability of manual muscle test（Medical Research Council scale）grades in Duchenne's muscular dystrophy. Phys Ther. 1992; 72: 115-22.
13）Florence JM, Pandya S, King WM, et al. Clinical trials in Duchenne dystrophy. Standardization and reliability of evaluation procedures. Phys Ther. 1984; 64: 41-5.
14）Clarkson HM. Musculoskeletal Assessment: Joint Range of Motion and Manual Muscle Strength. Philadelphia: Lippincott; 2000.
15）Brandsma JW, Schreuders TA, Birke JA, et al. Manual muscle strength testing: intraobserver and interobserver reliabilities for the intrinsic muscles of the hand. J Hand Ther. 1995; 8: 185-90.
16）Hislop HJ, Montgomery J. Daniels and Worthingham's Muscle testing: techniquies of manual examination. 7th ed. Philadelphia: W. B. Saunders; 2002.
17）Jan MH, Chai HM, Lin YF, et al. Effects of age and sex on the results of an ankle plantar-flexor manual muscle test. Phys Ther. 2005; 85: 1078-84.
18）Fan E, Ciesla ND, Truong AD, et al. Inter-rater reliability of manual muscle strength testing in ICU survivors and simulated patients. Intensive Care Med. 2010; 36: 1038-43.
19）Rider LG, Koziol D, Giannini EH, et al. Validation of manual muscle testing and a subset of eight muscles for adult and juvenile idiopathic inflammatory myopathies. Arthritis Care Res. 2010; 62: 465-72.
20）Paternostro-Sluga T, Grim-Stieger M, Posch M, et al. Reliability and validity of the Medical Research Council（MRC）scale and a modified scale for testing muscle strength in patients with radial palsy. J Rehabil Med. 2008; 40: 665-71.
21）園生雅弘．針筋電図の電位．神経内科．2006; 65 Suppl 4: 118-27.
22）園生雅弘．神経原性変化と筋原性変化（レベル診断）．神経内科．2006; 65 Suppl 4: 128-38.
23）園生雅弘．針筋電図検査報告書の書き方．神経内科．2006; 65 Suppl 4: 150-61.
24）園生雅弘．筋電図随意収縮時活動の診断とは？．臨床脳波．2007; 49: 554-61.
25）園生雅弘．針筋電図の基礎（安静時活動を中心に）．神経治療学．2014; 31: 130-3.
26）園生雅弘．筋電図のコツ．神経治療学．2015; 32: 182-7.
27）Kohara N, Kaji R, Kimura J. Comparison of recording characteristics of monopolar and concentric needle electrodes. Electroencephalogr Clin Neurophysiol. 1993; 89: 242-6.

28）Howard JE, McGill KC, Dorfman LJ. Properties of motor unit action potentials recorded with concentric and monopolar needle electrodes: ADEMG analysis. Muscle Nerve. 1988; 11: 1051-5.
29）Trojaborg W. The concentric versus the monopolar needle electrode. The case for concentric needles. Muscle Nerve. 1998; 21: 1806-8.
30）Walker WC, Keyser-Marcus LA, Johns JS, et al. Relation of electromyography-induced pain to type of recording electrodes. Muscle Nerve. 2001; 24: 417-20.
31）Sherman HB, Walker FO, Donofrio PD. Sensitivity for detecting fibrillation potentials: a comparison between concentric and monopolar needle electrodes. Muscle Nerve. 1990; 13: 1023-6.
32）正門由久．筋電図検査に必要な ME 基礎知識．In: 日本臨床神経生理学会筋・末梢神経電気診断技術向上委員会・認定委員会，編．モノグラフ 神経筋電気診断を基礎から学ぶ人のために．東京 : 日本臨床神経生理学会；2013. p .81-7.
33）Buchthal F, Guld C, Rosenfalck P. Action potential parameters in normal human muscle and their dependence on physical variables. Acta Physiol Scand. 1954; 32: 200-18.
34）Sonoo M, Stålberg E. The ability of MUP parameters to discriminate between normal and neurogenic MUPs in concentric EMG: analysis of the MUP "thickness" and the proposal of "size index". Electroencephalogr Clin Neurophysiol. 1993; 89: 291-303.
35）Bischoff C, Stalberg E, Falck B, et al. Reference values of motor unit action potentials observed with multi-MUAP analysis. Muscle Nerve. 1994; 17: 842-51.
36）Stalberg E, Falck B, Sonoo M, et al. Multi-MUP EMG analysis: a two year experience in daily clinical work. Electroencephalogr Clin Neurophysiol. 1995; 97: 145-54.
37）Sonoo M. New attempts to quantify Concentric Needle Electromyography. Muscle Nerve. 2002; Suppl 11: S98-S102.
38）園生雅弘．針筋電図．4）針筋電図の定量診断．In: 園生雅弘，馬場正之，編．神経筋電気診断の実際．東京 : 星和書店；2004. p.95-102.
39）Oh SJ. Clinical Electromyography: nerve conduction studies. 3rd ed. Philadelphia: Lippincott Williams & Wilkins; 2003.
40）Preston DC, Shapiro BE. Electromyography and Neuromuscular disorders: Clinical-electrophysiologic correlations. 2nd ed. Philadelphia: Elsevier Butterworth-Heinemann; 2005.
41）International organization of societies for electrophysiological technology（OSET）. Guidelines for Infection Control in Clinical Neurophysiology/Neurodiagnostic Departments. http://www.oset.org/Guidelines.html 1999.
42）Wee AS, Boyne RL, Abernathy SD, et al. Pain perception to nerve conduction and needle electromyographic procedures. J Miss State Med Assoc. 2004; 45: 327-30.
43）Gans BM, Kraft GH. Pain perception in clinical electromyography. Arch Phys Med Rehabil. 1977; 58: 13-6.
44）Yalinay Dikmen P, Ilgaz Aydinlar E, Karlikaya G. Expected and Experienced Pain Levels in Electromyography. Noro Psikiyatr Ars. 2013; 50: 364-7.
45）Kothari MJ, Preston DC, Plotkin GM, et al. Electromyography: do the diagnostic ends justify the means? Arch Phys Med Rehabil. 1995; 76: 947-9.
46）Arendt-Nielsen L, Egekvist H, Bjerring P. Pain following controlled cutaneous insertion of needles with different diameters. Somatosens Mot Res. 2006; 23: 37-43.
47）Dumitru D, Zwarts MJ. Needle electromyography. In: Dumitru D, Amato AA, Zwarts MJ, editors. Electrodiagnostic Medicine. 2nd ed. Philadelphia: Hanley & Belfus; 2002. p.257-91.
48）Meadows JC. Observations on muscle pain in man, with particular reference to pain during needle electromyography. J Neurol Neurosurg Psychiatry. 1970; 33: 519-23.
49）Strommen JA, Daube JR. Determinants of pain in needle electromyography. Clin Neurophysiol. 2001; 112: 1414-8.
50）Mills KR. Detecting fasciculations in amyotrophic lateral sclerosis: duration of observation required. J Neurol Neurosurg Psychiatry. 2011; 82: 549-51.
51）Akaboshi K, Masakado Y, Chino N. Quantitative EMG and motor unit recruitment threshold using a concentric needle with quadrifilar electrode. Muscle Nerve. 2000; 23: 361-7.

52）Daube JR. AAEM minomonograph #11: needle examination in clinical electromyography. Muscle Nerve. 1991; 14: 685-700.
53）Sharrard WJW. The segmental innervation of the lower limb muscles in man. Ann R Coll Surg. 1964; 35: 106-22.
54）Liguori R, Krarup C, Trojaborg W. Determination of the segmental sensory and motor innervation of the lumbosacral spinal nerves: an electrophysiological study. Brain. 1992; 115: 915-34.
55）Levin KH, Maggiano HJ, Wilbourn AJ. Cervical radiculopathies: comparison of surgical and EMG localization of single-root lesions. Neurology. 1996; 46: 1022-5.
56）Tsao BE, Levin KH, Bodner RA. Comparison of surgical and electrodiagnostic findings in single root lumbosacral radiculopathies. Muscle Nerve. 2003; 27: 60-4.
57）Chiba T, Konoeda F, Higashihara M, et al. C8 and T1 innervation of forearm muscles. Clin Neurophysiol. 2015; 126: 837-42.
58）Levin KH, Wilbourn AJ, Maggiano HJ. Cervical rib and median sternotomy-related brachial plexopathies: a reassessment. Neurology. 1998; 50: 1407-13.
59）Kendall HO, Kendall FP, Wadsworth GE. Muscles: testing and function. 2nd ed. Baltimore: The Williams and Wilkins; 1971.
60）Perotto AO（栢森良二，訳）．筋電図のための解剖ガイド—四肢・体幹．新潟 : 西村書店；1997.
61）園生雅弘．針筋電図．1）針筋電図検査の適応と臨床的意義．In: 園生雅弘，馬場正之，編．神経筋電気診断の実際．東京 : 星和書店；2004. p.69-75.
62）Chu-Andrews J, Johnson RJ. Electrodiagnosis: an anatomical and clinical approach. Philadelphia: J. B. Lippincott; 1986.
63）Wilbourn AJ, Aminoff MJ. The electrophysiologic examination in patients with radiculopathies. Muscle Nerve. 1988; 11: 1099-114.
64）Ellenberg MR, Honet JC, Treanor WJ. Cervical radiculopathy. Arch Phys Med Rehabil. 1994; 75: 342-52.
65）古川裕一，宮地洋輔，角谷彰子，他．頸椎症性神経根症例からの上肢筋の C5・C6・C7 筋節支配の推定．臨床神経生理学．2017; 45: 486.
66）Higashihara M, Hatanaka Y, Ogawa G, et al. L3 and L4 innervation investigated from patients with single-root radiculopathy investigated from patients with single-root radicuopathy（abstract）．Muscle Nerve. 2016; 54: 545.
67）Ferrante MA. Brachial plexopathies: classification, causes, and consequences. Muscle Nerve. 2004; 30: 547-68.
68）Spalteholz W. Hand Atlas of Human Anatomy. 6th ed. in English. Philadelphia: J. B. Lippincott; 1933.
69）Foerster O, Bumke O. Handbuch der Neurologie. Vol. V. Breslau: Springer; 1936.
70）Haymaker W, Woodhall B. Peripheral Nerve Injuries. 2nd ed. Philadelphia: W. B. Saunders; 1953.
71）Romanes GJ. Cunningham's Text Book of Anatomy 10th ed. London: Oxford University Press; 1964.
72）DeJong RN. The neurologic examination. 3rd ed. New York: Harper and Row, Medical Division; 1967.
73）Schliack H. Segmental innervation and clinical aspects of spinal nerve root syndromes. In: Vinken PJ, Bruyn GW, editors. Localization in clinical neurology, Handbook of clinical neurology, Vol 2. New York: American Elsevier Publishing; 1969. p.157-77.
74）Goss GM. Anatomy of the Human Body by Henry Gray. 29th ed. Philadelphia: Lea & Febiger; 1973.
75）Daniels L, Worthingham C. Muscle testing: techniquies of manual examination. 4th ed. Philadelphia: W. B. Saunders; 1980.
76）Eisen A. Electrodiganosis of radiculopathies. Neurol Clin. 1985; 3: 495-510.
77）Medical Research Council. Aids to the examination of the peripheral nervous system. Toronto: Bailliere Tindall; 1986.
78）Haerer AF. Dejong's the neurologic examination. 5th ed. Philadelphia: J. B. Lippincott; 1992.
79）Members of the Mayo Clinic Department of Neurology. Mayo Clinic Examinations in Neurology. St. Louis: Mosby; 1998.
80）Standring S. Gray's anatomy: the anatomical basis of clinical practice. 40th ed. New York: Churchill

Livingstone Elsevier; 2008.
81）Preston DC, Shapiro BE. Electromyography and Neuromuscular Disorders: Clinical-Electrophysiologic Correlations. 3rd ed. London: Elsevier Saunders; 2012.
82）Kimura J. Electrodiagnosis in Diseases of Nerve and Muscle: Principles and Practice. 4th ed. New York: Oxford University Press; 2013.
83）Keegan JJ. The cause of dissociated motor loss in the upper extremity with cervical spondylosis: a case report. J Neurosurg. 1965; 23: 528-36.
84）祖父江逸郎，加藤寿雄，柳　務．頚部脊椎症性ミエロパチーの臨床像と病型：頚部脊椎症性筋萎縮 Cervical spondylotic amyotrophy の提唱と Crandall & Batzdorf の病型分類の問題点を中心として．臨整外．1975; 10: 999-1006.
85）園生雅弘．頚椎症性筋萎縮症．Brain Nerve. 2016; 68: 509-19.
86）Komatsu K, Fukutake T, Hattori T. Isolated shoulder paresis caused by a small cortical infarction. Neurology. 2003; 61: 1457.
87）Kanbayashi T, Hokkoku K, Hatanaka Y, et al. Isolated shoulder palsy diagnosed from needle EMG and an associated movement. Neurol Sci. 2015; 36: 1527-9.
88）谷　俊一，石田健司，牛田享宏，他．脊椎外科の進歩 診断法 頚椎症における電気診断法．整形・災害外科．1993; 36: 975-86.
89）Tadokoro N, Ikeuchi M, Taniguchi S, et al. Prognosing Shoulder Girdle Weakness due to Proximal-type Cervical Spondylotic Amyotrophy. J Spine Res. 2011; 2: 381-3.
90）園生雅弘，上山　勉，三浦孝顕，他．腋窩神経鎖骨下レベルの伝導ブロックを認めた神経痛性筋萎縮症の 1 例．臨床脳波．2006; 48: 254-8.
91）Fitzgerald MJ, Comerford PT, Tuffery AR. Sources of innervation of the neuromuscular spindles in sternomastoid and trapezius. J Anat. 1982; 134: 471-90.
92）Kitamura S, Sakai A. A study on the localization of the sternocleidomastoid and trapezius motoneurons in the rat by means of the HRP method. Anat Rec. 1982; 202: 527-36.
93）Sonoo M, Kuwabara S, Shimizu T, et al. Utility of trapezius EMG for diagnosis of amyotrophic lateral sclerosis. Muscle Nerve. 2009; 39: 63-70.
94）Higashihara M, Sonoo M, Imafuku I, et al. Fasciculation potentials in ALS and the diagnostic yield of the Awaji algorithm. Muscle Nerve. 2012; 45: 175-82.
95）Ogawa G, Sonoo M, Hatanaka Y, et al. A new maneuver for repetitive nerve stimulation test in the trapezius muscle. Muscle Nerve. 2013; 47: 668-72.
96）Hatanaka Y, Higashihara M, Chiba T, et al. Utility of repetitive nerve stimulation test for ALS diagnosis. Clin Neurophysiol. 2017; 128: 823-9.
97）Parsonage MJ, Turner JWA. The shoulder-girdle syndrome. Lancet. 1948; 1: 973-8.
98）van Alfen N, van Engelen BG. The clinical spectrum of neuralgic amyotrophy in 246 cases. Brain. 2006; 129: 438-50.
99）東原真奈，園生雅弘，今福一郎，他．神経痛性筋萎縮症：本邦における臨床像についての検討．末梢神経．2015; 26: 203-5.
100）安藤哲朗，柳　務，内藤明子，他．頚椎症に伴う翼状肩甲．臨床神経．1988; 28: 1171-7.
101）Chu-Andrews J, Johnson RJ. Electrodiagnosis: an anatomical and clinical approach. Philadelphia: J. B. Lippincott; 1986.
102）米村　浩，田口敏彦，金子和生，他．三角筋及び上腕二頭筋の myotome に対する検討．中部日本整形外科災害外科学会雑誌．1998; 41: 1161-2.
103）東原真奈，園生雅弘，今福一郎，他．ALS に見られる complex repetitive discharge についての検討（抄）．臨床神経．2012; 52: 1446.
104）Streib EW, Wilbourn AJ, Mitsumoto H. Spontaneous electrical muscle fiber activity in polymyositis and dermatomyositis. Muscle Nerve. 1979; 2: 14-8.
105）Mitz MD, Chang BS, Albers JW, et al. Electromyographic and histologic paraspinal abnormalities in polymyositis/dermatomyositis. Arch Phys Med Rehabil. 1981; 62: 118-21.
106）Kennett RP, Fawcett PR. Repetitive nerve stimulation of anconeus in the assessment of neuromuscular transmission disorders. Electroencephalogr Clin Neurophysiol. 1993; 89: 170-6.

107）園生雅弘．神経筋電気診断 Case of the Issue No. 1 遠位型頸椎症性筋萎縮症．臨床神経生理．2015; 43: 99-108.
108）Robinson LR 2nd. What do we call that structure? Muscle Nerve. 2010; 42: 981.
109）田中靖久，国分正一，小澤浩司，他．下垂指（drop finger）を来す頸部神経根症．臨床整形外科．2004; 39: 475-80.
110）Ad Hoc committee of the AAEM special interest group on single fiber EMG. Single fiber EMG reference values: a collaborative effort. Muscle Nerve. 1992; 15: 151-61.
111）Kokubun N, Sonoo M, Imai T, et al. Reference values for voluntary and stimulated single-fiber EMG using concentric needle electrodes: A multi-center prospective study. Clin Neurophysiol. 2012; 123: 613-20.
112）田中靖久．脊椎脊髄疾患における注目すべき症状 頸部神経根症による drop fingers（下垂指）．脊椎脊髄ジャーナル．2005; 18: 578-83.
113）園生雅弘．頸椎症性筋萎縮症と下垂指．脊椎脊髄ジャーナル．2017; 30: 101-6.
114）Katirji MB, Agrawal R, Kantra TA. The human cervical myotomes: an anatomical correlation between electromyography and CT/myelography. Muscle Nerve. 1988; 11: 1070-3.
115）England JD, Sumner AJ. Neuralgic amyotrophy: an increasingly diverse entity. Muscle Nerve. 1987; 10: 60-8.
116）Katirji MB, Aronson K. Neuralgic amyotrophy. Muscle Nerve. 1987; 10: 767.
117）長野　昭，落合直之，沖永修二，他．C5 C8 型腕神経叢損傷の臨床像と治療．日本手の外科学会雑誌．1989; 6: 422-5.
118）園生雅弘．ヒステリー（転換性障害）の神経学．Brain Nerve. 2014; 66: 863-71.
119）London ZN, Burke JF, Hazan R, et al. Electromyography-related pain: muscle selection is the key modifiable study characteristic. Muscle Nerve. 2014; 49: 570-4.
120）Levin KH. Neurologic manifestations of compressive radiculopathy of the first thoracic root. Neurology. 1999; 53: 1149-51.
121）菅野晴夫，田中靖久，小澤浩司，他．椎間板ヘルニアによる T1 神経根症の 1 例（抄）．東北整形災害外科学会雑誌．2007; 51: 144.
122）Campbell WW, Pridgeon RM, Riaz G, et al. Sparing of the flexor carpi ulnaris in ulnar neuropathy at the elbow. Muscle Nerve. 1989; 12: 965-7.
123）Oh CS, Won HS, Lee KS, et al. Anatomic variation of the innervation of the flexor digitorum profundus muscle and its clinical implications. Muscle Nerve. 2009; 39: 498-502.
124）Hill NA, Howard FM, Huffer BR. The incomplete anterior interosseous nerve syndrome. J Hand Surg Am. 1985; 10: 4-16.
125）Sekul EA, Chow C, Dalakas MC. Magnetic resonance imaging of the forearm as a diagnostic aid in patients with sporadic inclusion body myositis. Neurology. 1997; 48: 863-6.
126）Felice KJ, Relva GM, Conway SR. Further observations on forearm flexor weakness in inclusion body myositis. Muscle Nerve. 1998; 21: 659-61.
127）Hokkoku K, Sonoo M, Higashihara M, et al. EMGs of the flexor digitorum profundus muscle in inclusion body myositis. Muscle Nerve. 2012; 46: 181-6.
128）Sugie K, Sugie M, Taoka T, et al. Characteristic MRI Findings of upper Limb Muscle Involvement in Myotonic Dystrophy Type 1. PLoS One. 2015; 10: e0125051.
129）Felice KJ. Distal weakness in dystrophin-deficient muscular dystrophy. Muscle Nerve. 1996; 19: 1608-10.
130）Wertsch JJ. AAEM case report #25: anterior interosseous nerve syndrome. Muscle Nerve. 1992; 15: 977-83.
131）Werner RA, Albers JW. Relation between needle electromyography and nerve conduction studies in patients with carpal tunnel syndrome. Arch Phys Med Rehabil. 1995; 76: 246-9.
132）Wee AS. Needle electromyography in carpal tunnel syndrome. Electromyogr Clin Neurophysiol. 2002; 42: 253-6.
133）Kamiya H, Kimura M, Hoshino S, et al. Prognosis of severe carpal tunnel syndrome with absent compound muscle action potential. Muscle Nerve. 2016; 54: 427-31.

134）American Association of Electrodiagnostic Medicine, American Academy of Neurology, and American Academy of Physical Medicine and Rehabilitation. Practice parameter for electrodiagnostic studies in carpal tunnel syndrome: summary statement. Muscle Nerve. 2002; 25: 918-22.
135）小林祥泰，内尾祐司，桑原　聡，他．標準的神経治療：手根管症候群（CTS）．神経治療学．2008; 25: 63-84.
136）Wu JS, Morris JD, Hogan GR. Ulnar neuropathy at the wrist: case report and review of literature. Arch Phys Med Rehabil. 1985; 66: 785-8.
137）Kuwabara S, Mizobuchi K, Ogawara K, et al. Dissociated small hand muscle involvement in amyotrophic lateral sclerosis detected by motor unit number estimates. Muscle Nerve. 1999; 22: 870-3.
138）Wilbourn AJ. The "split hand syndrome". Muscle Nerve. 2000; 23: 138.
139）Kuwabara S, Sonoo M, Komori T, et al. Dissociated small hand muscle atrophy in amyotrophic lateral sclerosis: frequency, extent, and specificity. Muscle Nerve. 2008; 37: 426-30.
140）Kobayashi M, Sonoo M, Shimizu T. Pure motor stroke with major involvement of the index finger. J Neurol Neurosurg Psychiatry. 2004; 75: 507-8.
141）園生雅弘．鷲手，Froment 新聞紙徴候（尺骨神経麻痺）．神経内科．2018; 88: 8-10.
142）Engel AG, Hohlfeld R, Banker BQ. The polymyositis and dermatomyositis syndrome. In: Engel AG, Franzini-Armstrong C, editors. Myology: basic and clinical. 2nd ed. New York: McGraw-Hill; 1994. p.1335-83.
143）Nakamura R, Atsuta N, Watanabe H, et al. Neck weakness is a potent prognostic factor in sporadic amyotrophic lateral sclerosis patients. J Neurol Neurosurg Psychiatry. 2013; 84: 1365-71.
144）Katz JS, Wolfe GI, Burns DK, et al. Isolated neck extensor myopathy: a common cause of dropped head syndrome. Neurology. 1996; 46: 917-21.
145）Petheram TG, Hourigan PG, Emran IM, et al. Dropped head syndrome: a case series and literature review. Spine. 2008; 33: 47-51.
146）黒川勝己，園生雅弘．ミオパチーによる首下がり症候群．脊椎脊髄ジャーナル．2015; 28: 961-6.
147）小川　剛，園生雅弘．重症筋無力症に伴う首下がり症候群．神経内科．2014; 81: 75-80.
148）Kurokawa K, Sonoo M, Hemmi S, et al. Focal myopathy in the neck extensor muscles in Japanese Parkinson's disease patients with dropped head syndrome. Neurol Clin Neurosc. 2013; 1: 109-13.
149）Czyrny JJ, Lawrence J. Importance of paraspinal muscle electromyography in cervical and lumbosacral radiculopathies: a commentary. Am J Phys Med Rehabil. 1995; 74: 458-9.
150）Fisher MA. Electrophysiology of radiculopathies. Clin Neurophysiol. 2002; 113: 317-35.
151）Bogduk N, Wilson AS, Tynan W. The human lumbar dorsal rami. J Anat. 1982; 134: 383-97.
152）Nardin RA, Raynor EM, Rutkove SB. Electromyography of lumbosacral paraspinal muscles in normal subjects. Neurology. 1997; 48 Suppl: A147.
153）Dumitru D, Diaz CA, King JC. Prevalence of denervation in paraspinal and foot intrinsic musculature. Am J Phys Med Rehabil. 2001; 80: 482-90.
154）Wilbourn AJ. The electrodiagnostic examination with myopathies. J Clin Neurophysiol. 1993; 10: 132-48.
155）Sonoo M. Abductor sign: a new reliable sign to detect unilateral nonorganic paresis of the lower limb. J Neurol Neurosurg Psychiatry. 2004; 75: 121-5.
156）園生雅弘．運動麻痺の鑑別診断．脊椎脊髄ジャーナル．2006; 19: 1037-45.
157）園生雅弘．脊椎脊髄の冠名徴候・症候群 Babinski 屈股現象，Hoover 徴候，Sonoo 外転試験．脊椎脊髄ジャーナル．2015; 28: 328-34.
158）Magee KR. Hysterical hemiplegia and hemianesthesia. Postgrad Med. 1962; 31: 339-45.
159）Koehler PJ. Freud's comparative study of hysterical and organic paralyses: how Charcot's assignment turned out. Arch Neurol. 2003; 60: 1646-50.
160）Bergman RA, Thompson SA, Afifi AK. Catalog of human variation. Baltimore: Urban & Schwarzenberg; 1984.
161）松崎昭夫，木梨博史，城戸正喜，他．正座によると思われる深腓骨神経運動枝の圧迫障害（短趾伸筋萎縮）について．日足の外科研究誌．1988; 9: 59-61.
162）金　春玉，馬場正之，松永宗雄．健常若年成人における運動神経伝導パラメーターの左右差について．臨

床脳波．2003; 45: 234-8.
163）Marinacci AA. Medial and anterior tarsal tunnel syndrome. Electromyography. 1968; 8: 123-34.
164）Andresen BL, Wertsch JJ, Stewart WA. Anterior tarsal tunnel syndrome. Arch Phys Med Rehabil. 1992; 73: 1112-7.
165）Akyuz G, Us O, Turan B, et al. Anterior tarsal tunnel syndrome. Electromyogr Clin Neurophysiol. 2000; 40: 123-8.
166）中井俊一，園生雅弘，所澤安展，他．電気生理学的に証明された，両側副深腓骨神経を併存する前足根管症候群の 1 例．臨床神経生理．2008; 36: 253-6.
167）Wiechers DO. Electromyographic insertional activity in normal limb muscles. Arch Phys Med Rehabil. 1979; 60: 359-63.
168）Hara Y, Matsudaira K, Hara N, et al. A comparison of muscle strength testing for great toe extension. J Orthop Sci. 2011; 16: 765-7.
169）豊島　至．徒手筋力テスト．あきた病院医学雑誌．2013; 1: 3-7.
170）Bernat JL, Ochoa JL. Muscle hypertrophy after partial denervation: a human case. J Neurol Neurosurg Psychiatry. 1978; 41: 719-25.
171）Mielke U, Ricker K, Emser W, et al. Unilateral calf enlargement following S1 radiculopathy. Muscle Nerve. 1982; 5: 434-8.
172）Montagna P, Martinelli P, Rasi F, et al. Muscular hypertrophy after chronic radiculopathy. Arch Neurol. 1984; 41: 397-8.
173）Ricker K, Rohkamm R, Moxley RT 3rd. Hypertrophy of the calf with S-1 radiculopathy. Arch Neurol. 1988; 45: 660-4.
174）Gobbelé R, Schoen SW, Schröder JM, et al. S-1 radiculopathy as a possible predisposing factor in focal myositis with unilateral hypertrophy of the calf muscles. J Neurol Sci. 1999; 170: 64-8.
175）Swartz KR, Fee DB, Trost GR, et al. Unilateral calf hypertrophy seen in lumbosacral stenosis: case report and review of the literature. Spine. 2002; 27: E406-9.
176）Van der Heijden A, Spaans F, Reulen J. Fasciculation potentials in foot and leg muscles of healthy young adults. Electroencephalogr Clin Neurophysiol. 1994; 93: 163-8.
177）安藤哲朗．脊髄円錐上部症候群，脊髄円錐部症候群．脊椎脊髄ジャーナル．2015; 28: 185-90.
178）Gatens PF, Saeed MA. Electromyographic findings in the intrinsic muscles of normal feet. Arch Phys Med Rehabil. 1982; 63: 317-8.
179）Morgenlander JC, Sanders DB. Spontaneous EMG activity in the extensor digitorum brevis and abductor hallucis muscles in normal subjects. Muscle Nerve. 1994; 17: 1346-7.
180）大石知瑞子，市川弥生子，千葉厚郎，他．足根管症候群の診断における電気生理学的検査の有用性について（抄）．臨床神経生理学．2017; 45: 411.
181）Patel AT, Gaines K, Malamut R, et al. Usefulness of electrodiagnostic techniques in the evaluation of suspected tarsal tunnel syndrome: an evidence-based review. Muscle Nerve. 2005; 32: 236-40.
182）Brooks BR, Miller RG, Swash M, et al. El Escorial revisited: revised criteria for the diagnosis of amyotrophic lateral sclerosis. Amyotroph Lateral Scler Other Motor Neuron Disord. 2000; 1: 293-9.
183）de Carvalho M, Dengler R, Eisen A, et al. Electrodiagnostic criteria for diagnosis of ALS. Clin Neurophysiol. 2008; 119: 497-503.
184）Geevasinga N, Loy CT, Menon P, et al. Awaji criteria improves the diagnostic sensitivity in amyotrophic lateral sclerosis: A systematic review using individual patient data. Clin Neurophysiol. 2016; 27: 2684-91.
185）園生雅弘．神経痛性筋萎縮症の概念とその歴史的変遷：もはや「腕神経叢ニューロパチー」ではない！脊椎脊髄ジャーナル．2018; 31: 460-5.
186）Tsairis P, Dyck PJ, Mulder DW. Natural history of brachial plexus neuropathy. Arch Neurol. 1972; 27: 109-17.
187）England JD. The variations of neuralgic amyotrophy. Muscle Nerve. 1999; 22: 435-6.
188）Nagano A, Shibata K, Tokimura H, et al. Spontaneous anterior interosseous nerve palsy with hourglass-like fascicular constriction within the main trunk of the median nerve. J Hand Surg Am. 1996; 21: 266-70.

189) Nakamichi K, Tachibana S. Ultrasonographic findings in isolated neuritis of the posterior interosseous nerve: comparison with normal findings. J Ultrasound Med. 2007; 26: 683-7.
190) Arányi Z, Csillik A, Dévay K, et al. Ultrasonographic identification of nerve pathology in neuralgic amyotrophy: Enlargement, constriction, fascicular entwinement, and torsion. Muscle Nerve. 2015; 52: 503-11.
191) Lieba-Samal D, Jengojan S, Kasprian G, et al. Neuroimaging of classic neuralgic amyotrophy. Muscle Nerve. 2016; 54: 1079-85.
192) Sneag DB, Rancy SK, Wolfe SW, et al. Brachial plexitis or neuritis? MRI features of lesion distribution in Parsonage-Turner syndrome. Muscle Nerve. 2018; : doi: 10.1002/mus.26108.
193) Ferrante MA, Wilbourn AJ. Lesion distribution among 281 patients with sporadic neuralgic amyotrophy. Muscle Nerve. 2017; 55: 858-61.
194) Ferrante MA. Editorial on "Brachial Plexitis or Neuritis? MRI Features of Lesion Distribution in Parsonage-Turner Syndrome". Muscle Nerve. 2018; : doi: 10.1002/mus.26138.
195) 園生雅弘．頚椎症の電気生理学的診断．脳の科学．2003; 25: 751-9.
196) Ferrante MA, Wilbourn AJ. The utility of various sensory nerve conduction responses in assessing brachial plexopathies. Muscle Nerve. 1995; 18: 879-89.
197) Phillips BA, Cala LA, Thickbroom GW, et al. Patterns of muscle involvement in inclusion body myositis: clinical and magnetic resonance imaging study. Muscle Nerve. 2001; 24: 1526-34.
198) Lloyd TE, Mammen AL, Amato AA, et al. Evaluation and construction of diagnostic criteria for inclusion body myositis. Neurology. 2014; 83: 426-33.
199) Carpenter S, Karpati G, Heller I, et al. Inclusion body myositis: a distinct variety of idiopathic inflammatory myopathy. Neurology. 1978; 28: 8-17.
200) Eisen A, Berry K, Gibson G. Inclusion body myositis (IBM): myopathy or neuropathy? Neurology. 1983; 33: 1109-14.
201) Joy JL, Oh SJ, Baysal AI. Electrophysiological spectrum of inclusion body myositis. Muscle Nerve. 1990; 13: 949-51.
202) Dabby R, Lange DJ, Trojaborg W, et al. Inclusion body myositis mimicking motor neuron disease. Arch Neurol. 2001; 58: 1253-6.
203) 園生雅弘．神経筋の電気診断．Brain Nerve. 2007; 59: 241-50.
204) 園生雅弘．脊椎脊髄疾患の電気診断学．脊髄機能診断学．2011; 33: 1-7.
205) 神林隆道，園生雅弘．大脳皮質基底核変性症．脊椎脊髄ジャーナル．2018; 31: 143-8.
206) Nakai S, Sonoo M, Shimizu T. Somatosensory evoked potentials (SEPs) for the evaluation of cervical spondylotic myelopathy: utility of the onset-latency parameters. Clin Neurophysiol. 2008; 119: 2396-404.
207) Nardin RA, Patel MR, Gudas TF, et al. Electromyography and magnetic resonance imaging in the evaluation of radiculopathy. Muscle Nerve. 1999; 22: 151-5.
208) American Association of Electrodiagnostic Medicine. Guidelines in electrodiagnostic medicine. Practice parameter for needle electromyographic evaluation of patients with suspected cervical radiculopathy. Muscle Nerve Suppl. 1999; 8: S209-21.
209) Dillingham TR, Lauder TD, Andary M, et al. Identification of cervical radiculopathies: optimizing the electromyographic screen. Am J Phys Med Rehabil. 2001; 80: 84-91.
210) 園生雅弘，安藤哲朗，川上　治．胸郭出口症候群の概念に関する議論と，true neurogenic TOS の臨床的・電気生理学的特徴について．脊椎脊髄ジャーナル．2012; 25: 592-9.
211) 園生雅弘．胸郭出口症候群．Brain Nerve. 2014; 66: 1429-39.
212) 此枝史恵，園生雅弘．胸郭出口症候群はどのように診断しますか？　治療は？　In: 鈴木則宏，シリーズ監修．神田　隆，編．神経内科 Clinical Questions & Pearls —末梢神経障害．東京：中外医学社；2018. p.119-24.
213) Ferrante MA. The thoracic outlet syndromes. Muscle Nerve. 2012; 45: 780-95.
214) Tsao BE, Ferrante MA, Wilbourn AJ, et al. Electrodiagnostic features of true neurogenic thoracic outlet syndrome. Muscle Nerve. 2014; 49: 724-7.
215) 佐々木　源，時村文秋，木村理夫，他．True Neurogenic Thoracic Outlet Syndrome に対して手術治療

を行った 2 例．日手会誌．2018; 34: 856-9.
216）園生雅弘．針筋電図所見．In: 上坂　等，編．最新医学別冊 新しい診断と治療の ABC 多発性筋炎・皮膚筋炎．大阪：最新医学社；2014. p.82-9.
217）Bohan A, Peter JB. Polymyositis and dermatomyositis（first of two parts）. N Engl J Med. 1975; 292: 344-7.
218）上阪　等．多発性筋炎・皮膚筋炎の病態・診断・治療．日本内科学会雑誌．2016; 105: 1789-95.
219）Wernicke C. Zur Kenntniss der cerebralen Hemiplegie. Berliner Klinische Wochenschrift. 1889; 26: 969-70.
220）平山惠造．神経症候学．改訂第二版．東京：文光堂；2010.
221）宇川義一．筋力．In: 水澤英洋，宇川義一，編．神経診察：実際とその意義．東京：中外医学社；2011. p.10-26.
222）Adams RW, Gandevia SC, Skuse NF. The distribution of muscle weakness in upper motor neuron lesions affecting the lower limb. Brain. 1990; 113: 1459-76.
223）Thijs RD, Notermans NC, Wokke JH, et al. Distribution of muscle weakness of central and peripheral origin. J Neurol Neurosurg Psychiatry. 1998; 65: 794-6.
224）水澤英洋，井上聖啓，豊倉康夫，他．Rimmed vacuole 型遠位型ミオパチーにおける骨格筋障害様式：臨床的ならびに CT による検討．臨床神経．1986; 26: 1174-81.
225）國本雅也，川井　充，後藤　順，他．Rimmed vacuole 型 distal myopathy の骨格筋 CT 所見．神経内科．1987; 26: 287-94.
226）水澤英洋，中野今治，井上聖啓，他．筋線維に高度の空胞変性を伴った distal myopathy の一病型．神経内科．1980; 12: 40-7.
227）川井　充，山田広樹，鎌倉恵子．上腕，大腿の伸屈筋間に著明な所見の乖離を示した近位筋優位の rimmed vacuole myopathy の 1 例．厚生省「神経疾患研究委託費」．筋ジストロフィー症の疫学，病態および治療開発に関する研究（筋ジス第 3 班）昭和 60 年度研究報告書．1986. p.10-7.
228）堀　敬子，山崎元義，湯浅龍彦，他．近位筋優位の分布を示した rimmed vacuole を伴うミオパチーの 1 例．神経内科．1988; 28: 89-92.
229）正門由久．下肢の絞扼性神経障害に対する神経生理学的検査：総腓骨神経麻痺を中心に．In: 日本臨床神経生理学会筋・末梢神経電気診断技術向上委員会・認定委員会，編．モノグラフ 神経筋電気診断を基礎から学ぶ人のために．東京：日本臨床神経生理学会；2013. p.153-8.

謝辞

本書の企画段階，デザインでアドバイスをいただき，また，写真撮影にご協力いただいた，帝京大学神経内科 宮地洋輔先生，山本淳平先生，古川裕一先生，神林隆道先生，畑中裕己先生，杏林大学神経内科 大石知瑞子先生，東京都健康長寿医療センター神経内科 東原真奈先生，広島県立中央病院神経内科 黒川勝己先生，その他，本書刊行までの私の我侭に付き合っていただいた，帝京大学神経内科医局員の皆様に深謝いたします．

索引

［太い数字は，各論見出し語としての掲載ページを示す］

あ行

か行

さ行

た行

な行

は行

や行

ら行

わ行

アルファベット

著者紹介

園生雅弘（そのお まさひろ）

【略歴】

1982 年　東京大学医学部卒業

1984 年　東京大学医学部脳研神経内科入局

1991 年より 1 年間，スウェーデンウプサラ大学臨床神経生理部門 Erik Stålberg 教授の元に留学（針筋電図定量解析に関する研究）

1992 年　帝京大学医学部神経内科講師

2006 年　同助教授

2011 年　同主任教授

2015 年　神経筋電気診断センター センター長（兼任）

2016 年　帝京大学医学研究科長（兼任）

【主な研究領域・専門領域】

神経症候学，特に MMT，ヒステリー性麻痺の診断，めまいの診断

神経筋電気診断学・臨床神経生理学（針筋電図，単線維筋電図，神経伝導検査，体性感覚誘発電位など）

筋電図検査経験数：約 15,000 例

【主な学会活動・資格】

日本神経学会　専門医，理事，代議員，編集委員長，専門医育成教育ワーキンググループ部会長，神経内科基本領域化推進対策本部，専門医制度検討委員会，教育委員会，他，各種委員会委員

日本臨床神経生理学会　専門医（筋電図・神経伝導分野，脳波分野），理事，代議員，認定委員会委員長，専門医制度委員会委員長，他，各種委員会委員

日本末梢神経学会　理事，評議員

日本神経救急学会　理事，評議員

“Muscle and Nerve”（Official Journal of American Academy of Neuromuscular disorders and Electrodiagnostic Medicine；AANEM）Editorial Board

“Clinical Neurophysiology Practice”（Official Journal of the International Federation of Clinical Neurophysiology；IFCN）Editorial Board

【受賞歴】

2000 年　東京都医師会医学研究奨励賞

2001 年　第 42 回日本神経学会総会会長賞（Abductor sign-下肢一側性機能性麻痺を検出する新たな徴候）

2008 年　AANEM 55th Annual Meeting：Best Abstract Award Runner-up

2012 年　AANEM 59th Annual Meeting：President’s Research Initiative Award

2016 年　AANEM 63rd Annual Meeting：President’s Research Initiative Award

MMT・針筋電図(はりきんでんず)ガイドブック ©

発　行　2018年5月20日　1版1刷
　　　　2018年7月20日　1版2刷

著　者　園生雅弘(そのおまさひろ)

発行者　株式会社　中外医学社
　　　　代表取締役　青木　滋
　　　　〒162-0805　東京都新宿区矢来町62
　　　　電　話　(03) 3268-2701 (代)
　　　　振替口座　00190-1-98814番

印刷・製本/横山印刷㈱　〈KH・HU〉
ISBN978-4-498-32818-1　Printed in Japan